健康 Smile

99

健康 Smile

99

找回失去的快樂
認知療癒自救寶典

科學實證！
不只讓你「感覺更好」，
更可以救人性命

Feeling Good: The New Mood Therapy

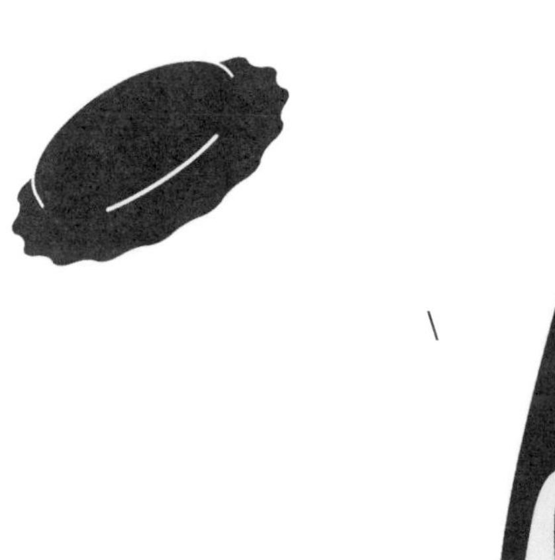

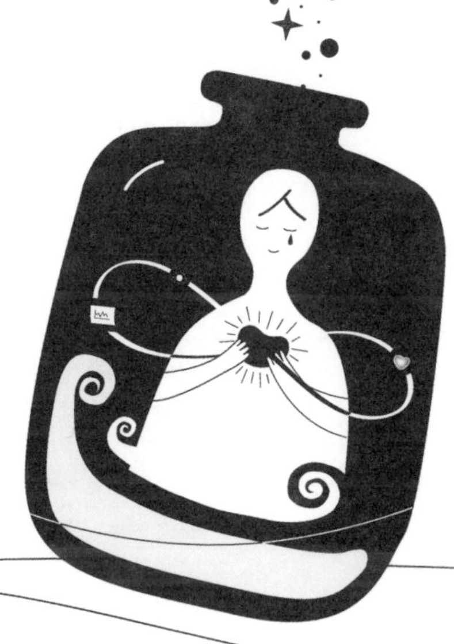

大衛・柏恩斯 David D. Burns / 著
劉恩麗 / 譯

健康Smile 99 **找回失去的快樂・認知療癒自救寶典**
科學實證！不只讓你「感覺更好」，更可以救人性命

原書書名 Feeling Good: The New Mood Therapy
原書作者 大衛・柏恩斯（David D. Burns）
譯　　者 劉恩麗
書封設計 林淑慧
特約美編 李緹瀅
編　　輯 洪禎璐
主　　編 高煜婷
總 編 輯 林許文二

出　　版 柿子文化事業有限公司
地　　址 11677臺北市羅斯福路五段158號2樓
業務專線 （02）89314903#15
讀者專線 （02）89314903#9
傳　　真 （02）29319207
郵撥帳號 19822651柿子文化事業有限公司
服務信箱 service@persimmonbooks.com.tw

業務行政 鄭淑娟、陳顯中

初版一刷 2024年03月
定　　價 新臺幣640元
I S B N 978-626-7408-18-6

如欲投稿或提案出版合作，請來信至：editor@persimmonbooks.com.tw

國家圖書館出版品預行編目(CIP)資料

找回失去的快樂・認知療癒自救寶典：科學實證！不只讓你「感覺更好」，更可以救人性命／大衛・柏恩斯（David D. Burns）著；劉恩麗譯. -- 一版. -- 臺北市：柿子文化事業有限公司, 2024.03
面；　公分. --（健康Smile；99）
譯自：Feeling good : the new mood therapy

ISBN 978-626-7408-18-6（平裝）

1.CST：憂鬱症 2.CST：心理治療 3.CST：認知治療法

415.985　　113000863

推薦

情緒平衡的寶典

好評迴響

本書可以視為認知療法的自助手冊，內附檢查表幫助個體檢查產生自動化想法的連結和認知扭曲。認知療法認為想法會引發感受，因為當個體產生某種想法，會立即產生情緒去回應這個想法，所以負面思維很容易導致負面情緒，個體又進一步把感覺當成事實的證據，讓自己備受壓力。透過這種自己貼標籤的過程，創造出一個負面的自我形象，自編、自導、自演認為一切是自己的錯，讓心中的小劇場充滿罪惡感——這就是為什麼憂鬱總是讓人深陷其中而無法自拔，並且伴隨著自尊的喪失。

讓個體沮喪的從來都不是別人的行為，而是自己灰濛濛的想法，這些想法都帶有認知扭曲；個體甚至也不曾想起過去生活中積極的生活經驗，對事情提不起勁，然而，無能為力的逃避問題，會讓問題看起來比實際更嚴重、更難處理。

作者認為，透過歸因方式來進行外在歸因，可以從客觀的角度看問題，當個體開始注意到自動化的想法並且改變思維，情緒就會不一樣；先有行動才會產生動力，當個體獲得一些成功經驗，就會集中心力在想要追求的事物上，學習更好的應對方式，讓生活能夠回到軌道。

——小花心理學

這本書是解鎖情緒枷鎖的鑰匙，開啟自我療癒之旅的指南，深入淺出地介紹認知行為療法，不僅是憂鬱症患者的救星，也是每個人追求心理健康與情緒平衡的寶典。它的科學見解與實用策略，將引領我們開發正向心理潛能，建立更加積極的人生。

——**李明憲**，國立東華大學教育與潛能開發學系教授

不只是嚴重的認知扭曲，輕微的認知扭曲也會帶來長期與潛在的憂鬱。透過本書檢視負面思維，預防憂鬱。

——**洪培芸**，臨床心理師、講師、作家

認知行為療法是一套協助我們有效調整信念的方式，透過轉換你的信念，將能改變你的感受，許多國外研究更證實藉由這套療法，能夠很好的協助恐慌症、憂鬱症與焦慮症的人恢復愉快的生活，甚至是專攻創傷治療的心理師，也會結合這套療法來協助當事人復原。「你所相信的，將會決定你的感受，進而影響你的生活。」認知行為療法向我們揭露了負面情緒與煩惱的底層邏輯，並向我們遞出轉換負面自我暗示的方法，如果你是個容易胡思亂想、負面悲觀、容易受外在評價影響的人，這會是一本很好的自助手冊。

——**張義平（幽樹）**，諮商心理師、對話式催眠創始人

在實習階段，這本書的原文版提供了還是新手治療師的我非常清晰、友善的指引，讓我能逐步陪伴情緒困擾的個案們，透過具體的認知療法架構，慢慢走出情緒陰霾。非常感動，這本自助手冊繁體版的出版，相信能幫助許多正困在情緒霧霾中的讀者們，一天一點、一步一步地，慢慢釐清、認識、轉化負面情緒，並再次活出「感覺好一點」的那一天！

——**蘇益賢**，臨床心理師

具名強推

方格正，臨床心理師

莊博安，微光心理諮商所所長、《慢性焦慮》作者

愛瑞克，《內在成就》作者、TMBA共同創辦人

鍾灼輝，香港大學認知心理學博士、犯罪心理學家、暢銷書作家、前香港警務署高級督察

目次

PART 1 認知療法的憂鬱理論

PART 2

用認知療法緩解憂鬱、創造好心情

PART 3

預防憂鬱一再復發，促進個人成長

PART 6

你應該知道的憂鬱症藥物治療真相

引言

來自「認知療法之父」的推薦

我很高興大衛．柏恩斯提供了一種讓一般大眾都能使用的心情改變方法，這種方法引發了許多心理健康專業人士的興趣和熱情。柏恩斯醫師把多年來在賓州大學所進行的有關憂鬱症成因與療法的研究，精簡地呈現在本書中，而且清楚地介紹了基於這項研究的專門療法中必不可少的自助部分。對於那些希望能夠在了解並掌控自己情緒方面，進行「一流」的自我教育的人而言，本書是一項重要的資源。

以下先簡單扼要地介紹認知治療的演變。在展開職業生涯後不久，我身為一個熱忱的傳統精神分析心理學研究者和從業人員，開始研究佛洛依德理論和憂鬱症治療方面的實證支持。雖然這方面的證據並不容易找到，但是我在探索過程中所獲得的數據，顯示了一種有關情緒困擾之成因的新理論，而且是可以驗證的。這項研究揭露了憂鬱症患者自認為是「失敗者」、不夠好的人，注定要遭受挫折、剝奪、羞辱和失敗。進一步的實驗則顯示了，憂鬱症患者在自我評價、自我期望和抱負上，與其實際成就有顯著的差異——他們往往有驚人的傑出成就。我的結論是：憂鬱症一定涉及思維障礙，有憂鬱症的人以一種特殊的負面思維看待自己、環境與未來。消極的心向（mental set，或譯心理定勢）影響了他們的心情、動力和人際關係，導致他們出現了憂鬱症各種典型的心理與生理症狀。

如今，我們已經取得大量研究數據和臨床實證，顯示人們可以透過應用一些簡單的原則和技巧，學會控制令人痛苦的情緒波動和自我挫敗行為。這項研究具前瞻性的結果，已經激起精神科醫師、心理學家和其他心理健康專家，對於認知理論的興趣。許多作家已經把我們的發現，視為心理治療和個人改變的科學研究上一項重大的發展。這個發展中的情緒疾患理論，也是本研究所依據的理論，如今已經成為全球各地學術中心積極投入的研究主題。

柏恩斯醫師清楚描述了這個讓我們在憂鬱症領域獲得更深入理解的進展。他用淺顯易懂的文字，描述了一些創新而有效的方法，可以有效轉變令人痛苦的憂鬱情緒，並減輕令人衰弱的焦慮。我期盼本書的讀者能夠把這些我們從治療患者的過程中，不斷改進和完善的原則與技巧，應用在自己的問題上。雖然有嚴重情緒困擾的人需要心理健康專業人員的協助，但對那些情緒問題較輕微的人而言，他們可以使用柏恩斯醫師所闡述之新近發展的「常識性」應對技巧並從中獲益。因此，對那些想要自助的人而言，本書應該是一本非常有用的步驟指南。

最後，本書展現了作者本身無與倫比的個人才華，他的熱情和創造力一直是他給予患者和同事的特別禮物。

醫學博士亞倫．貝克（Aaron T. Beck）
賓州大學醫學院精神病學教授
（註：已於二〇二一年逝世）

什麼是認知療法？

自從本書於一九八〇年初版以來，人們對於認知療法（cognitive therapy）日益增多的興趣，令我大感驚訝。當時，聽過認知療法的人少之又少，但從那時候起，認知治療就受到心理健康專業人士和一般大眾的歡迎。事實上，**認知治療已經發展成為全球最被廣泛實踐、研究也最深入的心理治療方式之一**。

心理學家為什麼對這個特定的心理療法有興趣？簡單來說，至少有三個理由。

1 認知療法的基本概念十分實際，直覺上就很吸引人。
2 有大量的研究證明，認知療法對於患有憂鬱症和焦慮症的人，以及其他一些常見的情緒問題，都大有裨益。事實上，認知療法的療效至少與最好的抗憂鬱藥（如百憂解）一樣有效。
3 包括這本書初版在內的許多自助書籍，在美國和世界各地都創造了對認知療法的巨大需求。

在闡釋一些令人興奮的新發展之前，讓我先簡單扼要地解釋什麼是認知療法。

你的想法決定你的感覺

認知是一種想法或感知。換句話說，你的認知就是任何時候你對事情的思考方式，包括此時此刻。這些想法自動出現在你心中，而且往往對你的感覺產生巨大的影響。

舉例而言，你此時此刻正對本書產生一些想法和感覺。如果你是因為感到憂鬱和沮喪而閱讀本書，那麼你可能正在用一種負面的自我批判方式來思考事情：「我是個失敗者。我到底有什麼毛病？我的狀況永遠都好不起來了。這樣一本蠢爆了的自助書籍，不可能對我有幫助。我的想法沒有任何問題，我的問題是真實的。」如果你對此感到惱火，可能會認為：「柏恩斯這個傢伙是騙子，只想大撈一筆。他可能連自己在說什麼都不知道。」如果你是積極又好奇的人，可能會認為：「這聽起來很有趣！我也許真的能學到一些令人興奮且有用的東西。」**在任何情況下，都是你的想法引發了你的感受。**這個例子說明了認知療法的核心原則：**你的感受來自於你傳達給自己的訊息。**事實上，比起實際發生的事，你的想法與你怎麼感覺的關係往往更大。

這並不是一種新的概念。早在兩千多年前，希臘哲學家愛比克泰德（Epictetus）就提到了，困擾人的「不是事情本身，而是我們看事情的角度」。你也可以在舊約聖經〈箴言〉（23：7）裡找到類似的經文：「因為他心怎樣思量，他為人就是怎樣。」甚至連莎士比亞也表達了類似的概念：「世間事無好壞，全看你怎麼想。」（《哈姆雷特》第二幕第二場）。

雖然這個概念存在已久，但絕大多數有憂鬱症的人並沒有真正理解它。如果你感到憂鬱，可能會認為那是因為你遭遇了不幸的事情：你可能因為工作不順或被所愛的人拒絕，覺得自卑，無法快樂；你可能會覺得自己的不足感是由於某種個人缺陷所造成的；你可能深信自己不夠聰明、不夠成功、不夠有吸引力，或者不夠有才華，以至於無法感到快樂和滿足；你可能會認為自己的負面感受，是因為創傷或缺乏愛的童年，或者遺傳了某種不良基因，或是體內某種化學物質或荷爾蒙失衡所造成的；或者，你可能會在情緒低落時怪罪別人：「都是這些惱人的笨駕駛在我開車上班的途中，把我搞得火冒三丈！要不是這些笨蛋，我會有個美好的一天！」而且，幾乎所有患有憂鬱症的人都堅信，他們正面臨著一些關於自己和世界的特別而恐怖的真相，因此他們的那些糟糕感受完全合乎現實，也是無法避免的。

當然，所有這些想法都包含了一個重要的事實：壞事的確會發生，生活有時會對大多數人造成打擊；許多人也確實遭遇過災難性的損失，或者面臨過毀滅性的個人問題；基因、荷爾蒙和童年經歷，也許真的會影響我們的想法和感受；其他人也可能是令人惱火、殘忍或是不為別人著想的……但所有這些關於我們心情惡劣之原因的理論，往往會讓我們成為受害者，因為我們認為這些原因都是來自於控制範圍以外的事物。畢竟，我們幾乎無力改變人們在交通尖峰時間的開車方式、我們在小時候被對待的方式，抑或我們的基因或身體化學物質（除了吃藥）。反之，你可以學習改變你的思維，也可以改變你的基本價值觀和信念。當你開始這樣做，你的心情、看法和工作效率往往會經歷深刻且持久的改變。簡言之，這就是認知療法的宗旨。

這個理論雖然清晰明確，甚至顯得過於簡單，但是不要因此把它當作是通俗的心理學而輕易否定它。我想你會發現，認知療法可以帶來出乎意料的幫助，即使你一開始不太相信它（就像我一樣）。我曾與數以百計的憂鬱症和焦慮症患者進行過三萬多次的認知治療談話，而我每次都對這種療法所產生的顯著效果驚訝不已。

認知療法的有效性

二十年以來，全球各地的研究學者所做的許多研究結果，已經證實了認知療法的有效性。來自內華達大學的大衛．安托努喬（David O. Antonuccio）、威廉．丹頓（William G. Danton），與克利夫蘭診所的古蘭德．德爾內斯基（Gurland Y. DeNelsky）三位醫師合著了一篇具有重要意義的論文——〈比較心理治療和醫藥治療對憂鬱症的效果：用數據挑戰普遍看法〉。這篇論文具有里程碑性的意義，檢視了許多刊登於全世界科學期刊上最嚴謹的憂鬱症研究。其所檢視的研究，是針對抗憂鬱藥與心理治療對於憂鬱症和焦慮症的治療進行比較，短期研究與長期性追蹤研究都被包含在其中。幾位作者得到了以下幾個與普遍看法不一致的驚人結論：

✦雖然憂鬱症通常被視為一種醫學疾病，但是根據研究顯示，在憂鬱症發病的因素中，遺傳似乎只占16％左右。對許多憂鬱症患者而言，**生活層面的影響似乎是最重要的致病原因**。

✦在美國，藥物是最常用的憂鬱症治療方式，而且在媒體的大肆宣傳下，美國人普遍相信藥物是最有效的治療方法。但是，這種觀點與過去二十年來許多精心進行的實效研究（outcome studies）之發現並不一致。這些研究證實，新近出現的心理治療型式，尤其是認知療法，**至少可以達到與藥物一樣的成效，甚至對許多患者而言，效果更好**。對於那些因為個人偏好或基於健康考量而不願意服用藥物的患者而言，這無異是一大福音。此外，對於那些年復一年接受藥物治療，病情卻始終不見起色，至今仍在與憂鬱症和焦慮症奮戰的百千萬計患者而言，這也是大好消息。

✦在憂鬱症康復之後，接受心理治療的患者，比起只接受藥物治療的患者，更有可能保持心情穩定，而且**復發的可能性也大減**。這一點格外重要，因為人們逐漸注意到，許多患者在康復後會再次陷入憂鬱症，尤其是他們只接受藥物治療，而未結合任何心理諮商或治療的話，更容易復發。

根據上述發現，安托努喬醫師與其他共同作者得出了以下結論：**心理治療不該被視為一種二等的治療方式，而應該是憂鬱症的首選治療方法**。他們還強調，即使認知療法不是最有效，似乎也是最有效的心理治療「之一」。

當然，藥物治療對一些人是有幫助的，甚至可以救命。藥物也可以結合心理治療以獲致最大效果，尤其是重度憂鬱症。有一點很重要，就是體認到我們現在已經有強大武器可以用來對抗憂鬱症，以及認知療法這種不用藥物的治療方式可以獲致極大成效。近期的研究顯示，**心理治療不僅對輕度憂鬱症有幫助，對重度憂鬱症也同樣有效**。這些發現與流行的觀念相悖，許多人認為「談話治療」只能幫助有輕微問題的人，如果你有嚴重的憂鬱症，就必須靠藥物來治療。

雖然我們被教導，憂鬱症可能是一種大腦化學物質不平衡所致，然而，近期的研究顯示，**認知行為治療（cognitive behavioral therapy）或許真的可以改變大腦的化學物質**。

在這些研究中，由加州大學洛杉磯分校醫學院三名醫師——小路易斯·巴克斯特（Lewis R. Baxter Jr.）、傑佛瑞·施瓦茨（Jeffrey M. Schwartz）、肯尼斯·伯格曼（Kenneth S. Bergman）——與其同事所做的研究，利用正子斷層造影技術評估兩組患者在接受治療前後腦部代謝的變化。其中一組患者接受不服用藥物的純行為治療，另一組患者則接受未輔以心理治療的純抗憂鬱藥治療。

一如人們所預料的，在那些病情獲得改善的藥物組患者中，大腦化學物質出現了變化。這些變化表明他們的腦部代謝變慢了，換言之，在特定腦區的腦神經細胞似乎變得更「放鬆」了。出人意料的是，在那些成功接受認知行為治療的患者之大腦中，也出現類似變化——但這些患者並未接受藥物治療。而且，藥物組與心理治療組患者之間的大腦變化或療效，並沒有顯著差異。

由於這些研究和其他類似研究的發現，研究人員開始考慮一種可能性，那就是——**認知療法也許真的是透過改變大腦的化學物質和結構，來幫助人們！**

雖然沒有任何一種治療方式是萬靈丹，但研究指出，除了憂鬱症，認知療法也適用於其他各種情緒疾患。例如，有些研究發現，**恐慌症患者對於不使用藥物的認知療法，也產生非常好的反應**，因此，現在有許多專家認為，不服用藥物的認知療法是治療恐慌症的最有效方式。認知療法也對其他類型的焦慮症（像是長期憂慮、恐懼症、強迫症和創傷後壓力症候群）發揮作用，而且運用在**邊緣型人格障礙等人格疾患**上，也取得了一定成功。

如今，認知療法也被廣泛使用在其他情緒障礙上。在一九九八年所舉行的史丹佛心理藥物學會議上，我被一位史丹佛大學同僚斯圖爾特·阿格拉斯（Stuart Agras）醫師的演講所吸引。

阿格拉斯醫師是知名飲食失調（例如暴飲暴食、厭食症和貪食症）專家，他提出許多分別使用抗憂鬱藥與心理治療來治療飲食失調症的比較研究結果。這些研究指出，認知療法是治療飲食失調最有效的方法，比任何已知的藥物或其他心理治療都來得有效。[1]

認知療法以及本書的「閱讀治療」效果

我們也開始對認知療法如何發揮作用有更多的了解。一個重要發現是：無論你有沒有接受治療，「自我幫助」似乎都是康復的重要關鍵。在發表於《諮商與臨床心理期刊》和《老年醫學專家》這兩本學術期刊的五項卓越研究中，佛瑞斯特．史柯金斯（Forrest Scogin）醫師與其在阿拉巴馬大學的同事，研究了在沒有接受其他治療的情況下，只是閱讀一本諸如本書這類自助好書的效果。這種新型態治療方法被稱為「閱讀治療」（bibliotherapy），他們發現，也許閱讀本書，就跟一個完整的心理治療療程或使用最好的抗憂鬱藥物治療一樣有效。

史柯金斯醫師與同事克莉絲汀．賈米森（Christine Jamison）在最近的一次研究中，把八十名尋求治療重度憂鬱症的患者隨機分成兩組。研究人員把我的這本書給了第一組患者，鼓勵他們花四週的時間閱讀，這組患者被稱為「即時性閱讀治療組」。這組患者也獲得了一本小冊子，裡面包含了本書中自助表格的空白副本，以備他們決定進行一些書中建議的練習的話。第二組患者被告知，他們會先被放在一個為期四週的等待名單裡，才開始接受治療。這一組患者被稱為「延遲性閱讀治療組」，因為他們直到進入該項研究所定的第二個四週展開時，才會拿到本書。延遲組患者被當作對照組，以確定即時組患者的任何改善不僅僅只是時間流逝所致。

在初始評估裡，研究人員給所有患者進行兩項測驗。一個是貝克憂鬱量表（Beck Depression Inventory[2]），由患者自己填寫這份歷久彌新的自我評估測驗，第二種是漢氏憂鬱量表（Hamilton Rating Scale for Depression），由接受過訓練的研究人員負責執行。如同你在圖1（左頁）所見，兩組患者在初始評估中並無差異。你也會看到，即

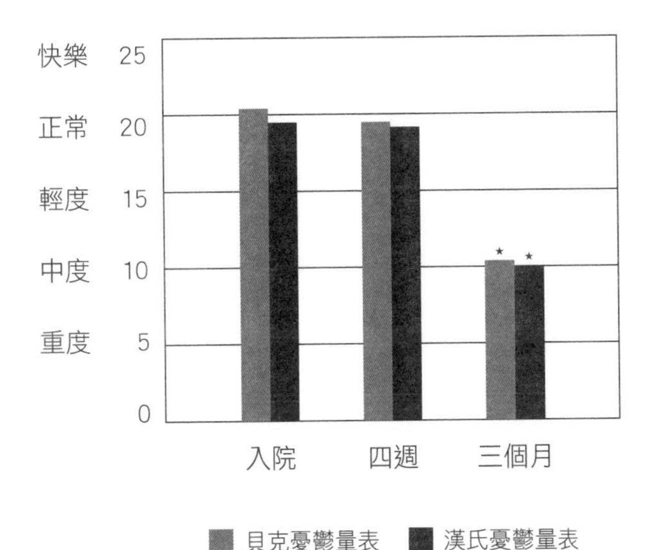

圖1 即時組患者（上圖）在做初始評估時，就拿到本書。延遲組患者（下圖）則直到做第四週評估時，才拿到本書。

1 目前，沒有任何一種治療方式是萬靈丹，包括認知療法。另一種新的短期療法，被稱為人際治療，顯示對飲食失調患者也具有一些預期效果。在未來，由阿格拉斯醫師與其同事等人所進行的一些研究，無疑會為飲食失調帶來效果更強大的專門療法。

2 貝克憂鬱量表是一項久享盛名的工具，已被數百個憂鬱症相關研究所使用，是在臨床和研究環境中用來測量憂鬱症的最早工具之一。這個測驗的發明者亞倫・貝克醫師，在一九六〇年代初期創造了這個工具，為此大受讚譽。

時組與延遲組患者在初始評估中，他們所獲得的貝克憂鬱量表和漢氏憂鬱量表的平均分數，皆不小於二十分。這些分數顯示，兩組患者的憂鬱症程度，與大多數已發表的抗憂鬱藥或心理治療研究所得出的憂鬱症程度分數相似。事實上，這個貝克憂鬱量表分數，與一九八〇年代晚期來到我在費城執業的診所尋求治療的約五百名患者的平均分數幾乎一致。

在研究期間，每週都會有一個研究助理打電話給兩組患者，透過電話執行貝克憂鬱量表測驗。這名助理也會回答患者針對這項研究所提出的任何疑問，並鼓勵即時組患者設法在四週內讀完本書。通話時間規定不得超過十分鐘，也不會提供任何諮商。

在四週時間結束時，兩組患者進行比較。你可以在圖1（前頁）看到即時組患者出現大幅改善。事實上，患者的貝克憂鬱量表與漢氏憂鬱量表的平均得分不大於10分，落在這個區間的分數被視為正常。

這些憂鬱程度的變化很顯著，你也能看到患者在第三個月的評估中保持了改善狀態，沒有復發。事實上，在閱讀治療結束後，患者有持續改善的傾向，在第三個月的評估中，他們在兩項憂鬱症測驗上的得分都降低了。

相比之下，你可以在圖1（前頁）看到，延遲組的患者在第四週的測驗評估中幾乎沒有改變，仍停留在20分左右。這顯示了，從本書中得到的改善，不只歸因於時間的流逝。然後，克莉絲汀．賈米森和佛瑞斯特．史柯金斯醫師將你正在看的這本書給予延遲組患者，要求他們在該研究所定的第二個四週期間閱讀。他們在接下來四週的病情改善程度，與即時組患者在第一個四週期間的改善程度類似。你可以看到，在第三個月的評估中，兩組患者都未復發，而是都保持了改善狀態。

這項研究結果表明本書似乎具有顯著的抗憂鬱效果。在閱讀治療的第一個四週期間結束時，根據美國精神醫學學會官方出版品《精神疾病診斷準則手冊》所明定的重度憂鬱症發作診斷標準，有70%的即時組患者不再符合這項標準。事實上，由於這些患者的病情出現大幅改善，大多數不再需要在醫學中心接受進一步的治療。據我所知，這些研究屬於第一批證實了「一本自助書籍確實可以在飽受重度憂鬱症發作之苦的患者身上，產生顯著的抗憂鬱效果」的已發表科學研究。

相比之下，只有3％的延遲組患者在第一個四週期間康復。換言之，沒有閱讀本書就無法獲得改善。但是，在做第三個月的評估時，兩組患者都讀了本書，其中有75％的即時組患者與73％的延遲組患者，不再符合《精神疾病診斷準則手冊》的重度憂鬱發作標準。

接下來，研究人員把兩組患者的改善幅度，與其他使用抗憂鬱藥或心理治療或兩者結合療法的已發表研究結果，進行比較。

美國國立精神健康研究所進行的大規模憂鬱症聯合研究計畫結果顯示，那些接受專業治療師為期十二週治療的患者，其漢氏憂鬱量表測驗分數平均降低了11.6分。這個降幅非常接近於，研究人員在那些只閱讀本書短短四週的患者之漢氏憂鬱量表測驗上，所觀察到的10.6分變化幅度。但是，閱讀治療產生療效的速度，似乎遠快於前者——我自己的臨床經驗也證實了這一點。在我的私人診所裡，很少患者能在頭四週的治療期間內康復。

退出閱讀治療的患者比率也非常小，大約10％左右，少於大多數已發表的使用藥物或心理治療的研究結果；這類研究的患者退出率從15％到50％以上不等。最後，這些患者在讀了本書之後，發展出更加正面積極的態度和思維模式。這與本書的前提一致，也就是你可以改變引發憂鬱症的負面思維模式，擊敗憂鬱症。

研究人員得出如下結論：閱讀治療對憂鬱症患者有效，而且在公眾教育和預防憂鬱症的計畫上，可能具有重要作用。他們推測，《找回失去的快樂．認知療癒自救寶典》閱讀治療也許有助於預防具有負面思維傾向的個人，出現嚴重的憂鬱症發作。

最後，研究人員提出了另一個重要關切項目：《找回失去的快樂．認知療癒自救寶典》的抗憂鬱效果可以持久下去嗎？技巧高明的激勵演說家可以讓一群人在短時間內充滿鬥志和樂觀精神，但是這些短暫的心情振奮效果通常無法持久，而同樣的問題也出現在憂鬱症的治療上：在接受成功的藥物或心理治療後，許多患者感覺心情好了許多，但一段時間過後，憂鬱症又再次復發。復發可能使患者陷入極度沮喪中，帶來嚴重的毀滅性傷害。

一九九七年，研究人員報告了上述研究中受試患者的三年追蹤研究結果。作者群包括了來自阿拉巴馬大學的南西．史密斯（Nancy Smith）、馬克．佛洛伊德（Mark Floyd）與佛瑞斯特．史柯金斯等醫師，以及塔斯基退伍軍人醫療中心的克莉絲汀．賈米森醫師。研究人員在三年後聯絡那些讀了本書的患者，並再次對他們做了憂鬱症測驗，也詢問他們在研究結束後的情況。研究人員得知，這三年來，這些患者的憂鬱症都未再復發，而是保持了他們的改善狀態。事實上，在做三年評量時，患者在兩項憂鬱症測驗的得分，實際上還略優於閱讀治療結束時的得分。有超過一半的患者說，他們的心情在初始研究完成後，仍然持續獲得改善。

三年評量的診斷結果證實了這一點：有72％的患者仍然不符合重度憂鬱症發作的標準，有70％的患者則在追蹤期間未再尋求或接受任何進一步的藥物或心理治療。儘管他們經歷了所有人偶爾都會有的正常心情起伏，但是大約有一半的患者表示，當他們感到煩躁或心情低落時，會打開這本書，重新閱讀對他們最有幫助的章節。研究人員推測，這些自我管理的「增強療程」，可能對患者在康復後能持續保持一個正面積極的觀點很重要。有40％的患者說本書對他們的最大幫助，在於改變了他們的負面思維模式，像是學會了不再那麼完美主義，以及放棄了「全有或全無」的思考方式。

當然，這項研究就和所有其他研究一樣，都有它們的局限，舉例來說，不是每個患者都能單靠閱讀這本書得到改善——沒有一種治療方法是萬靈丹。有許多患者對閱讀這本書有反應，這固然令人大受鼓舞，但有些病情較嚴重或有慢性憂鬱的患者，顯然需要治療師的協助，可能還需要服用抗憂鬱藥。這沒有什麼好丟人的！不同的人本來就會對不同療法有不同的反應。所幸，我們現在有三種有效治療憂鬱症的方法：抗憂鬱藥、個人與團體心理治療，還有閱讀治療。

記住，即使你正在接受治療，還是可以在療程之間的間隔期使用認知閱讀治療，來加快你的康復速度。事實上，我起初撰寫這本書時，就是這麼想像它的用途，希望它能成為患者在療程間隔期可以拿來使用的一種工具，以加快治療進程，我從未料到這本書竟然能被單獨使用為一種治療憂鬱症的方法。

有愈來愈多治療師開始指定患者要進行閱讀治療，以當作心理治療療程間隔期的「家庭作業」。一九九四年，有一項關於心理健康專業人士使用閱讀治療的全國性調查結果，收錄在《自助書籍權威指南》一書裡。德州大學達拉斯分校的約翰・桑特洛克（John W. Santrock）與安・明內特（Ann M. Minnett）博士，以及該校副研究員芭芭拉・坎貝爾（Barbara D. Campbell）共同執行這項研究。這三位研究人員調查了全美五十州五百位心理健康專業人士，詢問他們是否開立書籍處方給患者，讓他們在每次治療之後閱讀，以加快康復時間。接受調查的治療師中，有70%表示，他們在前一年裡，至少已經推薦了三本自助書籍給患者；有86%則表明，這些書籍為他們的患者帶來正面助益。治療師也被要求從一份書單中選出最常推薦給患者的自助書籍，其中本書是治療師推薦給憂鬱症患者的第一名自助書。

當時，我並不知道有這樣的調查在進行，並在得知調查結果後非常激動。我撰寫這本書的目標，是為我的患者提供閱讀材料，從未預料到這樣的想法會受到如此廣泛的推薦且大受歡迎！

本書能幫你什麼？

那麼，你該期待自己在讀了這本書後病情會得到改善或康復嗎？這是不合理的期待。相關研究明確指出，雖然有許多人在讀了這本書後，病情獲得改善，但還是有人需要額外的心理健康專業協助。我收到許多讀者的來信（可能超過一萬封）。其中有許多讀者以熱情洋溢的讚美之詞，描述他們在接受了年復一年的藥物，甚至是電痙攣治療都無效後，這本書如何幫助了他們。還有一些人表示，他們覺得這本書提出的想法很吸引人，但他們需要被轉介給一個優秀的當地治療師，否則這些想法對他們起不了作用。這種狀況是可以理解的，因為每個人都不相同，所以那種「認為任何一本書或治療方法對所有人都適用」的想法並不切實際。

憂鬱症是一種最悲慘的受苦狀態，因為患者被巨大的羞恥感、無價值感、無望感和沮喪感所折磨。憂鬱症似乎比末期癌症更糟糕，因為大多數的癌症患者覺得自己是被愛的，他們有盼望和自尊；然而，有許多憂鬱症患者告訴我，他們渴望一死，每晚都祈禱自己罹患癌症，這樣就能死得有尊嚴，而不用自殺。

不過，無論你的憂鬱和焦慮感有多麼嚴重，康復的可能性還是非常高的。你可能堅信自己的狀況非常糟糕、難以承受且無望，無論如何都好不了了。但是，烏雲遲早會散去，天空再次晴朗無雲，太陽又開始照耀。當那天來到時，你會感到無比輕鬆和喜悅。如果現在你仍在與憂鬱症和低落的自尊奮戰，我相信無論你有多沮喪或憂鬱，這樣的轉變也能發生在你身上。

好了，該開始閱讀第一章了，這樣我們就能一起學習。我要祝你閱讀愉快，希望你能從本書提出的觀點和方法中獲益！

醫學博士大衛・柏恩斯

史丹佛大學醫學院精神病學暨行為科學臨床副教授

（註：目前仍為史丹佛大學醫學院精神病學暨行為科學榮譽臨床兼任教授）

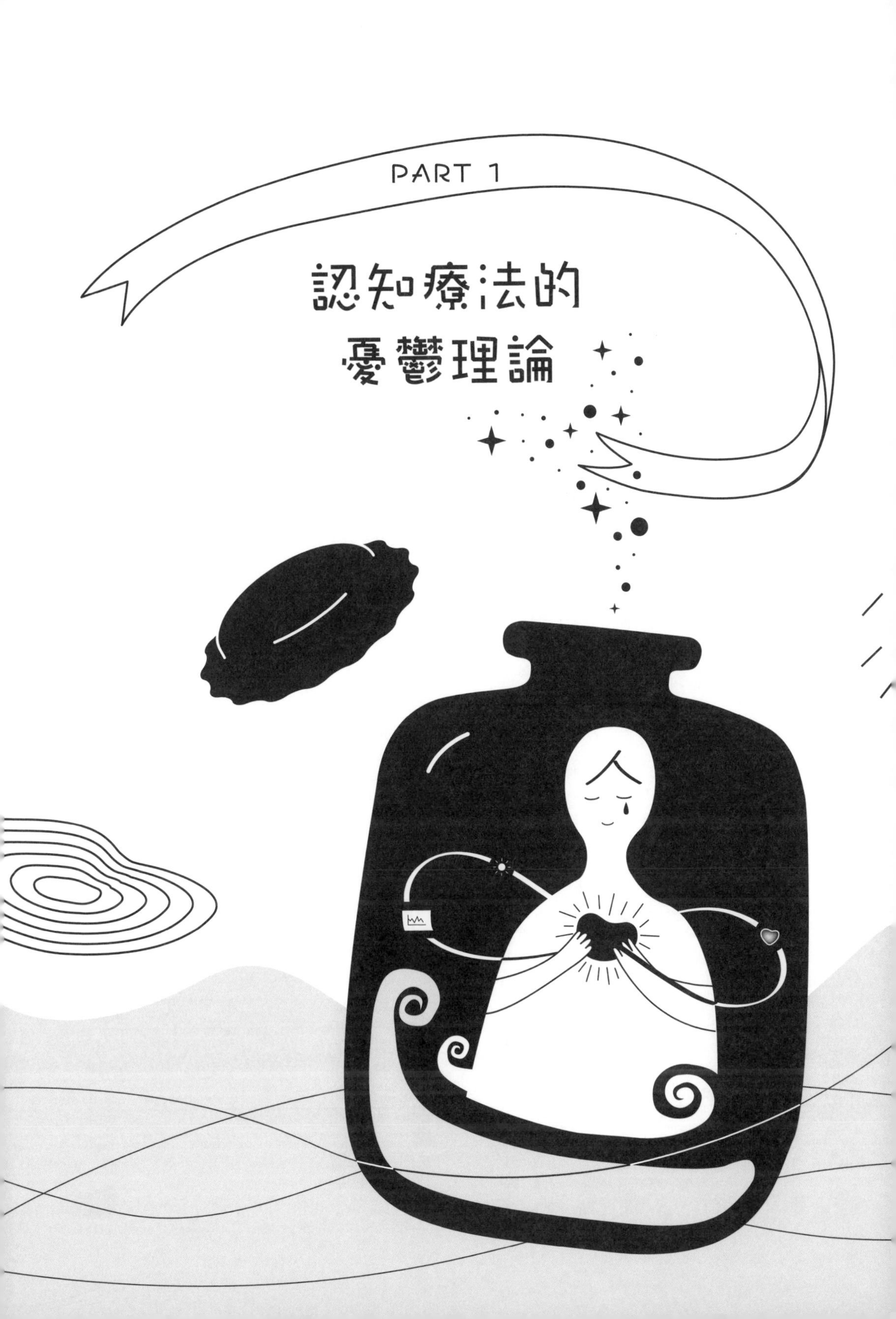
PART 1
認知療法的
憂鬱理論

01 情緒障礙治療的突破——認知療法

研究結果顯示，認知療法與抗憂鬱藥物一樣有效，甚至有時更有效！

憂鬱症如今已被視為全球頭號公衛問題——憂鬱症是如此的普遍，儼然已經成了精神疾患中的「普通感冒」！然而，憂鬱症和感冒之間，其實有一個可怕的不同之處：憂鬱症可能會致命。研究顯示，自殺率在最近幾年一直以驚人的速度飆升，甚至在兒童和青少年當中也是如此；儘管數十年來，醫界已經開出了數十億顆抗憂鬱藥和鎮靜劑，但是自殺的死亡率仍然在攀升中。

這個數據聽起來可能令人相當沮喪。但是，我要告訴你一個好消息。憂鬱是一種疾病，而不是健康生活必要的一部分。更讓人振奮的是，你可以透過學習一些簡單的提振情緒方法，來克服憂鬱症。一支由賓州大學醫學院精神科醫師和諮商心理師所組成的團隊宣布，他們在治療和預防情緒疾患（或情緒障礙）上已取得了重大突破。這些醫師不滿意傳統的憂鬱症治療方式，因而研發出一種全新療法，在經過有系統的測試後，這種新療法在減輕憂鬱症症狀的效果上，比傳統的心理治療或藥物治療迅速許多——這個創新療法就是「認知療法」。

本書是第一本向大眾介紹認知治療技巧的書籍。關於把認知療法有系統的應用在憂鬱症的臨床治療上，並進行科學評估的作法，可以溯源至亞伯・艾里斯（Albert Ellis）和亞倫・貝克兩位醫師的創新性工作，他們於一九五〇年代中期至一九六〇年代早期開始完善他們獨特的心情轉換方法。[1] 由於許多國內外學術機構的心理健康專家相繼展開相關研究，針對認知療法做更進一步的完善和評估，使得這兩位醫師的開創性努力在這十年間嶄露頭角。

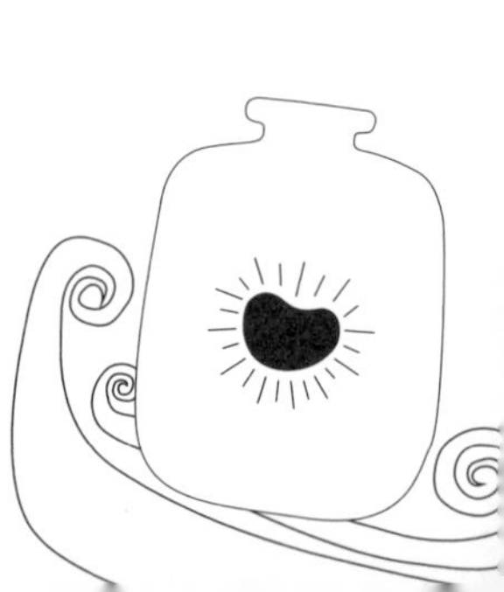

認知療法是一種快速見效的「心情轉換」技巧，你可以學習自己應用。它可以幫助你消除憂鬱症症狀，經歷到自我成長，從而減少對未來的不安感，並更有效的應對憂鬱症：

1 **快速改善症狀**：在輕度憂鬱症的情況下，你通常可以在十二週內感受到憂鬱症狀的緩解。

2 **理解**：清楚解釋了為什麼你會情緒低落，以及你可以做什麼來改變心情。你將學習到是什麼引發了你的強烈感受；如何區分正常和異常的情緒；以及如何診斷和評估負面情緒（如煩躁、難過、沮喪和惱怒）的嚴重程度。

3 **自我控制**：你會學到每當感到沮喪時，如何應用安全有效的因應策略來幫助自己提振心情。我會提供一些指導方針，協助你制定一份實用、合乎現實、循序漸進的自助計畫。隨著你應用這份計畫，將能控制好自己的心情。

4 **預防復發與個人成長**：真正能預防未來情緒波動的持久方法，建立在重新評估你的一些價值觀和態度之基礎上；關於是否會出現讓你痛苦的憂鬱症傾向，這些價值觀和態度正是核心關鍵。我會告訴你，如何挑戰和重新評估一些關於構成人類價值基礎的假設。

你要學習的這一系列解決及因應問題技巧，將涵蓋現代生活的各種危機，從惱人的輕微刺激到嚴重的情緒崩潰，包含了離婚、死亡或失敗等現實問題，還有看似沒有明顯外在原因的長期性問題，比如缺乏自信、挫折感、罪惡感或漠不關心等等。

1 在過去兩千五百年間，有許多哲學家已經論及你的思維模式會深刻影響你的心情。晚近，有許多精神科醫師和諮商心理師已在其著作中，探討了關於情緒困擾的認知觀點，包括了阿爾弗雷德・阿德勒（Alfred Adler）、亞伯・艾里斯、卡倫・荷妮（Karen Horney）和阿諾德・拉撒路斯（Arnold Lazarus）等。

你現在可能會有疑問，「這不就是一種自助式的大眾心理學嗎？」其實，認知療法是最早在嚴格的學術界審查下，被科學研究證實有效的心理治療方法之一。認知療法的獨特之處，在於它獲得了最高學術等級的專業評估和認證。它並不是另一種短暫的自助熱潮，而是一項重大進展，成了當代主流精神病學研究與實務的一部分。認知療法的學術基礎，不僅提升了它的影響力，也應該會讓它在未來的幾年裡，保持影響力。然而，你千萬不要因為認知療法所取得的專業地位就對它失去興趣，不同於許多傳統心理治療，認知療法既不玄妙神祕，也不違反直覺。認知療法具有實用性，而且是根據人們普遍認同的道理來協助患者，善用認知療法可以對你產生效用。

認知療法的3大原則

認知療法的第一個原則是，你的所有心情都是你的「認知」或想法所造成的。「認知」意謂你看事情的方式，也就是你的看法、心態和信念，這包含了你詮釋事情的方式，也就是你怎麼跟自己評論一些人事物。你當下的感受，是你在此刻的想法所致。

讀到這裡，你有什麼感覺？你可能在想：「認知療法聽起來好得不真實，它絕不會對我有任何效果。」如果你這樣想，就是在懷疑認知療法的成效，甚至感到沮喪。那麼，是什麼造成你有那樣的感受？答案是你的想法。你透過與自己對話來談論本書，進而產生了那些感受！反之，你可能突然覺得心情一振，因為你心想：「嘿，這聽起來像是終於能幫助我的東西。」你的情緒反應，不是你讀的句子所引起的，而是你的思考方式。在你有某種想法並相信它的那一刻，你會立刻產生一個情緒回應。實際上，是你的想法引發了你的情緒。

第二個原則是，當你感到憂鬱時，你的想法被一種無孔不入的消極情緒所支配。你不僅對自己，甚至對全世界的看法，都是黑暗而陰鬱的。更糟的是，你會相信事情確實如你所想的一樣糟糕。

如果你深陷憂鬱，甚至會開始相信自己的生活一直都是負面的，而且永遠不會好轉：當你回顧過往時，只記得所有發生在身上的壞事；在想像未來時，你只看見空虛或是無止盡的困難和痛苦……這種對未來的黯淡看法引發了一種絕望感。這種感受完全不合邏輯，卻顯得如此真實，以至於你說服自己相信，你的不足會一直持續下去。

第三個原則在認知療法中具有哲學和治療上的重要性：研究已經證實——造成你的情緒陷於混亂不安的負面想法，通常包含了嚴重的認知扭曲。這些想法看似合理，但都是不理性或完全錯誤的，是導致痛苦的主因之一。

上述三個原則具有重要意涵。換言之，你的憂鬱症也許不是源自對現實的正確認知，往往是認知滑移（mental slippage）的產物。那麼，相信我所說的這些事會給你帶來什麼好處呢？我們現在就來看看最重要的臨床研究結果：只要你掌握了方法，幫助自己找出並消除那些困擾你的認知扭曲，就能學會有效地處理自己的情緒。當你開始用更客觀的角度去思考，會開始覺得心情變好了。

認知療法的臨床實證效果

相較於其他公認的憂鬱症治療方法，認知治療的效果如何？這種新療法可以使重度憂鬱症患者不用吃藥就改善嗎？認知治療多快發揮效用？它的療效是否持久？

幾年前，賓州大學醫學院認知治療中心的一支研究團隊，成員有約翰．拉什（John Rush）、亞倫．貝克、瑪麗亞．科瓦奇（Maria Kovacs）和史蒂夫．霍隆（Steve Hollon）等，展開了一項先導研究，把認知療法與市面上最廣泛使用的有效抗憂鬱藥「妥富腦糖衣錠」（Tofranil／imipramine hydrochloride）進行比較。他們把四十多名重度憂鬱症患者隨機分成兩組，一組患者個別接受了一段時間的認知治療療程而不服用藥物，另一組則只接受了服用妥富腦糖衣錠的藥物治療，未輔以任何心理治療。他們之所以選擇這種二選一的研究方式，是因為這樣最有利於觀察不同治療方法的比較結果。在此之前，沒有任何一種心理療法被證明能像抗憂鬱藥一樣有效治療憂鬱症，使得抗憂鬱藥引起媒體廣泛的關注而掀起一波熱潮，並在過去二十年間被視為治療大多數嚴重憂鬱症的最佳方法。

這兩組患者展開了為期十二週的治療。在治療之前，所有患者都接受了廣泛的心理測驗，並在完成治療後的一年裡持續每個月一次的追蹤評估。執行心理測驗的醫師並非負責治療的治療師，以確保對每種治療方法的優點進行客觀評估。

這些患者有中度到重度不等的憂鬱症。大多數患者之前曾在其他門診接受過兩位（或以上）治療師的治療，但病情都沒有改善，有四分之三的患者曾在轉診時有自殺傾向。此外，這些患者平均飽受慢性或間歇性憂鬱症之苦長達八年，其中有許多人都確信自己的問題無解，對人生很絕望。你的情緒問題也許不像他們那般嚴重；然而，透過挑選一群病情棘手的患者，研究人員得以在最艱鉅、最具挑戰性的條件下，對不同治療方式進行測試。

這項研究得出的結果相當出人意料，令人大受鼓舞。研究結果顯示，認知療法與抗憂鬱藥物一樣有效，甚至有時更有效。如同表1（見左頁）所示，在十九名接受認知治療的患者中，有十五名經過十二週積極的治療後，症狀明顯減輕；另外兩名患者的病情雖然獲得改善，但仍處於邊緣性輕度憂鬱；只有一名患者退出治療，還有一名患者在這段療程結束後尚未看到任何改善。相較之下，在二十五名被指定接受抗憂鬱藥治療的患者中，只有五名在十二週療程結束後，顯示完全康復。有八名因為對藥物的副作用產生不良反應而退出治療，其他十五名則看不到任何改善，或只有部分症狀獲得改善。

這項研究有個格外重要的發現，就是在病情的改善速度上，許多接受認知治療的患者比成功接受藥物治療者更快。在認知治療組中，患者在第一週或第二週治療期間自殺念頭便明顯下降。認知治療的效力，應當會鼓舞那些不想依賴藥物來提振心情的患者，他們更想追根究柢，了解是什麼在困擾著他們並採取因應行動。

在十二週療程結束後，那些沒有康復的患者情況又是如何？就和其他治療方式一樣，認知療法並非萬靈丹。

臨床經驗已經證明，並非所有接受治療的患者反應都一樣迅速，但他們若能堅持一段更長的時間，大多數都能獲得改善——有時候，堅持持續接受治療就是一項艱辛的工作！

有一項由艾薇．布雷克姆（Ivy Blackbum）醫師與其在蘇格蘭愛丁堡大學醫學研究委員會的醫師同僚所做的研究，針對患有難治的重度憂鬱患者而言，有了令人振奮的進展，他們已經證明抗憂鬱藥結合認知療法比前述任一種方式都更有效。在我的經驗裡，預測患者康復與否的最關鍵因素，在於患者是否願意持續不懈接受治療來幫助自己。若能堅持這種態度，將會成功康復！

那麼，你可以期待自己的憂鬱症有多大程度的改善？接受認知治療的患者在療程結束時，通常都能感受到症狀大幅減輕。許多患者都感覺到了有生以來最大的快樂。他們強調，情緒訓練（mood-training）帶給他們自尊和自信。無論你現在覺得多痛苦、憂鬱和悲觀，只要你願意堅持不懈使用本書介紹的方法，就能體驗到對你有益的效果。

認知治療的效果能持續多久？他們在患者完成治療後的一年裡所做的追蹤研究發現，儘管兩組患者中有許多人（兩組患者都有）在這一年裡偶爾會出現情緒波動，但大致上仍保持了在十二週積極治療期間所展現的改善水準。

表1．44名重度憂鬱症患者在十二週療程結束後的狀況

接受治療的人數	接受認知治療的患者（19名）	接受抗憂鬱藥治療的患者（25名）
完全治癒者*	15	5
病情大幅改善但仍有邊緣性輕度憂鬱者	2	7
病情改善有限者	1	5
退出治療者	1	8

*接受認知治療的患者，在病情上的顯著改善具有統計意義。

那麼，在研究追蹤期間，哪一組患者實際上有更好的表現？根據心理測驗以及患者自己的描述，都證實了認知治療組持續保持相當良好的心情，這些差異具有統計顯著性。研究發現，認知治療組在這一年裡的復發率，只有藥物組所觀察到的數據的一半。這個明顯差異足以支持採取新療法的患者所獲致的改善。

但這是否意謂著我可以向你保證，你在使用了認知療法消除目前的憂鬱症後，從此就不再憂鬱？顯然不是。那就好像在說，只要你透過每天慢跑達到良好的身體狀態後，從此就不會再有呼吸急促的狀況發生。身為人，我們偶爾都會感到煩躁不安，所以你不可能時時刻刻都感到幸福快樂，而這表示，如果你要繼續掌控自己的情緒，就必須反覆運用這些技巧來幫助你。心情變好（feeling better）與病情好轉（getting better）之間是有區別的，前者可以自然發生，而後者則來自於有系統且重複運用那些在需要時能提振心情的方法。

這項研究在學術界得到了怎樣的迴響？這些研究發現，對精神科醫師、諮商心理師和其他心理健康專家產生了巨大影響。從我開始提筆寫下這一章，至今已過了二十年。在這段期間，許多嚴謹（有良好的實驗設計和對照組）的認知療法有效性研究，相繼在科學期刊發表。這些研究針對認知療法與抗憂鬱藥物和其他心理治療方式，對憂鬱症、焦慮症和其他情緒疾患的療效進行了比較，而且研究結果都令人大受鼓舞。研究人員證實了我們早期的看法，即認知療法在長短期療效上不僅與藥物治療相當，而且往往效果更好。這一切代表什麼？我們正經歷現代精神病學和心理學的一個關鍵性進展，也就是一種以具說服力且可檢驗的治療方法來理解人類情緒的新穎途徑。目前，許多心理健康專家對這個方法表現出極大興趣，而且這股趨勢似乎才剛起步。

自從本書於一九八〇年初版以來，已經有數以萬計的憂鬱症患者透過認知療法成功康復。有些人原本以為自己的病情無藥可救，而在自殺前把我們當作是最後一根救命稻草；還有許多人只是被日常生活中一些緊張情緒所困擾，而想要擁有更多的個人幸福。本書是根據我們在認知療法的研究和實踐所提出的實用法，專門為你而設計的。

祝你好運！

02 診斷你的心情——治療的第一步

柏恩斯憂鬱檢測表是個可靠的心情／情緒測量工具，可用來檢測你是否患有憂鬱症，而且能夠準確評估病情有多嚴重……

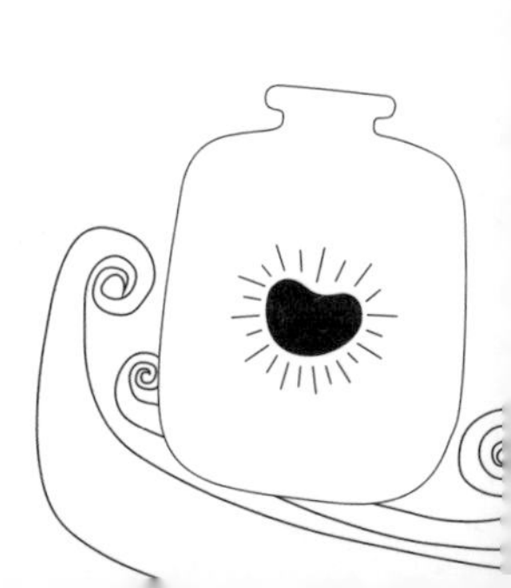

你可能在想自己是否罹患了憂鬱症，讓我們來看看你目前的狀況。

善用「柏恩斯憂鬱檢測表」評量你有沒有憂鬱

柏恩斯憂鬱檢測表（Burns Depression Checklist，見下頁的表2）是個可靠的心情／情緒測量工具，可用來檢測你是否患有憂鬱症，而且能夠準確評估病情有多嚴重。這份簡單的問卷只需花幾分鐘就能完成，完成後，我會告訴你怎麼根據最後的總分，得出簡單的解讀。然後，你立刻就能知道自己是否有憂鬱症，如果是的話，又有多嚴重。我也會列出一些重要指導原則，協助你確認能否使用本書作為指引，指導你可以安全有效地對付自己的憂鬱情緒，還是如果你有較嚴重的情緒障礙，那麼除了自助之外，最好還要尋求專業的協助。

填寫問卷時，請仔細閱讀每個問題，並在最符合你近日感受的方框裡打勾。問卷共有二十五題，請確認你對每個問題都勾選了一個答案。如果遇到不確定的問題，請做出你的最佳判斷，勾選一個答案。不要遺漏任何一題。無論結果如何，這份問卷都是你改善情緒的第一步。

表2・柏恩斯憂鬱檢測表*

說明：請在符合你過去一週裡（包含今天）感受程度的方框內打勾，以表明你對每個症狀的感受有多強烈。
請回答所有二十五個問題。

	完全沒有 0	有點 1	適中 2	非常 3	極度 4
想法與感受					
1 感到悲傷或情緒低落					
2 感到不快樂或憂鬱					
3 無故哭泣或流淚					
4 覺得沮喪					
5 覺得沒有希望					
6 自尊低落					
7 覺得自己一無是處或不夠好					
8 覺得有罪惡感或羞恥					
9 自我批評或自我怪罪					
10 難以做出決定					
活動與個人關係					
11 對家庭、朋友或同事失去興趣					
12 感到孤單					
13 與家人或朋友相處的時間變少					
14 失去動力					
15 對工作或其他活動失去興趣					
16 逃避工作或其他活動					
17 失去生活的樂趣或滿足感					

	完全沒有 0	有點 1	適中 2	非常 3	極度 4
身體症狀					
18 覺得疲累					
19 難以入眠或嗜睡					
20 食慾降低或增加					
21 性趣缺缺					
22 擔心自己的健康					
自殺衝動**					
23 你有任何自殺念頭嗎？					
24 你想結束自己的生命嗎？					
25 你有傷害自己的計畫嗎？					
請把1至25題的總分寫在這裡					

**任何有自殺衝動的人都應該尋求心理健康專家的協助。

柏恩斯憂鬱檢測表解讀

現在，你已經完成了這項測試，接下來，請把二十五個問題的得分加總。在這二十五個症狀問題當中，每一題的最高分是4分，最低分是0分，因此，最高總分是100分（表示可能患有最嚴重的憂鬱症），最低總分則是0分（表示沒有任何憂鬱症的症狀）。

現在，你可以根據表3（下頁）來評估自己的憂鬱程度：總分愈高，表示你的憂鬱程度愈嚴重；反之，總分愈低，你的感覺愈良好。

雖然填寫和計算柏恩斯憂鬱檢測表的得分並非難事，也花不了多少時間，但不要被它的簡易外表給騙了。其實，你剛剛學會了使用一個高度精密的評量工具，來檢測你是否罹患憂鬱症及其嚴重程度。已經有研究證明，柏恩斯憂鬱症檢測表具有高度準確

表3・柏恩斯憂鬱檢測表

總分	憂鬱症程度
0-5	無憂鬱症
6-10	正常但不快樂
11-25	輕度憂鬱症
26-50	中度憂鬱症
51-75	重度憂鬱症
76-100	極重度憂鬱症

*分數持續大於10分者，最好求助專業治療。有自殺傾向者，一定要立即諮詢心理健康專家。

**柏恩斯憂鬱檢測表在各種醫療環境中被廣泛使用，根據臨床經驗顯示，患者對柏恩斯憂鬱檢測表的接受度很高。許多患者表示，這項測驗很容易就能完成，計分也很容易，而且有助於追蹤症狀隨著時間推移出現的變化。還有一種只有五題、具備傑出心理評量性質的簡版柏恩斯憂鬱檢測表也被開發出來，運用在門診中，是很理想的測驗工具，因為一分鐘內就可以完成。它在各種精神病學和醫學環境中，已經運用在成人和青少年身上，包含了加州司法系統近期所逮捕的青少年。有興趣進一步了解這些和其他可以用於臨床或研究環境中的評量工具的心理健康專家，我誠摯邀請造訪我的網站：https://feelinggood.com/。

性，是可信的評量工具。另外，針對這類工具在不同環境下（像是精神病急診室）所做的研究，也證實了它們確實比由有經驗的臨床醫師所做的正式訪談，更容易發現受試者是否有憂鬱症狀。

你可以滿懷信心的使用柏恩斯憂鬱檢測表來監測病情進展。以我的門診為例，我堅持要求每位患者在每次回診前一定要親自填寫這份檢測表，並在下次回診時先向我報告最新的總分。分數的變化透露了患者的病情究竟是好轉、惡化或保持穩定。

你在使用本書所描述的各種自助技巧時，為了客觀評估你的病情進展，同樣要定期做柏恩斯憂鬱檢測表；我建議你每週做一次——這就像你在節食期間會定期量體重一樣。你會注意到，本書每一章分別聚焦在不同的憂鬱症症狀。隨著你漸漸學會如何克服這些症狀，會發現自己的總分也開始在下降。這反映了你的狀況漸入佳境。當你的分數低於10分，表示你處於正常狀態區間。低於5分時，你的感覺會特別好。理想上，我希望能看到你的分數多數時候都低於5分，這也是你的治療目標之一。

對於那些試圖利用本書所介紹的原則和方法，進行自助治療的憂鬱症患者來說，這樣做安全嗎？答案絕對是肯定的！因為無論你的情緒疾患看起來有多嚴重，嘗試自助這個關鍵性決定，會是讓你的情緒盡快獲得改善的關鍵。

評估你的憂鬱指數與是否需要專業協助

在哪種情況下，你需要尋求專業協助？

✦ **當你的得分介於0分到5分之間**：這是落在正常區間，表示你可能已經處在感覺良好的狀態。得分這麼低的人，大都感到心滿意足。

✦ **如果你的得分介於6分到10分之間**：仍舊在正常區間，但你可能覺得情緒有點「起伏」。這樣的狀況還有改善空間，如果你願意的話，可以進行一點心理「調校」，而且本書提供的認知治療技巧往往能帶來顯著的助益。我們所有人都被日常生活中的問題所困擾，但往往一個轉念或觀點的改變，你的感受就會大不相同。

✦ **如果你的得分介於11分到25分之間**：那麼至少在這個時候，你有輕度憂鬱，但還不到拉警報的程度。你肯定會想要改善這個問題，你也許可以靠自己的力量取得長足進步。有系統的按照本書提供的方法自助，再加上與一個值得信賴的朋友進行多次的坦誠溝通，可能會大有幫助。但是，如果你一直維持在這個分數區間，好幾週都不見下降，你應該考慮尋求專業治療。治療師的幫助或使用抗憂鬱藥物，或許能大幅加快你的康復時間。

在我治療過的最棘手憂鬱症患者中，有些人確實得分落在輕度區間。這些人多年來經常處於輕度憂鬱中，甚至大部分的人生時間皆如此。持續性的輕度慢性憂鬱症被稱為「低落性情感疾患」（dysthymic disorder）。雖然這個專業術語聽起來艱澀而新奇，卻有個簡單的意涵，意思是「這個人多數時候顯得非常憂鬱和消極」。你可能認識這樣的人，或許你自己偶爾也會陷入悲觀情緒。所幸，本書提供的方法不僅已獲證實對重度憂鬱症大有裨益，對這些輕度慢性憂鬱症也很有效。

✦**如果你的得分介於26分到50分之間：**表示你處於中度憂鬱。但不要被「中度」一詞給騙了，得分落在這個區間，有可能表示你承受著強烈痛苦。大多數人可能有段時間都會感到煩悶不已，但通常都能很快就重新振作起來。**如果你的分數一直維持在這個區間超過兩週，你一定要尋求專業治療。**

✦**如果你的得分大於50分：**這表示你有重度甚至是極重度憂鬱。這種痛苦程度有可能讓人幾近崩潰，尤其得分大於75分時。你很容易陷入極度痛苦的惡劣情緒狀態，這可能使你陷於危險中，因為感到絕望和無助會引發自殺的衝動。幸好，治療成功的預後狀況非常好。事實上，最嚴重的憂鬱症的治療反應，有時候是最快速的，但要注意，只靠自己的力量對付嚴重的憂鬱症，並不明智。專業諮商絕對是必需的，請尋求一個值得信賴且有能力的諮商心理師。別擔心，即使你正在接受心理治療或在使用抗憂鬱藥，還是可以應用我的教導而從中受益。我的研究已經證實，如果患者願意自助，將會大幅加快康復的時間，即使患者在接受專業治療也一樣。

除了評估你的柏恩斯憂鬱檢測表得分，還要特別注意第二十三、二十四和二十五題這三題：詢問自殺的念頭、衝動和計畫。在這三題中，如果你有任何一題得分偏高，我強烈建議你馬上尋求專業協助。

許多憂鬱症患者在第二十三題得高分，但在第二十四和二十五題得0分。這通常意謂他們有自殺念頭，像是「我死了可能會更好」，但沒有任何實際的自殺意圖或衝動，也沒有任何自殺計畫。這種情況相當普遍。如果你在第二十四和二十五題的得分偏高，這確實是警訊。請立即尋求治療！

雖然我在後面的章節提供了一些有效評估和扭轉自殺衝動的方法，不過，**一旦你有了自殺的渴望或覺得自殺是唯一出路，一定要諮詢專家。**你認為自己的人生無望，這正是你需要尋求治療而非自殺的理由。大多數重度憂鬱症患者深信他們此生已經沒有希望。這種毀滅性的錯覺只是一種疾病的症狀，並非事實。你的絕望感是強有力的證據，顯示實情並非如此！

第二十二題對你也非常重要，它詢問你最近是否擔憂自己的健康狀況。你有感受到莫名的疼痛、發燒、體重減輕或其他可能的疾病症狀嗎？如果有，最好進行一次醫療諮詢，包括病史、全面的身體檢查和必要的檢驗。你的醫師可能會開一份身體健康證明給你，這表示你的身體不適與情緒狀態有關。由於情緒波動常常引發各式各樣令人困惑的身體症狀，比如便祕、腹瀉、疼痛、失眠或嗜睡、疲憊、對性失去興趣、頭暈目眩、發抖和麻木等等，因此**憂鬱症可以模仿許多身體毛病來表現。**隨著你的憂鬱症狀獲得改善，這些症狀很有可能會消失。但要記住，許多可治癒的疾病起初會偽裝成憂鬱症，透過醫學檢查就能診斷出早期的可逆器質性病變（而得以挽回一命）。

其他需要注意的非憂鬱症精神疾病

有許多症狀顯示（但不能證明）患者有嚴重的精神疾病，因此，除了應用本書提供的個人成長自我管理計畫之外，有必要諮詢心理健康專家，有可能還要接受治療。一些主要症狀包含了：認為別人在共同密謀害你；一般人無法理解的離奇經歷；深信有一些外在力量在控制你的心理或身體；認為別人可以聽到你的想法或猜出你的心思；幻聽；看到不存在的東西；收到來自廣播或電視節目的個人信息。

這些症狀並非憂鬱症症狀，但表現出了重度的精神疾病症狀，必須接受治療。通常，具有這些症狀的人都確信他們的精神沒有問題，也許會對尋求精神病治療的建議有所懷疑，感到不滿和抗拒。反之，如果你深陷極度恐懼中，覺得自己正走向瘋狂，又經歷恐慌發作，覺得自己正處於失控或走向深淵，我幾乎可以肯定你沒有重度精神疾病。這些只是一般的焦慮症典型症狀，是一種不太嚴重的精神疾病。

躁症是你應該要了解的一種特殊情緒疾患類型。躁症與憂鬱症相反，需要精神科醫師的及時介入，使用鋰鹽進行治療。鋰鹽可以穩定極端的情緒波動，讓患者得以過正常生活。然而，在患者得到治療之前，這種疾病會對情緒造成嚴重傷害。躁症主要的症狀，包含了至少持續兩天非藥物或酒精所引起的異常情緒亢奮或暴怒。另外，患者的行為特徵反映出了不良判斷所導致的衝動行為（例如毫無節制的恣意揮霍），以及自信心爆炸。此外，躁症還伴隨著性慾或攻擊行為增加；連續不斷的過動肢體動作；思緒飛快；滔滔不絕，顯得亢奮；睡眠需求減少。

最後，躁症患者有一種錯覺，自以為特別強大、能力出眾，並且堅持他們處在哲學或科學突破的邊緣，或是即將實現賺大錢的計畫。許多創造力豐沛的名人都患有躁症，並設法用鋰鹽控制。由於這種疾病帶給患者的感覺實在是太棒了，在患者第一次發作時，你往往無法說服他們去尋求治療。正因為第一次出現的症狀如此令人陶醉，患者都會拒絕相信他們那種突然迸發的自信和內在快感，實際上只是一種毀滅性疾病的表現罷了。

過一陣子，這種狂喜狀態會逐漸惡化為無法控制的譫妄，必須強制戒護就醫，否則可能會突然轉變為一種喪失能力的憂鬱症，出現明顯的遲鈍和冷漠。我之所以希望你能熟悉躁症症狀，是因為在經歷過真正的重度憂鬱症發作的人當中，有很大比例的患者後來會發展出這些症狀。一旦發生，患者會在數日或數週內個性上發生劇變。接受心理治療和實行自助計畫固然大有助益，但為了獲得最佳療效反應，仍須在醫療監護下並用鋰鹽治療。透過這樣的治療，躁症的預後狀況非常良好。

假設你沒有強烈的自殺衝動、幻覺或躁症症狀。那麼，與其感到憂悶和痛苦難受，你可以開始運用本書介紹的方法，改善目前的處境。你可以開始享受生活和工作，把耗在鬱悶不樂的精力，發揮在有意義且有創造力的生活方式上。

03

破解情緒——認知扭曲導致你的憂鬱和焦慮

你的負面思維或認知，是憂鬱症最常被忽視的症狀——你的負面思維已經內化為你生活中的一部分，變成了一種無意識反應，它們會自動浮現在你的腦海裡，你不需要費任何力氣去製造這些想法，而我的工作就是戳破你的負面思維！

憂鬱症會讓一個人的心情低落、自我形象崩塌、身體功能失調、意志力癱瘓，以及導致自我挫敗的行為——這就是憂鬱症讓你覺得如此沮喪、完全快樂不起來的原因。那麼，這一切背後的關鍵因素是什麼？

負面感覺取決於負面思維

在精神病學史上，憂鬱症一直被視為一種情緒疾患，所以大多數學派的心理治療師都強調要與你的感受「建立親密接觸」。但是，我們的研究卻揭露了意想不到的結果：憂鬱症根本不是一種情緒疾患！你的感覺突然出現變化，與憂鬱症之間並沒有因果關係，這就像你感冒時流鼻水，不是造成你感冒的原因一樣。你每次感到心情惡劣，都是你的扭曲負面思維所造成的。你的不合邏輯（或不合理）悲觀態度，才是造成你出現憂鬱症狀以及一直擺脫不了它們的主要原因。

強烈的負面思維總是伴隨著憂鬱症發作，或是任何由此引發的難受情緒。你的消極負面想法，很可能與心情平靜時的想法截然不同。有個年輕女人在即將拿到博士學位時，如此描述她的感受：

每當我變得憂鬱沮喪，我覺得自己彷彿被一個突如其來的巨大震撼所擊中，我看事情的角度開始變得不一樣。這種心境上的轉變，可以在短短不到一個小時內發生。我的想法變得負面而消極；當我回顧過去，我開始相信自己所做的每件事都是沒有價值的，過去曾有的快樂時光似乎都只是一場幻夢，我擁有的成就看起來就跟西部電影裡的人造布景一樣虛假；我開始相信，真正的我是毫無價值的、不夠好的。我被懷疑困住而動彈不得，在工作上停滯不前。但是，我無法停止不動，因為我忍受不了那樣的痛苦。

你會像她一樣，了解到充斥在腦海中的負面思維，才是造成你產生自我挫敗情緒的真正原因。是這些想法讓你感到無精打采，又覺得自己不夠好。你的負面思維或認知，是憂鬱症最常被忽視的症狀，但這些認知包含了讓你擺脫憂鬱症的關鍵，因此它們是你最重要的憂鬱症症狀。

請在每次遇到讓你沮喪無力的事情時，嘗試找出在這種憂鬱情緒出現前不久，以及憂鬱期間所冒出的相應負面想法。這些想法確實破壞了你的心情，但是，透過學習重塑這些負面想法，你可以改變自己的心情。

你可能對我所說的這一切感到懷疑，因為你的負面思維已經內化為生活中的一部分，變成了一種無意識反應。因此，我把負面思維稱為「自動化思維」（automatic thoughts），因為它們會自動浮現在你的腦海裡，你不需要費任何力氣去製造這些想法。負面思維對你而言，就像你拿刀叉的方式一樣稀鬆平常。

你的思考和感受方式之間的關係，詳見圖2。這張圖闡明了了解自己情緒的第一個主要關鍵：你的情緒完全受

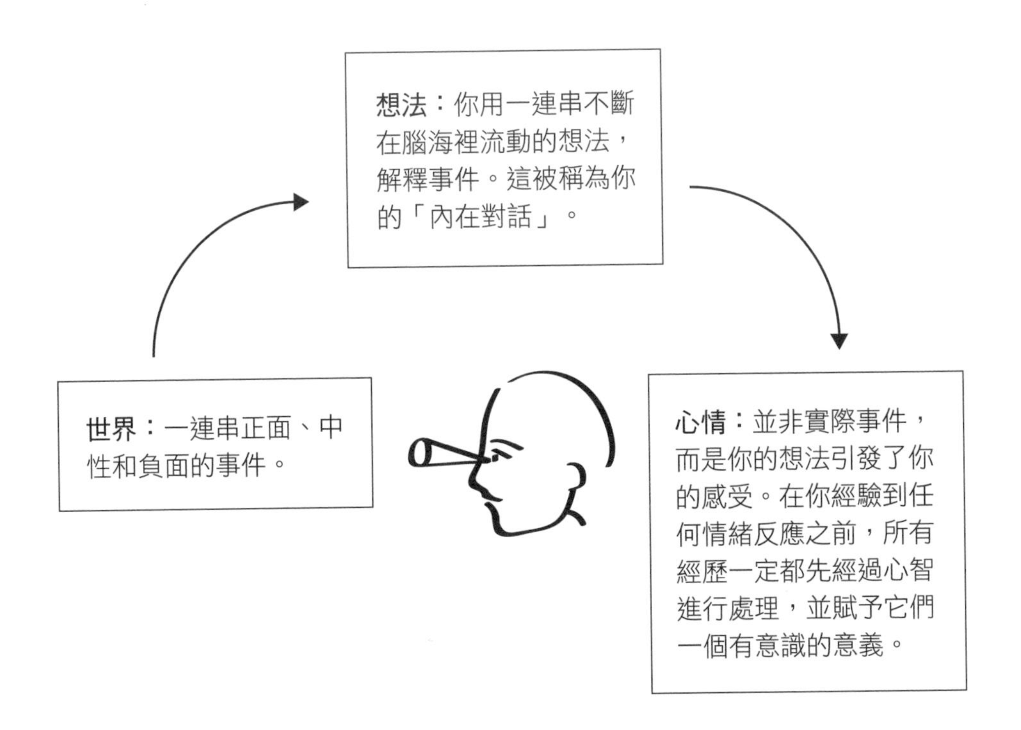

圖2 世界與你的感受方式之間的關係：導致心情變化的，並不是實際發生的事件，而是你的感知。當你感到悲傷時，你的想法會對負面事件提出一個合乎現實的解釋；當你感到憂鬱或焦慮時，你的想法總是不合邏輯、扭曲、不符現實或完全是錯誤的。

制於你看事情的方式。這是一個明顯的神經學事實：在你經驗任何事件之前，一定會先用心智思考再賦予它意義。你得先了解發生在你身上的事情，才能感受到它。

若你對所發生的事情的理解是正確的，就會有正常的情緒反應；如果你的感知受到某種扭曲，就會出現異常的情緒反應——憂鬱就屬於這一類，通常是心理的「靜電干擾（即扭曲）」所導致的結果。你的憂鬱情緒可以比喻為收音機傳出的沙沙刺耳音樂，因為你沒有把收音機調到正確的電臺頻率：問題不是出在收音機的真空管或電晶體爆炸或是其他故障，也不是天候不佳造成電臺訊號失真，你只要調整收音機的旋鈕就好了。當你學會如此調整自己的心理狀態，清晰的樂音會再次流瀉而出，你的憂鬱情緒也會隨之消散。

有些讀者在讀上一段時會產生一種無望的感覺，但那裡面並沒有任何令人沮喪的內容，如果真要說，也應該是帶給人希望。那麼，是什麼原因導致你在閱讀文章時突然感到心情低落？讓你心情低落的是你的想法：「對其他人而言，他們只要稍微調整一下，問題就解決了，但我這個調頻收音機故障了，無法修理；我的真空管爆炸了。我不在乎其他一萬名患者是否都痊癒了，我深信我的問題已經沒救了。」我一個星期就要聽五十次這種論調！幾乎每名憂鬱症患者都堅信不移的認定，他真的是那個毫無希望的特例——這種錯覺反映了造成你罹患憂鬱症的主要原因，正是源於這種心理過程！

我一直為某些人擁有創造幻覺的能力，深感著迷。我在孩童時期，就經常泡在圖書館裡，閱讀有關魔術的書籍。到了星期六，我就到魔術商店待上數小時，觀看櫃檯後面的人用撲克牌、絲製品和鉻球製造驚人的效果，它們漂浮在空中，違反所有的常識定律。其中一個最快樂的童年記憶，是八歲時在科羅拉多州丹佛市看了「黑石——世界最偉大魔術師」的表演。我和其他幾個小孩從觀眾席受邀上臺。黑石指示我們把手放在〇．一八平方公尺大的鳥籠上，裡面裝滿了白色鴿子，直到籠子的上下四方全都被我們的手團團包圍。他站在我們旁邊，說：「緊盯著鳥籠看！」我照做了。我的眼睛圓睜，眨都不眨一下。他大喊：「現在，我要拍我的手囉！」他拍了拍手。就在那一剎那，鳥籠消失了，而我的雙手懸在半空中。實在是太不可思議了，但它確實發生了！我整個人驚呆了！

他身為幻術師的能力，其實並不比一般的憂鬱症患者強。人在陷入憂鬱時，會擁有令人嘖嘖稱奇的能力，讓自己和周圍的人相信那些沒有事實根據的事情，而我的工作就是戳破你的錯覺，教導你如何看穿鏡子背後的真相，讓你明白，一直以來你是如何欺騙自己的。你甚至可以說，我打算讓你幻想破滅，但我想你不會介意我這樣做。

10種認知扭曲

請仔細閱讀下列十種認知扭曲，並試著感受一下它們，它們正是構成了你所有憂鬱情緒的根源。我精心準備的這份清單，是多年研究和臨床經驗的精華。當你在後面讀到實作方法的章節時，請反覆參照這個部分。當你感到沮喪或煩憂時，這份清單能幫助你明白你是如何欺騙自己的。

1 全有或全無的思考方式

這表示你傾向用極端、非黑即白的方式評價自己的個人特質。舉例而言，某個著名的政治家告訴我：「我在這次的州長選舉中落敗，我是個沒用的人。」一個成績一直拿全A的學霸，在一次考試中拿到B，便斷言說：「我現在是個徹底的失敗者。」全有或全無的思考方式構成了完美主義的根源，這種思維造成你害怕犯錯或不夠完美，因為你會視自己為徹底的失敗者，覺得自己不夠好、一無是處。

這種評價事物的方式不切實際，因為生活中一切的人事物很少是非黑即白的。舉例而言，沒有人是絕對聰明或愚笨的。現在，看看你所在房間裡的地板。它們是一塵不染嗎？是每一吋地板都覆蓋著厚厚的灰塵和污垢？還是只有一部分是乾淨的？世界上不存在「絕對」，如果你強行用絕對標準來衡量自己的生活經驗，就會持續陷於憂鬱中，因為你的看法是不切實際的。你會陷入持續貶低自我的處境中，因為無論你做什麼，永遠都達不到自己離譜的期望。這種認知偏誤稱為「二分法思考」，換言之，即你看待事物的方式非黑即白，不存在灰色地帶。

2 以偏概全

我十一歲時在亞利桑納州園遊會買了一副魔術紙牌「印象之旅」（Svengali Deck，註：直譯為「斯文加利牌」）。你也許看過這個簡單但令人印象深刻的魔術：我在你眼前展示這副紙牌，每張牌都不同。你隨意選了一張。假設你選了黑桃J，不用告訴我是哪張牌，然後把牌重新放回去。現在，我大喊：「斯文加利！」之後再把整副牌掀開時，每張牌都變成了黑桃J。當你出現以偏概全的行為時，就是在用心理斯文加利魔術製造錯覺。**你隨意的斷定發生在身上的某件事會一再發生**，就像黑桃J一樣倍數增加。由於它們全是令人不快的事，所以你會煩躁不安。

憂鬱的銷售員注意到車窗上有鳥糞，他心想：「我真倒楣，小鳥老是在我的車窗上拉屎！」

這是一個絕佳的以偏概全例子。當我詢問他相關經歷時，他坦言在二十年的出差之旅中，不記得有遇過其他類似的經驗。**被拒絕的痛苦幾乎全部源自於以偏概全的想法。**對於沒有這種認知扭曲的人來說，一次被冒犯的經驗固然令人失望，但只是暫時性的，不會造成嚴重的困擾。

有個男孩鼓起勇氣邀約一位心儀的女孩，當她因為有其他安排而婉拒時，男孩告訴自己：「我永遠不會再與人約會了。沒有任何女孩會想跟我約會，我會孤獨而悲慘的度過一生。」

在男孩的扭曲認知裡，他認定由於女方拒絕了他一次，就永遠都會拒絕他，既然所有女人都有一模一樣的品味，他肯定會一再被地球上條件適合的女人所拒絕，沒有窮盡的一天。斯文加利！

3 心理過濾

無論在哪種情況下，你都會挑出一個消極負面的細節並一直糾結於此，導致你對整體情況的看法都是負面。

一個有憂鬱症的大學生聽到一些學生嘲笑她的好朋友而變得惱怒，因為她想著：「人類基本上就是這樣，殘忍又麻木不仁。」然而，她忽略了幾個月來，很少人（如果有的話）會殘忍無情的對待她！還有一次，她在考完第一次期中考後，確信她在一百道試題中，大約答錯了十七題。她只糾結於那十七道題，便斷定她會被退學。當她拿回試卷時，上面附了一張便條，上面寫道：「你答對了八十三題。這是今年以來所有學生中最高的成績。A+。」

當你情緒低落時，便是戴上了一副裝有特殊鏡片的眼鏡看世界，你會把所有正面事物都過濾掉，只允許負面事物進入到你意識裡。因為你沒有意識到這個「過濾過程」，所以就斷定每件事情都是負面的。這個過程的專有名稱是「斷章取義」。這是一種壞習慣，會造成你承受許多不必要的痛苦。

4 輕視正面事物

還有一個更驚人的心理錯覺，就是有些憂鬱症患者持續傾向把中性甚至是正面的經驗轉變成負面的。你不僅只是忽視不看正面經驗，還巧妙的把它們迅速轉變成噩夢般的反面經驗——我稱之為「反向煉金術」（Reverse alchemy）。中世紀的煉金術士，一心夢想著找出可以把賤金屬變成黃金的方法。如果你的憂鬱症已經持續一段時日，可能已發展出反其道而行的才華：你可以持續不斷地把黃金般的喜悅變成情緒上的鉛；但你不是故意的，甚至不知道你在對自己做什麼。

一個日常生活實例就是，大多數人對於別人的稱讚或恭維，都有一種特定的回應方式。有人稱讚你的外表或工作時，你也許會不假思索的在心裡告訴自己：「他們只是出於客套而已。」緊接著，你馬上在心裡否定他們的讚美。當你回答說：「喔，這真的沒什麼。」也是在做一樣的事。如果你持續對發生的好事潑冷水，當然會覺得生活令人沮喪、令人失望！

輕視正面事物是最具破壞性的認知扭曲之一。你就像一位科學家，設法找到證據以支持一些合意的假設。這些支配你的憂鬱思維的假設，通常就是某種「我是二流的」之類的想法。每次你遇到負面經驗，就會一直對此糾結不放，並斷定「這應驗了我早就知道的事情」。反之，當你有正面經驗時，就會告訴自己：「這只是僥倖而已，不算數。」你為這種傾向所付出的代價，正是承受強烈的痛苦，以及無法欣賞發生的好事。

雖然這種認知扭曲非常普遍，但也可能是一些最極端和最難治癒的憂鬱症的根源。

有個年輕女人因為一次嚴重的憂鬱症發作住院，她告訴我：「沒有人會在乎我，因為我是一個很可怕的人。我是個完全孤單的人。在這世界上，沒有一個人會關心我。」

她出院時，許多病友和醫護人員都對她表示了深厚的喜愛。你猜得到她怎麼否定這一切嗎？「他們不算，因為他們沒看到在真實世界裡的我。在醫院外面，真實世界的人絕不會關心我。」

我問她，她要怎麼跟自己解釋，她在醫院外面有許多朋友和家人是真的關心她這個事實。她回答說：「他們也不算數，因為他們不了解真正的我。柏恩斯醫師，你知道我的內心糟糕無比。我是世界上最差勁的人。不可能會有人真的喜歡我，哪怕是一秒鐘都不會！」

用這種否定正面事物的方式，讓她得以維持自己的負面信念，即使那明顯與事實不合，也與她的日常經驗不符。你的負面思維也許不像她那樣極端，但每天也可能在不經意間忽視了發生在你身上而可以帶給你真正快樂或滿足的正面事情。這會剝奪生活的豐富多彩，讓事情看起來毫無希望。

5 妄下結論

你任意地做了一個沒有事實根據的負面結論。這裡有兩個相關例子，「讀心術」和「算命師錯誤」。

讀心術

你假定其他人看不起你，而且深信不疑，所以你連查證都懶得做。假設你正在進行一場精彩的演講，注意到底下有個坐在前排的聽眾在打瞌睡。他昨天徹夜狂歡，但你當然不知道，所以你可能會心想：「這個聽眾肯定認為我講得太無聊了。」假定有個朋友在街上與你擦肩而過，他因為想事情想得太入神了，沒有注意到你，所以沒跟你打招呼，你可能會錯誤的斷定：「他對我視而不見，肯定是不喜歡我了。」也許某個晚上，你的另一半對你的關心沒有反應，因為他（或她）正在為工作上受到批評而心煩不已，他不想談論這件事，你的心往下沉，因為你如此解釋他（或她）的沉默：「他（或她）在生我的氣。我到底做錯了什麼？」

對於這些出自你想像的負面反應，你也許採取了逃避或反擊行為來回應。這種自我挫敗行為模式，可能會造成自我實現的預言，並在一段本來沒有問題的關係中製造負面的互動。

算命師錯誤

這種認知扭曲就像你有一顆只能預見悲慘命運的水晶球。你想像自己即將遇到壞事，把這個預測當作事實，即使那與事實不符。

有個高中圖書館館員在焦慮症發作期間反覆告訴自己：「我就要昏倒了，我就要發瘋了。」

這些預測與事實不符，因為她從未昏倒過（或發瘋過），她也沒有任何嚴重症狀顯示她即將發瘋。

一個患有急性憂鬱症的醫師在某次療程中向我解釋他為什麼放棄行醫：「我領悟到我會憂鬱而終。我的痛苦會持續下去，我確信無論是這種治療方法或任何其他治療方法，注定都對我無效。」

這種負面的預後預測，導致他對人生感到絕望。他在開始接受治療後沒多久，症狀就出現改善，這充分表明了他的預言有多麼離譜。

你是否也有過這類妄下結論的行為？假設你打電話給一個朋友，等了一段合理的時間後，對方都沒有回電話給你。這讓你感到鬱悶，因為你告訴自己，朋友可能聽到了你的留言，但引不起他的興趣來回電話給你。你犯了哪種認知扭曲？讀心術。你覺得難受，決定不打電話跟對方確認，因為你告訴自己：「如果我又打電話給他，他肯定會認為我是個惹人厭的傢伙。這只會讓我自己丟人現眼。」因為這些負面預測（算命師錯誤），你躲避朋友，而且覺得自己被羞辱了。三週後，你得知朋友根本沒有收到你的留言。事實證明，那樣的擔心不安大多只是你自己的胡思亂想。又一個你的心理魔術（斯文加利）的痛苦產物！

6 誇大或貶低

你可能掉入的另一個思考陷阱被稱為「誇大」或「貶低」，不過，我喜歡把它想成是「雙筒望遠鏡騙局」（binocular trick），因為你不是過度誇大事情就是貶低它們。「誇大」普遍發生在你看待自己的錯誤、恐懼或缺點時，過度誇大它們的嚴重性：「天啊！我犯了一個錯誤。多麼可怕！多麼嚇人！這個消息會像野火燎原一樣傳開！我的名譽將毀於一旦！」你這是在用雙筒望遠鏡的一端看你的錯誤，因此它們看起來巨大又古怪。這也被稱為「災難化」，因為你把司空見慣的負面事件，變成了噩夢般的怪物。

當你想起自己的優點時，可能會做出完全相反的事情，也就是透過雙筒望遠鏡錯誤的另一端看事情，使得它們看起來變得又小又不重要。如果你誇大自己的缺點而貶低自己的優點，肯定會覺得自己不如人，但問題不是出在你身上，而是你所戴的愚蠢鏡片！

7 情緒化推理

你把自己的感覺當作事實的證據。你的邏輯是：「我覺得自己是廢物，所以我就是廢物。」由於你的感受反映了你的想法和信念，這種推理便是對自己的誤導。如果你的想法和信念受到扭曲（這種情況十分常見），你的情緒反應就完全不合理。

情緒化推理的例子包括：「我有罪惡感，所以我一定做了什麼壞事。」「我覺得崩潰、絕望。我的問題肯定無解。」「我覺得自己不夠好，所以我是個沒用的人。」「我什麼事都不想做，還不如躺在床上耍廢。」「我對你很生氣。這證明一直以來你的行徑有多麼惡劣，總是想盡辦法占我的便宜。」

在你的所有憂鬱情緒中，情緒化推理幾乎都具有關鍵作用。因為你對事情的感受是如此消極負面，當然會認為事實就是如此，而完全沒有想到要去質疑引發感受的那些看法是否合理。

情緒化推理造成了一個常見的副作用：拖延症。你不想清理書桌，因為你告訴自己：「想到亂糟糟的書桌，我就覺得煩，要清理是不可能的。」半年後，你終於有了一點動力要清理書桌，結果相當令人滿意，而且一點都不困難。你一直在愚弄自己，因為你習慣讓消極感受支配自己的行為。

8「應該」陳述句

你試圖說「我應該做這個」或「我必須做那個」來驅策自己，但這些話反而讓你備感壓力和不滿，導致你最終變得麻木而失去動力。亞伯．艾里斯把這種現象稱為「必須強迫症」（musturbation），我則稱之為「應該」的生活方式。當你把「應該」陳述句用來指責別人時，通常會感到很挫敗。

有一次，我因為要處理一個緊急情況，延誤了一名新患者的首次談話治療五分鐘，這位患者心想：「他不該如此以自我為中心，不為別人著想。他應該要準時看診的。」

這種想法造成她感到不快，覺得憤恨不平。「應該」陳述句產生了許多日常生活裡不必要的情緒混亂，當你的行為沒有達到設定的標準時，就會讓你的各種「應該」和「不應該」要求，激起自我厭惡、羞愧和內疚等感受；另一方面，當其他人的凡夫俗子表現沒有達到你的期望（這種情況偶爾會發生），你會感到憤慨和自以為是。

若想要克服這種認知扭曲，你就必須改變自己的期望，使其更切合實際，否則你永遠會對人類的行為感到失望。如果你意識到自己有這種不良的應該習性，我要告訴你，在後面探討罪惡感與憤怒的章節裡，介紹了許多可以擺脫這種「應該」和「不應該」心態的有效方法。

9貼標籤與貼錯標籤

給自己貼標籤，意謂你根據自己所犯下的錯誤，創造出一個完全負面的自我形象。這是一種極端的以偏概全類型，其背後理念是「要衡量一個人，取決於他所犯的錯誤」。每次你用「我是個……」這種句子做為開場白，來描述自己犯的錯誤時，很有可能正在給自己貼標籤。例如，當你的第十八洞推桿沒有進洞時，你可能會說「我是個天生的失敗者」，而非「我在推桿時犯了錯」。同理，當你投資的股票價格不斷下跌時，你可能會認為「我是個失敗者」，而非「我買錯了股票」。

給自己貼標籤不僅是一種自我挫敗行為，也是非理性的。你的自我不能與你所做的任何一件事情劃上等號。你的生活是一個由思想、情緒和行動所構成的，複雜且不斷變化的流動體。換句話說，你更像是一道河流，而不是一尊雕像。請停止用負面標籤定義自己，因為這些標籤過度簡化，而且是錯的。你會因為吃東西就把自己定義為「吃貨」或因為呼吸就把自己定義為「呼吸者」嗎？這太荒謬了，但是，你卻因為本身的不足而給自己貼標籤，讓這種荒謬的無稽之談帶來痛苦。**當你給別人貼標籤時，難免會對這個人產生敵意。**一個常見的例子是——

> 上司把偶爾脾氣暴躁的祕書看成「難搞的婊子」，由於這個標籤，他討厭她，而且急於抓住每次機會來挑剔她。反過來，祕書給上司貼了一個「無感的沙文主義者」標籤，只要一有機會就發洩對他的不滿。兩人互相攻擊，互不相讓，抓住對方的每個弱點或缺失，當作他或她一無是處的證據。

「貼錯標籤」是指用不精確和充滿情緒性的字眼，描述一個事件。

> 有個節食中的女人吃了一盤冰淇淋，然後心想：「我真噁心，我真可惡。我就是一頭豬。」

這些想法讓她煩躁不安，因此她又吃了一大桶冰淇淋！

10 個人化

這種認知扭曲是罪惡感之母！你無端的自以為要為某個負面事情負責，即使這麼做毫無根據。你武斷的認定，會發生這樣的事都是你的錯，或是認為這反映了你的能力不足，即使你並不需要為此負責。舉例而言，當患者沒有做我建議的自助練習時，我會感到內疚，因為我認為：「我一定是個很糟糕的治療師。她沒有努力幫助自己，都是我的錯。我有責任要確保她能康復！」

有個母親在看孩子的成績單時，看到一張老師寫的便條紙，上面提到她的孩子學習表現不佳，她立刻就斷定：「我是個壞母親。這證明了我有多麼失敗。」

個人化導致你產生嚴重的自責和罪惡感。你承受著一種沉重的責任感，迫使你把全世界都扛在自己的肩膀上，並因而癱瘓了你。

你把「影響力」和「控制其他人」混淆了。身為一個老師、顧問、父母、醫師、業務員、執行長，你當然會影響與你來往互動的人，但期望自己能控制他們則是不合理的。其他人最終要為自己所做的事負起責任，而不是你。如果你想要克服個人化傾向，並把責任感降到可應付、合乎現實的程度，我會在後面的章節探討相關方法。

你的許多（即使不是全部）憂鬱狀態是以上十大認知扭曲所造成的，我把它們總結在表4（見左頁）中，請仔細研讀這張表並掌握這些觀念——設法熟悉它們，就像你熟記自己的手機號碼一樣。你在學習各種改變心情的方法時，請反覆參照表4；當你掌握了這十種認知扭曲，終生都會從中獲益。

表4・認知扭曲的定義

認知扭曲	定義
全有或全無的思考方式 見47頁	你用非黑即白的方式看事情。如果你的表現不完美，就會把自己視為徹底的失敗者。
以偏概全 見47頁	你把一個單一的負面事件，看作是一種永無休止的挫敗模式。
心理過濾 見48頁	你單獨挑出一個負面細節，並對此糾結不放，導致你對所有實際情況的看法都變得黯淡，就像一滴墨水把燒杯裡的水染色一樣。
輕視正面事物 見49頁	你否定正面經驗，基於某個理由，堅持它們「不算數」。如此一來，你得以維持負面信念，即使那與日常經驗背道而馳。
妄下結論 見51頁	你做出負面解釋，即使沒有令人信服的明確事實可以支持這個結論。 a.**讀心術**：你武斷地推定某人在與你作對，而你卻懶得去查證。 b.**算命師錯誤**：你預期事情會有糟糕的結果，而且深信你的預測是既成事實。
誇大（災難化）或貶低 見52頁	你誇大事情的重要性（像是你的粗心錯誤或是別人的成就），或是不當地貶低事情，直到它們顯得微不足道（你自己的理想特質或是其他人的缺點）。這也被稱為「雙筒望遠鏡騙局」。
情緒化推理 見53頁	你認為自己的負面情緒必然反映了事情的真實情況：「我覺得是這樣，所以那一定是真的。」
「應該」陳述句 見54頁	你用種種「應該」或「不應該」來激勵自己，彷彿你必須先接受鞭打和懲罰，才能期待你做任何事情。「必須」和「應該」也是一種冒犯。它的情緒後果是感到內疚。當你把「應該怎樣」用在針對別人時，就會感到憤怒、挫敗和怨恨。
個人化 見56頁	你把自己看成是某個負面外在事件的禍首，事實上，你不必為此事負主要責任。

貼標籤和貼錯標籤 見54頁	這是一種極端的以偏概全類型。你不是描述自己的錯誤，反而是給自己貼上一個負面標籤：「我是個失敗者。」當別人的行為惹惱你時，你就給他貼上一個負面標籤：「他是個該死的卑鄙傢伙。」貼錯標籤包含了用高度渲染和情緒化的話語，描述一個事件。

認知扭曲自我評估測驗

我準備了一份簡單的自我評估測驗，協助你測試並強化你對這十大認知扭曲的理解。在你閱讀下列每個簡短敘述的時候，請想像你就是敘述中的當事人，然後圈出一個或多個表示存在於負面思維中的認知扭曲答案。我會針對第一個問題的答案，進行解釋。

至於後續問題的答案，附在本章文末，但不要先去看答案！我確信你在第一個問題中，至少可以指出一種認知扭曲——這會是一個很好的開始！

①你是個家庭主婦，當丈夫不滿地抱怨烤牛肉烤過頭時，你的心跟著往下沉。你的心中閃過這樣的想法：「我是個徹底的失敗者。我再也受不了了！我從未做對任何事情。我像個奴隸一樣工作，這就是我得到的全部感謝！混蛋！」這些想法讓你感到難過和憤怒。你的認知扭曲包含了下列其中一個或多個：

A全有或全無的思考方式　　B以偏概全

C誇大　　D貼標籤

E以上皆是

現在我要討論這個問題的正確答案，讓你馬上得到一些回饋。你所圈選的任何答案，其實都是正確的——換言之，無論你圈選哪個（或複選）答案，你都是對的！好奇為什麼嗎？原因如下：

✦當你告訴自己「我是個徹底的失敗者」時，是用全有或全無的方式在思考。別這樣！這塊肉雖然有點乾，但不會讓你一生都是個失敗者。

✦當你認為，「我從未做對任何事情」時，就是在以偏概全。從未？拜託！不是任何事情，好嗎？

✦當你告訴自己「我再也受不了了」時，就是在誇大自己所感受到的痛苦。你在小題大作，因為你正在忍受，既然如此，就表示你可以忍受。你丈夫的牢騷正好不是你愛聽的，但那不代表你的價值。

✦當你宣稱「我像個奴隸一樣工作，這就是我得到的全部感謝！混蛋！」時，你是在給你們兩人貼標籤。他不是混蛋，只是表現得過於暴躁和不體貼。他是有混蛋的行為，但不代表他是個混蛋。同理，給自己貼上奴隸的標籤也一樣蠢。你這樣想，只是讓他的喜怒無常破壞了你的夜晚而已。

好啦，現在讓我們繼續這個測驗吧。

②你剛剛讀到，我告訴你要接受這個自我評估測驗。你的心突然往下沉，心想：「哦，不，不要再來一個測驗了！我在測驗上的表現總是很差。我應該跳過本書這個部分。這讓我緊張，反正也沒有幫助。」你的認知扭曲包含了：

A妄下結論　B以偏概全
C全有或全無的思考方式　D個人化
E情緒化推理

③你是賓州大學精神科醫師。你在紐約與編輯碰面之後，開始修訂你所寫的關於憂鬱症的手稿。你的編輯雖然看起來非常熱情，但你發現自己當時很緊張，自覺能力不足，因為你心想：「他們選我的書是一個可怕的錯誤！我沒辦法做好這份工作。我絕對寫不出一本新穎、生動又富有感染力的書。我的文字太乏味，想法也不夠好。」你的認知扭曲包含了：

A全有或全無的思考方式　B妄下結論（負面預測）
C心理過濾　D輕視正面事物
E誇大

④你感到孤單寂寞，決定參加一個開放給單身男女參加的社交活動。你到達會場後沒多久就很想離開，因為你感到焦慮不安，充滿防衛心。這樣的想法在你腦海中盤旋不去：「他們可能很無趣。我何苦要折磨自己呢？他們就是一群失敗者。我看得出來，因為我覺得很無聊。這肯定會是個枯燥乏味的派對。」你的認知扭曲包含了：

A貼標籤　B誇大
C妄下結論（算命師錯誤和讀心術）　D情緒化推理
E個人化

⑤你從雇主手上接到資遣通知。你感到憤恨不平和沮喪。你心想：「這證明這個世界真是糟透了。我從未遇到好運。」你的認知扭曲包含了：

A全有或全無的思考方式　B輕視正面事物
C心理過濾　D個人化
E「應該」陳述句

⑥你即將發表演講，注意到自己的心臟猛烈跳動著。你感到緊張不安，因為你心想：「天啊，我可能會忘了要說什麼。反正，我的演講也很爛。我的腦袋會空白一片。我會出糗。」你的認知扭曲包含了：

A全有或全無的思考方式　B輕視正面事物
C妄下結論（算命師錯誤）　D貶低
E貼標籤

⑦你的約會對象因為生病而在最後一分鐘打電話來取消約會。你感到憤怒和失望，因為你心想：「我被拋棄了。我到底做了什麼事才讓這次約會泡湯？」你的認知扭曲包含了：

A全有或全無的思考方式　B「應該」陳述句
C妄下結論（讀心術）　D個人化
E以偏概全

⑧你對於撰寫工作報告一事，一拖再拖。每天晚上，當你想辦法聚精會神地寫報告時，這個工作任務看起

來是如此困難，所以你看電視來逃避。你覺得自己要崩潰了，心中充滿罪惡感。你心裡想著：「我實在是太懶惰了，我永遠都完成不了。我就是做不好這該死的事。這要花上很長的時間。反正不會有好結果。」你的認知扭曲包含了：

A妄下結論　B以偏概全
C貼標籤　D誇大（災難化）
E情緒化推理

⑨你已經讀完這本書，而且在應用書中提供的方法幾週後，開始覺得心情變好了。你的「柏恩斯憂鬱檢測表」得分從二十六分（中度憂鬱）下降至十一分（邊緣性憂鬱）。然後，你突然開始覺得心情變得更加惡劣，短短三天不到，你的分數又飆高到二十八分。你感到幻滅、無助、憤怒和絕望，因為你心想：「我沒有任何進展。這些方法終究幫不了我。照理說，我現在應該已經康復了。之前的『改善』純屬僥倖。當我感覺變好時，其實是在愚弄自己。我永遠都好不了了。」你的認知扭曲包含了：

A輕視正面事物　B「應該」陳述句
C情緒化推理　D全有或全無的思考方式
E妄下結論（負面預測）

⑩你正在努力節食。這個週末，你一直處於緊張中，加上無事可做，所以不斷吃東西。你在吃了第四顆糖果後，告訴自己：「我就是控制不了自己。我這個星期所進行的節食和慢跑，全都泡湯了。我看起來一定就像氣球一樣腫脹。我不應該吃那個東西。我再也受不了了。我一整個週末都要大吃大喝！」你開始

覺得很有罪惡感，於是又抓了一大把糖果塞進嘴裡，想要讓自己的心情好一些，卻沒有效果。你的認知扭曲包含了：

A全有或全無的思考方式　B貼錯標籤
C負面預測　D「應該」陳述句
E輕視正面事物

答案

①ABCDE　②ABCE　③ABDE　④ABCD　⑤AC
⑥ACDE　⑦CD　⑧ABCDE　⑨ABCDE　⑩ABCDE

你的感受不等於事實

此時你可能會問：「好吧，我了解我的憂鬱是來自負面想法，因為我對人生的看法會隨著心情的起伏而出現劇烈的改變。但如果我的負面想法是如此扭曲，我怎麼會不斷被它們愚弄呢？我像任何人一樣能清晰且務實的思考，如果我告訴自己的一些事情是不合理的，為什麼它們看起來如此真實？」即使你的憂鬱想法是扭曲的，但它們也創造了一種強大的虛幻真相。容我揭發這個騙局的根源：**你的感受不等於事實！事實上，你的感受除了反映你的思維之外，本身也沒有意義。**若你的看法不合理，那麼它們所引起的感受，就會像變形鏡所反映的形象一樣荒唐，但這些異常的情緒感覺就像未受扭曲的想法所引發的真實感受那樣有效和合理，所以你不自覺的把它們當作事實來看待。這也是為什麼憂鬱症是一種如此強大的心理黑魔法。一旦你透過一系列「自動」或不自覺產生的認知扭曲，讓自己陷入憂鬱症，你的感受和行為將會互相強化，形成一種自我延續的惡性循環。無論你的憂鬱腦告訴你什麼，你都會相信，所以你對每件事情的感覺幾乎都是消極的。這種反應會在毫秒之間出現，快到你甚至沒有意識到。負面情緒的感受是如此貼合現實，反過來又給了引發這種情緒的扭曲想法一種可信的光環。如此反覆循環，導致你受困其中。這種心理牢籠是一種錯覺，是你無意間創造出的一個騙局，但感覺起來非常真實。

把你從情緒牢籠中釋放出來的關鍵是什麼？很簡單，就是：**你的想法引發了你的情緒；因此，你的情緒不能證明你的想法正確**。不快樂的感受僅僅表明你在思考負面的事情，而且相信那是事實。你的情緒追隨你的想法，正如小鴨追隨牠們的母親，但小鴨跟隨母鴨的行為，無法證明母鴨知道牠要往哪裡去！你的這個方程式就是：我感覺，故我存在。這種認為「情緒反映了一種不言自明的終極真理」的態度，並不是憂鬱症患者所獨有的。

現今，大多數心理治療師都有一個共同信念：要讓自己更認識自己的感受，並用更開放的態度去表達自己的感受，才能達到情緒成熟，這意謂你的感受代表一種更高層次的現實、一種個人完整性、一種無可置疑的真理。不過，我的立場與他們大相逕庭，我認為——你的感受本身未必有任何特別之處。事實上，針對你的負面情緒建立在心理扭曲上這一點而言，你的感受幾乎不可能被視為是可取的。

那麼，我的意思是你應該消除所有情緒嗎？我希望你變成一個機器人嗎？不是。我想要教導你去避開基於心理扭曲所造成的痛苦感受，因為它們既不合理也不可取。我相信，一旦你學會了以更切合實際的方式去感知生活，會體驗到一種更充實的情緒生活，對未受扭曲的真正悲傷和喜悅有更深刻的體會。隨著你繼續閱讀接下來的章節，可以學到如何矯正當你感到煩躁或沮喪時，愚弄你的那些認知扭曲。同時，你將有機會重新評估那些讓你容易受到有害情緒波動影響的基本價值觀和假設。我具體概述了必要的步驟。調整不合邏輯的思維模式，會對你的情緒有深遠影響，也會增進你活出富有成效生活的能力。現在，讓我們繼續往下讀，看看要如何扭轉你的問題。

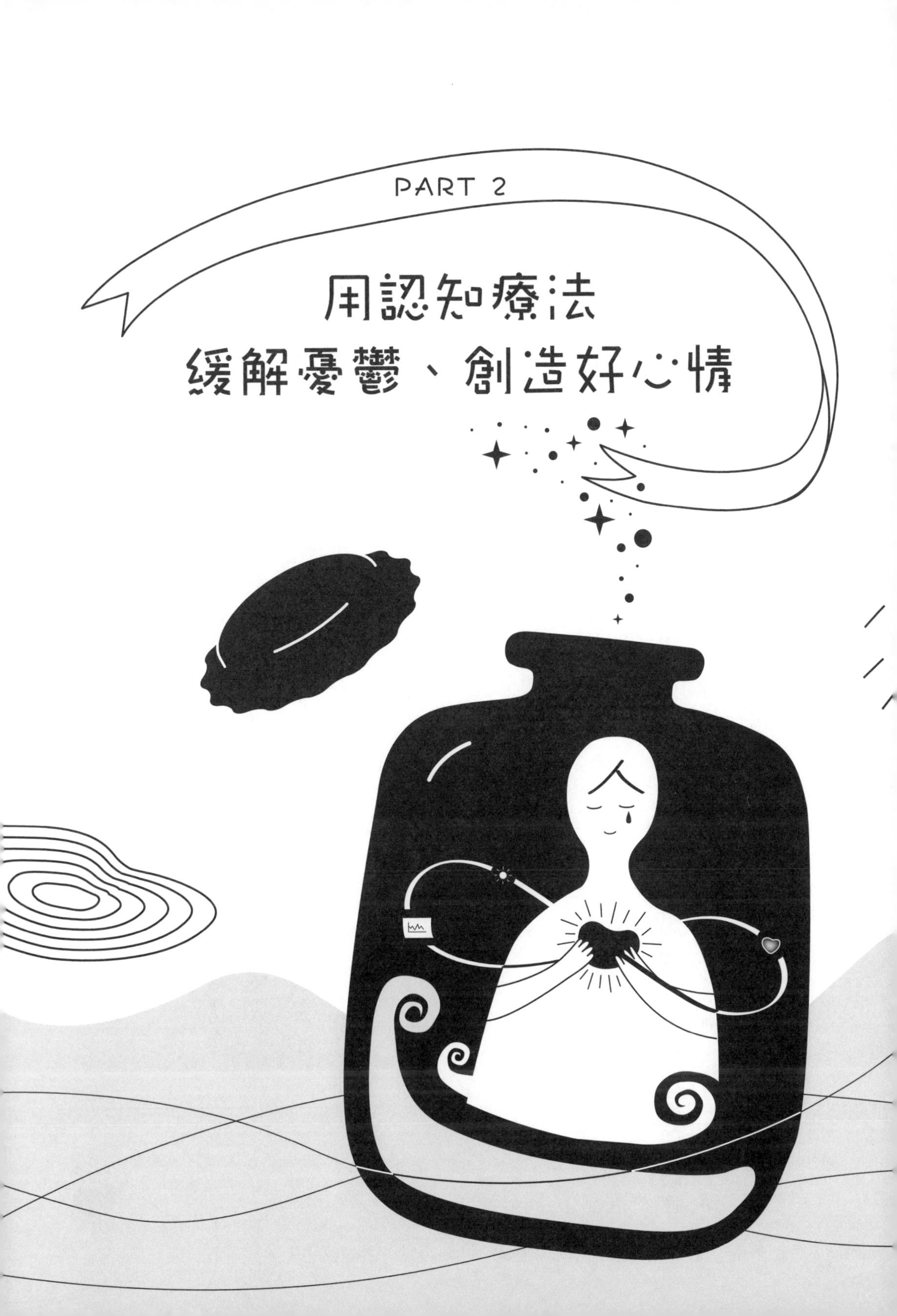

PART 2

用認知療法緩解憂鬱、創造好心情

04

從建立自尊開始

當你罹患憂鬱症時，你不是唯一相信自己不夠好的人。許多時候，你相信自己有很多缺陷或不足，毫無可取之處，而且你的這種不良信念非常具有說服力，不僅你本人對此堅信不移，你還引導朋友、家人，甚至連治療師都接受你對自己的看法。如何處理你的自卑感，對於治癒憂鬱症非常重要，因為你的無價值感是憂鬱症的關鍵因素……

當你罹患憂鬱症時，往往會認為自己一文不值。

不良的自我形象會使人憂鬱

憂鬱症愈嚴重，這種感覺就愈強烈。其實你並不孤單，亞倫．貝克醫師的調查研究顯示，有超過80％的憂鬱症患者表達了對自己的厭惡。貝克醫師還發現，憂鬱症患者覺得自己缺乏了他們最看重的特質，例如智力、成就、受歡迎程度、魅力、健康和體力等等。他用四個D來描述憂鬱症患者的自我形象：

✦感到挫敗（Defeated）

✦感到有缺陷（Defective）
✦感到被遺棄（Deserted）
✦感到被剝奪（Deprived）

幾乎所有負面情緒反應所造成的傷害，都源自於低自尊。不良的自我形象是一個放大鏡，可以把微不足道的錯誤或缺點，變成一種令人難以承受的自我挫敗象徵。

艾瑞克正在就讀大學法律系一年級，在課堂上會感到恐慌。「當教授叫到我的時候，我可能會搞砸。」雖然在艾瑞克心中，「搞砸」是最讓他害怕的事，但我從和他的對話中發現，一種「個人不足感」才是他的問題癥結。

大　衛：假設你在課堂上搞砸了。為什麼你會對此特別感到不安呢？為什麼你會覺得發生那樣的事很悲慘？
艾瑞克：因為我接下來會讓自己出糗。
大　衛：假設你真的讓自己出糗了。為什麼這會讓你不安？
艾瑞克：因為我會被所有人看不起。
大　衛：假設大家真的都看不起你了，會怎麼樣呢？
艾瑞克：我會覺得很痛苦。
大　衛：為什麼你會這樣想？為什麼別人看不起你，你會覺得很痛苦呢？

艾瑞克：好吧，那表示我不是一個有價值的人。而且，那會毀了我的職業生涯。我會拿到很差的成績，我可能永遠都當不了律師。

大　衛：好，假設你無法成為一名律師。基於討論的目的，讓我們假定你真的因為成績不好而被退學了，為什麼你會對此特別感到難過？

艾瑞克：因為那代表我在這輩子所渴望的事上失敗了。

大　衛：那對你代表了什麼？

艾瑞克：那代表著我的人生將會是空虛的，我是一個失敗者，一個沒用的人。

在這個簡短的對話裡，艾瑞克表現出他深信著：得不到認同、犯錯或失敗是件可怕的事。對他而言，只要有人看不起他，所有人都會瞧不起他，彷彿「拒絕」這個字眼會突然烙印在他額頭上，每個人都看得到。他似乎沒有意識到，自尊不是建立在得到別人的認同或自己的成功上。他用別人的眼光和自己的成就來衡量自己的價值，若他無法滿足得到認同和成就的渴望，就會覺得自己一文不值——他缺少真正的內在支持來肯定自我價值。

如果你認為，「艾瑞克那種追求成就和渴望獲得認同的完美主義傾向，是一種自我挫敗的行為，也不切實際」，你的理解是對的。然而，對艾瑞克而言，這種渴望既合乎現實也是合理的。同樣的，如果你現在（或曾經）患有憂鬱症，可能會發覺到，要識別那些造成你貶低自己的不合邏輯思維模式是很困難的。事實上，你可能堅信自己確實低人一等或一無是處，因此，當你聽到任何與此相反的建議時，可能會覺得那既愚蠢又不誠實。

遺憾的是，當你罹患憂鬱症時，你不是唯一相信自己不夠好的人。許多時候，你相信自己有很多缺陷或不足，毫無可取之處，而且你的這種不良信念非常具有說服力，不僅你本人對此堅信不移，你還引導朋友、家人，甚至連治療師都接受你對自己的看法。

有許多年，心理治療師很容易「相信」憂鬱症患者的這種負面自我評價系統，而沒有去探究患者對於自己的這種看法的正確性。這一點在佛洛伊德這類敏銳觀察家的著作中獲得了闡釋，他的著作《哀悼與憂鬱》奠定了以正統精神分析方法治療憂鬱症的基礎。佛洛伊德在經典研究中提到，當患者說自己一文不值、沒有成就，而且道德低下時，他一定是對的，因此，如果治療師與患者意見相左，勢必會徒勞無功。佛洛伊德認為，治療師應該同意，患者其實很無趣、很不可愛、小心眼、自私自利又不誠實；在佛洛伊德看來，這些特質描述了一個人的真正自我，而病程不過是更加凸顯了這個真相而已。

> 患者向我們描述了他的自我一文不值、無法取得任何成就，而且道德低下，他責備、辱罵自己，期待被人棄絕並受到懲罰。……從科學和治療的觀點來看，否定一個如此嚴厲控告自我的患者，一樣徒勞無功。他肯定在某種程度上是對的，而且他所描述的一定是他所相信的事情。確實，我們必須立刻完全認同他的某些陳述。他的確如他所言，興致索然、無法去愛也毫無成就……。在我們看來，他在其他一些自我控告上也一樣有道理，他只是比其他沒有憂鬱症的人對真相有更敏銳的洞察力而已。當這名患者在高度自我批評中，把自己描述成是小心眼、自私自利、不誠實、不夠獨立，他的唯一目的是隱藏天性中的弱點，就我們所知，他或許已經很接近了解自己了；我們只是好奇，為什麼一個人一定要生病才能面對和承認這個真相。
>
> ——西格蒙德．佛洛伊德，《哀悼與憂鬱》

治療師如何處理你的自卑感，對於治癒憂鬱症非常重要，因為你的無價值感是憂鬱症的關鍵因素。這個問題也具有相當的哲學意義：人性本質上是否有缺陷？憂鬱症患者對自己的本質有更真實的認識嗎？而且，歸根究柢，真正的自尊從何而來？在我看來，這是你一生中會遇到的最重要的問題。

首先，**你無法透過自己所做的事情來贏得你的價值。**成就或許能讓你感到滿足，但不能讓你快樂。把自我價值建立在成就上，只是一種「虛假的自尊」，而非真正的自尊——我有許多成就非凡的憂鬱症患者都會同意這一點。**你也不能把真正的自我價值感建立在你的外表、天賦、名聲或財富上**，瑪麗・蓮夢露、抽象表現主義畫家馬克・羅斯科（Mark Rothko）、演員弗雷迪・普林茲（Freddie Prinze）和其他許多自殺的名人，都證明了這個殘酷的事實。**愛情、認同、友誼，或是建立親密、關愛的人際關係的能力，也無法再為你與生俱來的價值增加一絲一毫**，絕大多數的憂鬱症患者其實很受人愛戴，但這對他們沒有絲毫助益，因為他們不愛自己，也缺乏自尊。

最終，**只有你的自我價值感才能決定你的感受。**

你現在可能有些惱怒的問：「那麼，我要怎麼獲得我的價值感？事實上，我就是覺得自己非常差勁，我很肯定我就是不如其他人。我不認為自己有辦法可以改變這些糟糕的感覺，因為我基本上就是這個樣子。」

認知療法的一個核心特點，就是堅決不接受你的無價值感。我在門診裡會引導患者有系統的重新評估他們的負面自我形象，我會反覆問一個問題：「當你堅持認為你內心深處本質上是個失敗者時，你真的是對的嗎？」

第一步是仔細檢視你在堅持自己一文不值時，對自己的描述。你為了證明自己沒有價值而提出的證據，其實大多數都是毫無意義的。

這個觀點是基於亞倫・貝克與大衛・布拉夫（David Braff）兩位醫師近期所做的一項研究，發現憂鬱症患者確實存在一種「形式思考障礙」（formal thinking disturbance）。這項研究比較了憂鬱症和思覺失調症患者，以及沒有憂鬱症的人對一些格言——像是「一針及時，可省九針」——的理解能力。結果顯示，思覺失調症和憂鬱症患者犯了許多邏輯推理上的錯誤，並難以理解格言的寓意。他們過度拘泥於字面意義，無法做出恰當的歸納。雖然憂鬱症患者的缺陷程度，明顯不像思覺失調症患者那樣嚴重和奇怪，但比起正常組，憂鬱症患者明顯是異常的。

這項研究指出在憂鬱症期間，你確實會喪失部分清晰思考的能力，因此無法用適當的角度看待事情。負面事件在你心中變得愈來愈重要，直到你對現實的認知都被負面事件所主導，而你察覺不出事情已經被扭曲。這一切在你看來都是真實無誤的；你所創造出來的地獄幻覺，讓你深信不疑。

你愈是感到憂鬱、沮喪和苦惱，你的思維就變得愈扭曲。反之，如果你沒有認知扭曲，就不會有低落的自我價值或憂鬱情緒！

當你貶低自己時，最常犯哪些認知扭曲呢？一個很好的開始方式，是利用你在第三章認識和理解的認知扭曲清單。當你覺得自己一文不值時，最容易出現的認知扭曲就是全有或全無的思考方式見47頁。如果你只用這種極端方式看待生活，那麼你覺得自己的表現要不是完美就是慘不忍睹，沒有中間地帶。就像一個業務員告訴我的：「只有達到月銷售目標的95%或更高才算合格，低於95%就等於徹底失敗。」這種全有或全無的思考方式，不僅高度不切實際，而且會帶來自我挫敗感，也會引發難以忍受的焦慮和經常性失望。

我有個轉診過來的憂鬱症患者是精神科醫師，在心情低落了兩週後，他發覺自己性趣索然，而且難以維持勃起。他的完美主義傾向不僅掌控了他傑出的職業生涯，也支配了他的性生活。因此，在二十年婚姻生活中，他每隔一天就準時與妻子行房，這成了固定規律。儘管性慾減退（憂鬱症的一種普遍症狀），他還是告訴自己，「我必須按時行房。」這種想法讓他感到高度焦慮不安，導致他愈來愈難以如願勃起。現在，由於他的完美性生活紀錄被打破了，他開始用全有或全無思考系統中「最負面極端」的想法責罵自己，斷定「我已經不能做個完整的配偶了。我是個失敗的丈夫，甚至連男人都算不上。我一無是處。」他雖然是個能幹（甚至堪稱卓越）的精神科醫師，但他淚眼汪汪的向我坦言：「柏恩斯醫師，你和我都難以否認這個事實，我永遠都不可能再行房了。」即使有多年醫學訓練背景，他還是能讓自己相信這樣的想法。

克服無價值感

你現在可能會說：「好吧，我承認在這種毫無價值感的背後，可能隱藏著某種不合邏輯之處——至少對某些人來說是如此，但他們跟我不一樣，他們基本上都是人生贏家，你好像也在治療一些名醫和成功企業家。任何人都可以告訴你，像他們那樣的人缺少自尊有多荒謬，但我真的是個平庸無能、毫無價值的人，而且，其他人確實比我更帥、更美、更受歡迎，也更成功。所以，我能怎麼辦呢？我什麼都做不了啊！我認為自己一文不值的感受非常合理，也合乎現實，所以別告訴我要合理的思考，那不會讓我覺得好過一點。我不認為有什麼方法可以消除這些可怕的感覺，除非我設法愚弄自己，但你跟我都知道那根本行不通。」

首先，我要介紹幾種很流行、很多治療師都採用過，但我不認為它們能有效解決這種把自己看成一文不值的問題。然後，我會再介紹一些能真正幫助你的有效方法。

有些心理治療師會認為，在你堅信自己基本上一無是處的想法背後，必定存在著一些深刻的事實，所以他們允許你在治療過程中盡量說出內心深處的不足感。把這種情緒宣洩出來確實有一些好處，但只能暫時讓你的心情好一點，並非每次都有幫助。而且，如果治療師沒有對你的自我評價之正確性給予客觀的回饋，你可能會以為治療師同意你的看法，以致你認為你的自我評價是正確的！事實上，你可能愚弄了他，也愚弄了你自己，結果反而更加讓你覺得自己不夠好。此外，在治療過程中，治療師的過分沉默，可能會讓你變得更加困擾和聽信內心批判的聲音，而這就像是一種感官剝奪實驗。在這種非指導式治療中，治療師採取的被動角色往往會讓患者更加焦慮和憂鬱。即使你在一個有同理心和關懷心的治療師陪伴下宣洩情緒，而真心覺得心情好轉，但如果你對自己和人生的評價方式沒有出現實質性轉變，這種心情有所改善的感覺很可能只是暫時性的。除非你能大幅扭轉那種自我挫敗的思考方式與行為模式，否則很可能會再度陷入憂鬱中。

正如情緒宣洩本身通常不足以克服那種一文不值的感覺，洞察治療與心理學的解釋也不會有太大的幫助。

珍妮佛是一名學生兼作家，她在小說即將出版之前，會感到莫名的恐慌，因而前來就醫。她在第一次的談話治療中，告訴我：「我已經看過好幾個心理治療師。他們告訴我，我的問題出在完美主義傾向，以及對自己有不切實際的期待和要求。我也了解這個特質可能來自我的母親，她有強迫症和完美主義傾向，她可以在乾淨無比的房間裡，挑出十九個毛病。我總是想方設法要討她開心，但是無論我做得多麼好，很少覺得自己成功了。治療師告訴我：『不要再把每個人都看作是你的母親！不要再這麼完美主義了。』但我要怎麼做到這一點呢？我願意也想這麼做，但從來沒有人告訴我該怎麼做。」

我幾乎在每天的門診中都會聽到類似的抱怨。找出你的問題的性質或根源，也許給了你洞察力，但通常無法改變你的行為方式。這並不令人意外。你年復一年養成了這種不良的心理惡習，進而助長了你的低自尊。若要改善這個問題，你必須採取有計畫的行動，並且持之以恆。一個口吃的人，會因為他洞悉了自己發聲不當這個事實，就不再口吃了嗎？一個網球選手在球賽表現上有所進步，難道只是因為教練指出他太常出現擊球不過網這個問題嗎？

既然情緒宣洩與洞察力這兩種傳統心理治療的主要方法都無濟於事，那麼還有什麼辦法呢？身為一名認知行為治療師，我在處理你的無價值感問題時，目標是：協助你在思考、感受和行為上產生快速而明確的轉變。這些轉變會透過一種有系統的訓練計畫而獲得實現，這個計畫會採取一些簡單的具體方法，讓你每天都可以應用。如果你願意定期投入一些時間和精力來執行這個計畫，將能帶來相應的成功。

你願意試試看嗎？如果你願意的話，我們就已經開始了。你即將邁出改善心情和自我形象的關鍵第一步。

提升自尊的具體方法

我已經開發出許多簡單實用的技巧，可以幫助你培養自己的價值感。當你閱讀以下內容時，請記住，只是閱讀，不保證你的自尊一定能得到提升（至少不會持久），你還必須付出努力練習各種方法。事實上，我建議你每天撥出一些時間來改善你的自我形象，唯有如此，你才能體驗到最快速也最持久的個人成長。

反駁內在的自我批評的2個技巧

你的一文不值感，源自內在的自我批評對話。這些自我貶低的話語，像是「我一無是處」、「我是個廢物」、「我不如別人」等等，造成並加深了你的絕望感和低自尊。為了克服這種不良的心理習慣，有三個步驟是不可或缺的。

1 當自我批評的想法在你的腦海中翻騰時，訓練自己能辨明這類想法，然後把它們寫下來。
2 了解為什麼這些想法是扭曲的。
3 練習反駁這些想法，以建立一個更符合現實的自我評價系統。

三欄式技巧

一種有效的方法是「三欄式技巧」。在一張紙上畫兩條直線，分成三欄（參見76頁的表5）。把左欄標示為「自動化思維（自我批評）」，中間一欄標示為「認知扭曲」，右欄標示為「理性回應（自我防衛）」。

當你覺得自己一無是處而貶低自己時，把所有自我批評的聲音寫在左欄。舉例而言，假設你突然發現自己就要遲到了，將無法準時參加一場重要會議。你的心一沉，恐慌攫住了你。

步驟一，現在問問你自己：「我的腦海中現在有哪些想法？我跟自己說了什麼？為什麼這會讓我感到不安？」然後，把這些想法寫在左欄。你可能會想：「我什麼事都做不好」、「我總是遲到」。把這些想法寫在左邊欄位並編號（參見下頁的表5）。你可能也有這樣的想法：「大家都會看不起我。這證明了我是個笨蛋。」只要你的腦海一浮現這些想法，立刻把它們寫下來。為什麼？因為它們正是造成你情緒困擾的原因。這些想法就像刀子一樣刺進你的身體，把你撕裂。我確定你知道我在說什麼，因為你已經感受過了。

步驟二是什麼？你在讀第三章時就已經開始預備這一步了——使用十大認知扭曲清單 見57頁，看看你能否找出你的每個負面自動化思維所犯的思考錯誤。舉例來說，「我什麼事都做不好」是個以偏概全的例子。把這一點寫在中間欄位。繼續找出你的其他自動化思維的認知扭曲，如同表5所示。

步驟三，你現在已準備好進入情緒轉換的關鍵步驟——在右欄用一個更理性、沒那麼令你心煩或憂慮不安的想法來取代之。請不要設法透過找藉口，或是說一些你不相信是客觀合理的事情，來讓自己振作起來。反之，你要**試著認清事實**；如果你在理性回應欄所寫的事情不具說服力，也不切實際，這不會對你有任何幫助。確保你相信你對自我批評內容的回應，這種理性回應可以指出你的自我批評自動化思維中不合邏輯與錯誤之處。舉例而言，在回應「我什麼事都做不好」上，你可以寫下：「別胡說！我有些事做得好，有些事做得不好，就像其他人一樣。我是搞砸了約會，但我們不要把這件事誇大了。」假設你對某個負面念頭，想不出一個理性回應，就暫時把它拋在腦後，等過幾天再來處理，到那時，你通常能夠從不同角度看到事情的另一面。

隨著你持續**每天花十五分鐘**應用三欄式技巧一、二個月，會發現自己愈來愈上手。如果你自己想不出適當的理性回應，別害怕請教其他人，詢問他們會如何回應一個令他們煩躁不安的想法。

表5・三欄式技巧

「三欄式技巧」可以在你搞砸事情時，重塑你對自己的看法。這樣做的目標是協助你在碰到負面事件時，能以更客觀的理性想法取代那些自動湧入、充斥在你腦海中的無理且嚴厲的自我批評聲音。

自動化思維（自我批評）	認知扭曲	理性回應（自我防衛）
1 我什麼事都做不好。	以偏概全	胡說！我有很多事情都做得很好。
2 我總是遲到。	以偏概全	我並非總是遲到。這實在太可笑了。想想我有多少次準時到達。如果我遲到的次數比我想要的還多，我會努力解決這個問題，並想出可以讓我更準時的方法。
3 大家都會看不起我。	讀心術 以偏概全 全有或全無的思考方式 算命師錯誤	有人可能會對我遲到這件事感到失望，但這不是世界末日。會議也有可能不會準時開始。
4 這證明了我是個笨蛋。	貼標籤	別這麼說，我不是「笨蛋」。
5 我會讓自己成為傻瓜，大出洋相。	貼標籤 算命師錯誤	同理，我也不是「傻瓜」。我可能會因為遲到而顯得愚蠢，但這不表示我是傻瓜。每個人難免會有遲到的時候。

注意！不要在「自動化思維」一欄裡，描述你的情緒反應。只要寫下引發這種情緒的想法就好。舉例來說，假設你發現車子爆胎了。這時不要寫「我覺得糟透了」，因為你無法用一個理性回應加以反駁——事實上，你確實覺得糟透了。反之，寫下你在看到爆胎的當下，腦海中自動浮現的想法，比如「我真笨，我上個月就該換新輪胎的」或「可惡！真倒楣」，然後，你可以用「換個新輪胎也許比較好，但我並不笨，而且沒有人能鐵口直斷未來」這類的想法來取代。雖然這個過程無法為輪胎充氣，但至少你不必和一個洩了氣的自己一起更換輪胎。

雖然在「自動化思維」一欄裡，最好不要描述情緒，但你在使用三欄式技巧之前與之後，若能做一些「情緒評估」，將會大有助益，你可以藉此確定自己的情緒到底有改善多少。如果你在確認和回答自動化思維之前，可以先記下你的煩躁百分比指數，就能輕易上手。在上一個例子裡，你也許留意到了你在看到爆胎的當下，沮喪和憤怒指數高達80%，那麼在你完成了這個記錄練習後，就能記下你到底緩解了多少，例如40%左右。只要有下降，你就會知道這個方法對你有效。

失調思維日誌

亞倫．貝克醫師設計了另一個比較複雜的表格，被稱為「失調思維日誌」（見下頁的表6），不僅可以讓你記錄令人煩躁不安的想法，還包括了你的感受，以及引發它們的負面事件。

舉例而言，假設你正在向一個潛在客戶推銷保單，不知為何他突然開口辱罵你，然後掛斷電話。請你把實際情形寫在「情況」而不是「自動化思維」一欄裡。然後，在相應的欄位裡寫下你的感受，以及引發這些感受的負面扭曲想法。最後，反駁這些想法並進行情緒評估。有些人偏好使用「失調思維日誌」，因為這份表格允許他們以一種系統化的方式分析負面的事件、想法和感受。請務必使用最讓你感到自在的技巧。

寫下你的負面想法與理性回應，可能會讓你覺得這太過簡單了、不會有效果，甚至只是噱頭罷了。你可能會跟

表6・失調思維日誌*

情況 簡短描述導致不悅情緒的實際事件。	情緒 1 具體指明為悲傷／焦慮／憤怒或其他情緒。 2 給予1%至100%的情緒評比。	自動化思維 寫下伴隨情緒出現的自動化思維。	認知扭曲 找出存在於每一個自動化思維中的認知扭曲。	理性回應 寫下對自動化思維的理性回應。	結果 具體指明後來的情緒，並給予1%至100%的情緒評比。
當我向一個潛在客戶介紹新保單計畫時，他大罵「別來煩我！」後，就掛我電話。	憤怒：99% 難過：50%	1 我永遠賣不出任何一張保單。	以偏概全	我已經賣出了很多張保單。	憤怒：50% 難過：10%
		2 我想掐死這個畜牲。	誇大化 貼標籤	他的行為令人厭惡，所有人有時也會如此。為什麼我要受它影響呢？	
		3 我一定是說錯話了。	妄下結論 個人化	我用的方法的確沒有跟以往不同。為何我要為此不安呢？	

說明：當你經歷一種不悅的情緒時，留意那些可能是刺激這類情緒反應的情況。然後，留意與這種情緒相關的自動化思維。在情緒評比中，1＝輕微，100＝可能的最強烈強度。

一些患者有相同的感受，他們一開始拒絕這樣做，說：「這有什麼意義？沒用的，這不會有效果的，因為我真的沒救了，我一文不值。」

這種態度只會帶來一種自我實現預言。如果你不願意拿起這個工具來使用，就無法進行這項任務。請先從每天撥出十五分鐘寫下你的自動化思維與理性回應，並持續兩週開始，再以柏恩斯憂鬱檢測表進行測驗，看看這對你的心情產生了什麼效果。你可能會驚訝地發現，自己展開了一段個人成長期和健康的自我形象改變。

蓋兒是一位年輕祕書，她的自尊低落，覺得朋友一直在批評她。她對室友在一次派對結束後要求她幫忙打掃公寓一事非常敏感，覺得自己被室友否決，也覺得自己沒有用。起初她對於自己有可能改善低落的情緒一事，感到非常悲觀，我差點無法讓她點頭答應嘗試三欄式技巧。當她不情願地決定試試看之後，驚訝地發現自己的自尊和心情開始經歷快速的轉變。她表示，把當天腦海中浮現的許多負面想法寫下來，幫助她獲得客觀的想法。她不再把這些想法看得那麼嚴重。透過每天的記錄練習，蓋兒的心情開始變好，人際關係也獲得大幅改善。表7（見下頁）是她的練習摘錄。

這個練習（每天採取理性的回應方式因應你的負面想法）是認知行為療法的核心，也是改變思維的重要方法。「寫下」你的自動化思維和理性回應至關重要，不要只在腦中做這個練習，寫下來將有助於發展出更多客觀看法，並找出造成憂鬱的認知扭曲。三欄式技巧不只適用於個人不足感，也適用於其他認知扭曲所造成的情緒困擾。你可以藉此減輕一些看似「合乎現實」的問題，如破產、離婚或重度心理疾患等所帶來的主要困擾或傷害。最後，在預防復發與個人成長的章節中，你會學到如何應用一個稍有變化的自動化思維因應方法，深入你的心靈，找出潛藏其中的情緒波動成因。這樣你就能夠發現並改變心中那些導致你容易憂鬱的「壓力點」。

表7・蓋兒的三欄式練習

她在左欄記錄了室友要求她清理公寓時，在腦海中自動浮現的負面想法。在中間欄位，她寫下了本身的認知扭曲，並在右欄寫下了更符合現實的詮釋。這項每日練習大幅加速了她的個人成長，情緒也明顯獲得緩解。

自動化思維（自我批評）	認知扭曲	理性回應（自我防衛）
1 每個人都知道我有多雜亂無章和自私。	妄下結論（讀心術） 以偏概全	我有時雜亂無章，有時井然有序。 不是每個人對我都有相同的看法。
2 我就是徹底自私、不為他人著想的人。	全有或全無的思考方式	我有時不夠體貼，有時又相當體貼。我有時可能過度自私。我可以盡力改善這部分。 我可能不完美，但並非「一無是處」。
3 我的室友可能討厭我。我沒有真正的朋友。	妄下結論（讀心術） 全有或全無的思考方式	我的友誼就和任何其他人的一樣真實。我有時候會把批評當作是針對我，也就是針對蓋兒這個人的否定。 他們只是表達不喜歡我所做（或所說）的事情而已，後來他們仍然接受了我。

心理生物回饋

這是一個很有用的輔助方法：使用一個戴在手腕上的計數器來監測你的負面想法。這個裝置在許多運動用品店都買得到，看起來很像腕錶，價格便宜，每按一下，顯示器上的數字就會變動。每一次你對自己有負面想法，就按一下按鈕，隨時留意這類念頭。每天結束時，記錄當天計數器上的數字總和，然後把它寫在日誌上。

首先，你會注意到這個數字往上攀升，隨著你愈來愈精於辨識出自我批評想法，這個數字會持續攀升數天。沒多久，你會開始留意到每日的總數在維持了七到十天的穩定期後，開始往下掉。這表示你的有害思想正在減少，並漸入佳境。這個方法通常需要持續三週。

目前我們還不清楚這個簡單的技巧為什麼如此有效，但是，進行有系統的自我監測，往往有助於增進自我控制力。隨著你學會停止嚴厲苛責自己，就會開始覺得心情改善很多。

假如你決定使用一個腕戴式計數器，我要強調，這麼做不是要取代前幾頁所介紹的，每天花十到十五分鐘寫下扭曲負面想法並加以回應的作法。前述的記錄方法絕不能省略，因為這會把困擾你的想法的不合邏輯之處攤在陽光下。只要你定期這樣做，就可以在其他時間使用腕戴式計數器，在那些令你痛苦的認知剛剛萌芽的時候，就把它們消滅。

停止貼負面標籤，才有機會開始解決存在的問題

你在讀前幾節時，腦海中可能已經產生了以下的反對意見：這一切都只是在處理我的想法，但如果我的問題是真實存在的呢？改變思考方式對我有什麼幫助呢？我確實有一些真正的缺點需要處理。

南西，三十四歲，是兩個孩子的母親，她就有這樣的感受。六年前，她與第一任丈夫離婚，最近才再婚。她正以在職進修的方式攻讀大學。南西平時活力四射、為人熱心，而且相當投入在家庭生活中。但是，她多年來憂鬱症時常發作。在這些低潮期，她變得對自己和其他人極度苛責，並表現出自我懷疑和不安全感。在一次憂鬱症發作期間，她被轉介給我。

她的強烈自責程度讓我大感震驚。她收到了兒子老師寫的一張便條，說他在學校遇到了一些問題。她的第一反應是悶悶不樂和怪罪自己。

以下是我們在治療過程中的一段對話摘錄：「我本來應該陪巴比做功課的，因為他現在很混亂，也沒有準備好上學。我跟巴比的老師聊過，他說巴比缺乏自信，也不好好遵守老師的指示，結果他的學業一直退步。掛上電話後，我有許多自我批評的想法湧現，我突然覺得很沮喪。我開始告訴自己，一個好母親每天晚上都會花時間和孩子一起做些活動。我要為他的不良行為負責，像是說謊、在學校表現不好。我根本拿他沒轍。我真的是一個壞母親。我開始想，他是不是笨蛋，快要考試不及格了，而這都是我的錯。」

我提出的第一個策略是教導她如何反駁「我是個壞母親」這句話，因為我認為她的這種自我批評是有害的，也不切實際，並且造成了一種讓人無力行動的內在痛苦，而這對她幫助巴比度過危機，不會有任何幫助。

大衛：好的。「我是個壞母親」這句話哪裡有問題？

南西：哦……

大衛：有「壞母親」這種事嗎？

南西：當然有。

大衛：那麼，你怎麼定義「壞母親」呢？

南西：壞母親就是無法把孩子養育好的母親。她沒有像其他母親那樣把孩子教好，結果是孩子變壞。這一點似乎很清楚。

大衛：所以，你會說一個「壞母親」是缺乏育兒技巧的人？這就是你的定義嗎？

南西：有些母親確實缺乏育兒技巧。

大衛：但是，全天下的母親或多或少都缺乏育兒技巧。

南西：真的嗎？

大衛：全天下沒有一個母親能完美掌握所有的育兒技巧，所以全都缺乏某方面的育兒之道。按照你的定義，全天下的母親都是壞母親了。

南西：我覺得我是一個壞母親，但不是每個母親都這樣。

大衛：那麼，再給我一個定義，什麼是「壞母親」？

南西：壞母親就是一個不了解自己孩子的需要，或者一直犯下對孩子有害的錯誤的人。

大衛：按照這個定義，你不是一個「壞母親」，也沒有「壞母親」，因為沒有人會一直不斷地犯下有害的錯誤。

南西：沒有人……？

大衛：你說，一個壞母親一直犯下有害的錯誤，但沒有一個人能夠一天二十四小時都在犯錯。每個母親都能做對一些事情。

南西：嗯，但有一些父母會虐待孩子，他們總是在毆打孩子，你應該也在報紙上看過這些事，他們的孩子到最後都會被打傷。這種行為肯定是壞母親。

大衛：的確有父母會虐待孩子，而且，這些人應該改善他們的行為，這樣或許能讓他們對自己和孩子有更好的感覺。但是，要說這樣的父母一直在虐待孩子或傷害孩子，就有點言過其實了，給他們貼上「壞」的標籤，也無濟於事。這樣的人確實有攻擊性的問題，需要學習自我控制，但如果你試圖讓他們相信，問題出在他們的惡行，只會讓問題更加嚴重。他們通常都已經認為自己是個不堪的人了，而那正是他們問題的一部分。然而，給他們貼上「壞母親」的標籤，既不準確，也不負責任，這樣做就像是提油救火一樣。

這時候，我試著告訴南西，給自己貼上「壞母親」的標籤只會傷害自己，我希望能讓她了解，無論她怎麼定義「壞母親」，都是不切實際的。一旦她停止憂悶不樂和給自己貼上「一文不值」標籤的傾向，我們接下來就可以探討解決方案，以協助她的兒子解決在學校的問題。

南西：但是，我仍然覺得自己是個「壞母親」。

大衛：好吧，那麼你再告訴我，你怎麼定義「壞母親」？

南西：一個不給孩子足夠的關注、特別是正面關注的母親。我在自己的學校已經夠忙了。而且，即使我有關注他，我也擔心都是負面的關注。誰知道呢？這就是我的意思。

大衛：你說，一個「壞母親」對孩子的關注不夠多？那麼，夠多的關注又是為了什麼？

南西：為了讓孩子在生活中有好的表現。

大衛：是在每件事上，還是在某些事上，有好的表現？

南西：在某些事情上，沒有人能做好所有事情。

大衛：那麼，巴比在某些事情上有優異表現嗎？他有任何值得稱讚的地方嗎？

南西：當然。他有很多喜歡的事情，而且都做得很好。

大衛：那麼，根據你的定義，你不可能是個「壞母親」，因為你的兒子在很多事情上表現良好。

南西：那麼，為什麼我會覺得自己像個壞母親呢？

大衛：看起來，你給自己貼上「壞母親」的標籤，可能是因為你想要花更多時間陪伴兒子，有時候覺得自己不夠稱職，以及你需要改善你和巴比之間的溝通。然而，如果你不加思索就斷定自己是個「壞母親」，這對你解決這些問題並沒有幫助。你能理解這個道理嗎？

南西：如果我能更加關注他並給予他更多幫助，他可以在學校有更好的表現，也會快樂得多。當他表現不好時，我覺得都是我的錯。

大衛：所以，你願意為他的錯誤承擔責任。

南西：對，因為都是我的錯。所以，我是一個壞母親。

大衛：那麼，你也要為他的成就和快樂而居功嗎？

南西：不是，這些都是他自己努力得來的，跟我沒關係。

大衛：你要為他的錯誤負責，卻不必為他的優點負責，你覺得合理嗎？

南西：不合理。

大衛：你明白我想要表達的重點嗎？

南西：明白。

大衛：「壞母親」是一個抽象概念；在這個世界上，沒有真正的「壞母親」。

南西：對，我懂，但母親也會做出一些錯誤的事情。

大衛：他們只是人，會做各式各樣的事，包括好的、壞的和中立的事。「壞母親」只是一種幻想，並不存在。椅子是一種真實存在的東西，「壞母親」則是一種抽象概念。你能理解嗎？

南西：我了解，但有些母親比其他母親更有經驗、更有效率。

大衛：沒錯，教養孩子的技巧有高低之分。大多數人都還有很大的進步空間，但有意義的問題不是「我是好母親，還是壞母親？」而是「我具備哪些教養孩子的技巧和缺點，以及我該怎麼改進？」

南西：我懂了。那樣做更合理，也讓我感覺好多了。當我給自己貼上「壞母親」的標籤時，只會感到不夠稱職和沮喪，而且無法做出任何有益的事情。現在，我明白你想要說什麼了。一旦我不再自責，我的心情就會變好，也許我就能對巴比更有幫助。

大衛：對！當你用這種角度看問題時，就是在談論如何應對問題。例如，你具備哪些教養技巧？你如何提升這些技巧？這就是我針對巴比的問題，想要建議你的方式。如果你認為自己是「壞母親」，會消耗你的情緒能量，使你無法專注於提升教養技巧；這是不負責任的行為。

南西：對，如果我可以停止用那句話懲罰自己，我的狀況就會好很多，我就能開始幫助巴比。當我不再把自己當成壞母親，我的心情也會變好。

大衛：沒錯，那麼，當你想要說「我是個壞母親」的時候，你可以對自己說什麼呢？

南西：我可以說，如果我對巴比的某些事情感到不滿，或者他在學校遇到問題的話，我不必討厭自己。我可以試著找出問題的原因，並努力解決問題。

大衛：對！這是一種積極正面的態度，我很喜歡。你否定了消極的說法，並加上了一個積極的說法，這樣做很好！

接下來，我們嘗試回答了她的幾個「自動化思維」，這些是她在接到巴比老師的電話後所寫下來的（見下頁的表8）。

南西學會了反駁她的自我批評，從而得到了她亟需的情緒釋放。隨後，她想出了一些具體的應對策略來幫助巴比解決困難。

她提出的因應計畫的第一步，是與巴比聊聊他最近面臨的困難，以便找出真正的問題。他碰到的困難是否如同老師所說的那樣？他對這個問題的理解是什麼？他是否真的覺得壓力很大，而且自信心低落？他是否覺得最近的功課特別難？一旦南西取得了這些資訊，並找出問題的真正原因，就能設法找出適當的解決之道。

舉例來說，如果巴比說他覺得有些科目特別困難，她可以制定一個獎勵方法，以鼓勵巴比再多做一些額外的功課。她還決定閱讀一些關於教養技巧的書籍。她與巴比的關係不僅改善了，巴比在學校的成績和行為也迅速出現了一百八十度的大轉變。

南西曾經以一種一概而論的視角來看自己，做出道德主義的判斷，斷定自己是一個壞母親。這種苛責造成她無力採取行動，因為這讓她覺得自己的問題是如此巨大又嚴重，沒有人能解決這個問題。這個標籤所造成的情緒不安，使她無法找出問題的真正癥結，也無法把問題拆解成更具體的細節，以致無法採取適當的解決方法。如果她繼續憂悶不樂，巴比很有可能繼續表現不良，而她也會變得愈來愈無力解決他的問題。

你要怎麼把南西學到的經驗，應用在你的處境上？

當你批評自己，試圖用「傻瓜」、「騙子」、「蠢貨」這類負面標籤定義你的真正身分時，可能會發現，問問自己這樣說的真正意思是什麼，是有幫助的。一旦你開始摘除這些有害的標籤，就會發現它們不具實質意義，只是隨意貼上的標籤而已。這些標籤的確讓問題變得更加棘手，讓人感到困惑和絕望。一旦把這些標籤移除掉，你就能界定和因應任何實際存在的問題。

表8 ・南西的兩欄式練習

這是南西針對巴比在學校面臨的問題，所寫下的記錄練習。她不認為自己必須寫下自動化思維中的認知扭曲，除此之外，整體表格與「三欄式技巧」類似。

自動化思維（自我批評）	理性回應（自我防衛）
1 我沒有關注巴比。	我真的花很多時間陪伴他。
2 我本來應該陪他一起做功課的，但是他現在很混亂，也沒有準備好上學。	我過度保護他了。他的功課是他的責任，不是我的。我可以教他如何做好計畫和安排。但我的責任是什麼呢？ ・檢查他的功課。 ・堅持他要在特定時間完成功課。 ・詢問他是否有任何困難。 ・制定一個獎勵辦法。
3 一個好母親每天晚上都會花時間和孩子參與一些活動。	這不是真的。只要我可以，而我也想要的話，我會花這個時間，但不一定都能做得到。此外，他的時間表是他的。
4 我要為他的不良行為和表現負責。	我只能指導巴比，其餘就看他自己怎麼做了。
5 如果我有幫助他的話，他就不會在學校惹上麻煩了。 如果我早點監督他的功課，這個問題就不會發生。	事實並非如此。即使我在旁監督，問題還是會發生。
6 我是一個壞母親。我就是這個問題的癥結。	我不是一個壞母親，我努力了。我無法控制他生活中各個方面所發生的事情。也許，我可以跟他和老師談一談，找出我能怎麼幫助他。為什麼每次我愛的人出現問題，我都要懲罰自己呢？
7 所有母親都會陪伴孩子，但我不知道如何與巴比相處。	以偏概全！這不是事實。別再憂悶不樂了，要開始積極應對。

世上不存在一文不值的人

當你陷入憂鬱時，可能會告訴自己，你天生就不夠好，或是根本「沒有任何可取之處」。你會開始相信自己有一些根本的缺點或錯誤，或者基本上就是一文不值的。由於你相信這樣的想法，就會經歷絕望和自我厭惡這類嚴重的情緒反應。你甚至會覺得，自己死了最好，因為你難受到再也受不了，也會詆毀自己。你可能變得死氣沉沉而無力採取行動，因為感到害怕而不願參與正常的生活方式。

基於你的嚴苛思維所帶來的負面情緒和行為後果，你要先停止對自己說你是一文不值的。但是，你可能做不到這一點，除非你完全相信這類言論既不正確也不合乎現實。

要怎麼做到這一點呢？首先，你必須了解，人的生命是個持續進行的過程，涵蓋了一個持續在變化的身體，以及無數快速變化的思想、感受和行為。因此，你的人生是持續在變化、發展的歷程，一個連續不斷的流動體。你不是一個固定不動的物體，所以任何標籤都是有限制性的、高度不準確和一概而論的。像「一文不值」或「低人一等」這類抽象標籤，既沒有傳達任何有效的訊息，也沒有表達任何實質的內容。

但是，你可能仍然堅信你是二流的平庸之輩。你有什麼證據嗎？你可能會這樣推理：「我覺得自己不如人，所以我一定不如人。否則，為什麼我充滿這種難以忍受的情緒？」你錯在情緒化推理。你的感受不能決定你的價值，它們僅僅決定了你是處於相對舒適或相對難受的狀態。惡劣的、痛苦的內在狀態，並不能證明你是個糟糕、沒有價值的人，只是反映了你對自己的看法，因為你暫時處於一種憂鬱情緒狀態，因此你對自己的想法是不合邏輯也不合理的。

那麼，你會說，高昂和愉悅的情緒狀態，可以證明你是個卓越的人，或是證明你特別有價值嗎？還是說，它們只是表示你感覺良好？

正如你的感覺不能決定你的價值，你的想法或行為也不能。你有一些想法或行為是積極正面、富有創意和增益作用的，但大多數是中性的。還有一些則是不理性、自我挫敗和適應不良的想法或行為。如果你願意付出努力，這些負面想法都可以獲得改善，而且它們當然不表示你一無是處。世上不存在一文不值的人。

「那麼，我要怎麼培養自尊感呢？」你可能會這樣問。答案是，你不必這樣做！**你不必特別做任何有價值的事情，才能建立或獲得自尊，你唯一要做的就是關閉內在的批評和斥責聲音。**為什麼？因為那種內在的批評聲音是錯的！你的內在折磨源自不合邏輯的扭曲想法。你的一文不值感，並非基於事實，而那正是憂鬱症關鍵的病灶。

所以，當你憂煩不安的時候，要記住這三個關鍵步驟：

1 鎖定那些負面的自動化思維，把它們寫下來。不要讓它們在你的頭腦裡嗡嗡作響，要把它們寫在紙上！

2 把十大認知扭曲清單再看一遍。要清楚了解你是怎麼扭曲事情的，又是如何過度誇大它們。

3 用一個更客觀的想法取而代之，證明那些貶低你自己的想法是錯的。當你這樣做，你的感覺或心情會開始變好。你會提升自尊，而那一文不值的感覺（當然，還有你的憂鬱）也會隨之消失。

05

突破「什麼都不想做」的無動力情況

憂鬱症最具破壞力的一面，是它會癱瘓你的意志力，當你真的變得什麼事都不想做也幾乎不去做，你的心情只會更差，因為你會厭惡這樣的自己。我從許多憂鬱症患者身上發現，只要他們設法幫助自己，病情都能獲得大幅改善——有時候，你只要抱持著自助的態度做一些事情就好，至於你做了什麼，那可能無關緊要。

在上一章，你學到了可以透過改變自己的思考方式來改變心情，本章還有另一種提振心情的主要方法，而且效果非常好。人不僅是思考者，還是行動者，所以，你可以透過改變你的行為方式，大幅改變你的感受。這一點並不奇怪，但只有一個問題：當你陷入憂鬱時，就會什麼事都不想做。

憂鬱會癱瘓你的意志和行動力

憂鬱症最具破壞力的一面，是它會癱瘓你的意志力。最輕微的情況是，你拖延做一些討厭的家事，但隨著你愈來愈提不起勁，幾乎任何活動對你都變得異常困難，你只想耍廢，什麼事都不想做。由於你幾乎沒有做任何事，心情會愈來愈差——你不但失去了原本能讓你感到興奮和快樂的要素，還會因為效率低下而更加厭惡自己，這又進一步造成你的孤立和無助。如果你沒有意識到自己被困在情緒的牢籠裡，這樣的情況可能會持續好幾週、好幾個月，甚至好幾年。如果你曾以自己對生活的熱情和活力自豪，你的耍廢會讓你更加沮喪。

此外，你的耍廢也會影響到家人和朋友，他們就和你一樣，無法理解你的行為。他們可能會說，你一定是想要憂鬱才會這樣的，不然你會「振作起來」，但這種話只會讓你更加痛苦和無力。

耍廢反映了一個重要的人性弔詭現象。有些人天生對生活充滿熱情，積極投入其中，有些人卻總是退縮不前，動輒打擊自己，好像他們參與了一個不利於自己的陰謀。你有沒有想過這是為什麼呢？

如果有人被判處要與外界隔絕幾個月，與所有正常的活動和人際關係斷絕聯繫，他必然會陷入嚴重憂鬱。就連小猴子也是，如果牠們被人從同伴身邊帶走，關在一個小籠子裡的話，都會變得遲鈍和孤僻。那麼，為什麼你自願把這樣的懲罰加在自己身上呢？你想要自討苦吃嗎？利用認知技巧，你可以找出那些阻礙你振作起來的真正原因。

我在門診裡，發現絕大多數轉診過來的憂鬱症患者，只要他們設法幫助自己，病情都能獲得大幅改善。有時候，你只要抱持著自助的態度做一些事情就好，至於你做了什麼，似乎無關緊要。有兩個被認為是「無藥可醫」的病例，他們只是在紙上做了一個標記，就得到莫大幫助。其中一個患者是藝術家，他曾有好幾年時間深信著他連畫一條直線都做不到，所以後來連試都不試。當他的治療師提議他實際畫一條直線試試看，藉此檢驗他多年來堅持的想法，結果他畫出來的直線非常筆直，於是他又開始重拾畫筆，沒多久他的憂鬱症完全康復！

許多憂鬱症患者都會經歷這樣的階段，他們頑固地拒絕做任何事情來幫助自己。只要這個關鍵的動力問題獲得解決，患者的憂鬱症通常也會開始出現改善，因此，我們的許多研究都聚焦於找出造成一個人意志癱瘓的成因。運用這種知識，我們已經開發出一些具體的方法，以協助你對付拖延症。

以下兩個令人費解的患者的耍廢情況，可能會讓你覺得太過極端，錯誤地推斷他們一定是「瘋子」，而你跟他們沒有共同點。其實，我認為這兩個人的病根出在他們的某些態度，而你也有類似的態度，所以不要忽視他們。

患者A，一個二十八歲女性，我們給她做了一個實驗，看看她對各式各樣不同的活動會出現什麼樣的情緒反應。實驗結果顯示，她幾乎在做任何事情的時候，心情都會明顯好轉。這份能提振心情的事項清單，包含了清理屋子、打網球、上班、練習吉他、買晚餐等等，只有一件事讓她心情惡劣，這個單一活動幾乎總是讓她感到強烈的痛苦。你猜得出來嗎？耍廢：她一整天躺在床上，眼睛盯著天花板看，並且陷入負面想法。你再猜猜看她週末在做什麼。對了！她在星期六早上爬到床上，然後開始陷入她的內在地獄。你覺得她真的想要折磨自己嗎？

＊＊＊

患者B，一個醫師，她在治療開始時就清楚地告知她的想法。她說，她了解病情改善的速度，取決於她是否願意在兩次療程間隔期投入努力，而且堅稱這十六年來她飽受憂鬱症的摧殘，她想要康復的渴望遠甚於對世上其他任何事情。她強調，她很樂意前來接受治療，但我絕不能向她提出任何自助要求，即使只是舉手之勞都不行。她說，如果我逼她花五分鐘時間進行指定的自助練習，她會殺了自己。當她詳細描述自己曾在任職醫院的手術室裡，精心策畫了致命的可怕自我毀滅方法時，顯然她是極度認真的。為什麼她如此堅決不願自救呢？

我知道，你的拖延症可能沒那麼嚴重，只是針對繳費、看牙醫之類的小事。或者，你難以完成一份對職涯發展很重要的相對簡單的報告。但是，這個令人費解的問題在本質上是一樣的——

為什麼我們常常做出一些不符合自身利益的行為呢？

4個錯誤的自我挫敗理論

拖延和自我挫敗的行為，看起來可能會讓人覺得有趣、沮喪、困惑、憤怒或可憐，這取決於你的觀點。我發現，自我挫敗是一種非常普通的人性特質，以至於我們幾乎每天都會遇到。歷史上的作家、哲學家和人性研究者，都曾試圖對自我挫敗行為提出一些詮釋，包含以下這些流行的理論：

1 你基本上是懶惰的，這就是你的「天性」。
2 你想要傷害自己和受苦。你喜歡憂鬱的感覺，或是有一種自我毀滅的動力，即一種「尋死的渴望」。
3 你有被動攻擊傾向，想要用耍廢惹惱身邊的人。
4 你肯定從你的拖延和耍廢中，獲得了一些「好處」。例如，你喜歡在憂鬱時得到所有人的關注。

上述每一個著名的詮釋，分別代表了一個心理學理論，而且都是錯的。

第一個是「特質」理論，你的無所事事被看作是一種固定的人格特質，源自你的「懶惰」本性。這個理論的問題在於，它只是給問題貼標籤，沒有說明問題。給你自己貼上「懶惰」的標籤，不僅無濟於事，也是一種自我挫敗的行為，因為它創造了一種錯誤的印象，即你的缺乏動力是一種無法改變的與生俱來的特質。這種觀點不是一種有效的科學理論，而是一個認知扭曲的例子（貼標籤見54頁）。

第二種模式暗示你想要傷害自己、想要受苦，因為這類行為有某種令人感到愉悅或滿足的東西。這個理論實在是太荒唐了，我差點不想把它放進來，但是這個理論很受歡迎，受到許多心理治療師的支持。如果你有一種直覺，覺得你或別人喜歡沉浸在憂鬱和耍廢的狀態中，那麼請提醒自己，憂鬱症是人類最難以忍受的一種痛苦。請告訴我，憂鬱症有什麼好的？我還沒遇過一個真的喜歡受苦的患者。如果你不相信，反而認為你真的喜歡疼痛和痛苦，那麼請你給自己做一個迴紋針測試。把迴紋針的一端拉直，然後用它擠壓指甲下方的肉。隨著力道增強，你可能感受到疼痛感愈來愈強烈。現在，問問你自己：我是否真的享受疼痛？我是否真的喜歡痛苦？

第三種假設是你有「被動攻擊傾向」，這代表了許多治療師的想法，他們認為，憂鬱的行為可以用「內化的憤怒」來解釋。你的拖延症可能是這種被壓抑的敵意的表現，因為你的不作為常常會惹惱身邊的人。這種理論的一個問題是，大多數有憂鬱症或拖延症的人，根本不覺得特別憤怒。雖然憤恨有時候會造成你沒有動力，但它通常不是問題的癥結。雖然你的家人可能對你的憂鬱症感到失望，但你可能不是故意要造成他們有這種反應——實際上，更常見的情況是，你害怕讓他們感到失望。這種「你是為了惹惱他們而故意耍廢」的推論，不僅侮辱人也不是事實，這樣的看法只會讓你的感覺更糟。

最後一個理論是，你肯定從拖延中獲得了一些「好處」，這反映了最近流行的行為導向心理學。你的心情和行為被看作是你從處境中得到獎勵或懲罰的結果，如果你感到鬱悶不樂，而且對此無所作為，這表示你肯定從中獲得了某種獎勵，才會有這樣的行為。這個理論有點道理，即憂鬱症患者有時確實從那些試圖幫助他們的人那裡得到大量的支持和肯定，但憂鬱症患者很少以他們得到的關注為樂，因為他們有強烈的自貶傾向，認為自己不配受到關注。如果你有憂鬱症，當別人告訴你，他們喜歡你時，你可能會認為：「他不知道我有多差勁。我不值得這樣的讚美。」憂鬱和無精打采並沒有任何真正的好處。第四個理論和其他理論全都不成立。

造成倦怠循環的13種常見心態

你要如何找出癱瘓你的行動動力的真正原因？關於情緒疾患的研究，給了我們一個絕佳機會，可以觀察到個人的動力水準在很短的時間內出現驚人的轉變。同一個人，平時充滿創作能量和積極樂觀的精神，但在憂鬱症發作期間則陷入了可悲的躺平狀態，躺在床上不想動。透過追蹤這種戲劇性的情緒波動，我們收集到了解開許多人類行動動力謎團的有用線索。只要問問你自己：「當我想到那個還沒有完成的工作時，腦海中立即浮現的想法是什麼？」然後，把這些想法寫下來。你寫下來的事情，將反映出許多調適不良的態度、錯誤的觀念和假設。你將會了解那些抑制你的動力的感受，像是漠不關心、焦慮或被壓垮的感覺，全都是你的扭曲想法所造成的。

左頁的圖3顯示了一個典型的倦怠循環。這名患者的想法都是負面的，他告訴自己：「無論我做什麼都沒用，因為我是天生的失敗者，注定會失敗。」這樣的想法在你罹患憂鬱症時聽起來很有說服力，會使你陷入癱瘓，讓你覺得自己不夠好、被壓垮了、厭惡自己和感到絕望，然後，你把這些負面情緒拿來當作證據，證明你的消極態度有理，並且開始改變你的生活態度。因為你相信自己無論做什麼都會搞砸，於是連試都不試，只是躺平休息。你消極地躺在床上，眼睛盯著天花板看，希望能睡著，但你痛苦地意識到自己正任由職涯毀於一旦，生意也每況愈下，走向破產。你可能因為害怕聽到壞消息而拒接電話，生活變成了令人畏懼和痛苦的單調乏味狀態。

這種惡性循環將會無限期地持續下去，除非你知道怎麼打破它。

正如圖3所顯示的，你的想法、感覺和行為之間會相互影響，也就是說，你的所有情緒和行為，都是你的想法和態度所造成的結果；同樣的，你的感覺和行為模式，也會以許多不同的方式影響你的想法。根據這個模型，所有的情緒變化都是由認知引起的，如果改變行為能對你的思考方式產生正面效果，那麼這樣的改變會讓你對自己的感覺更好。因此，如果你能改變行為，讓自我挫敗的態度顯得不合邏輯，就能改變自我挫敗思維模式——因為這些態度正是你缺乏動力的癥結所在；同樣的，當你改變想法，就會更有動力去做一些事情，這又會對你的思維模式產生更強烈的正面效果。如此一來，你就能把倦怠循環轉變為一種生產力循環。

以下是與拖延和耍廢相關的最常見心態類型，你可能會發現自己符合其中一種或多種。

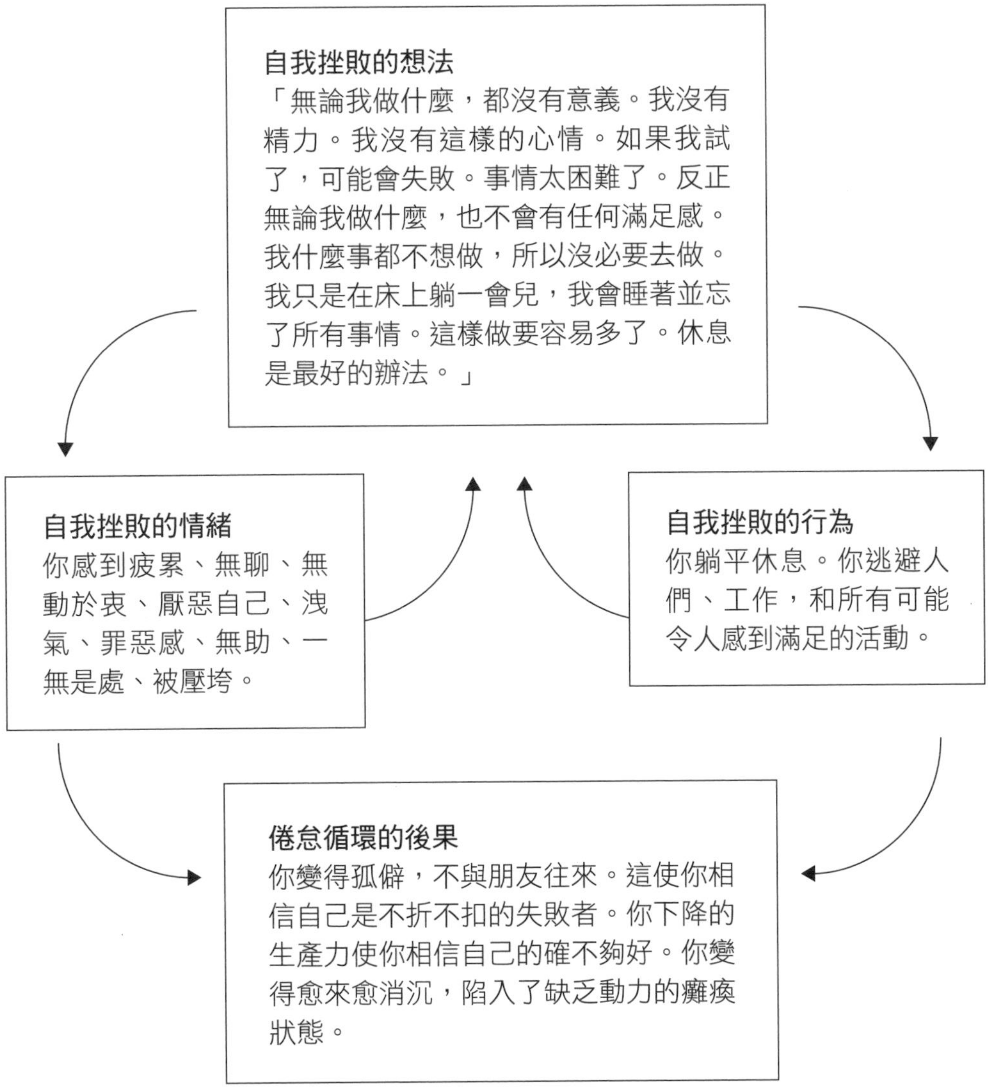

自我挫敗的想法

「無論我做什麼，都沒有意義。我沒有精力。我沒有這樣的心情。如果我試了，可能會失敗。事情太困難了。反正無論我做什麼，也不會有任何滿足感。我什麼事都不想做，所以沒必要去做。我只是在床上躺一會兒，我會睡著並忘了所有事情。這樣做要容易多了。休息是最好的辦法。」

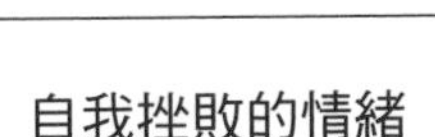

自我挫敗的情緒

你感到疲累、無聊、無動於衷、厭惡自己、洩氣、罪惡感、無助、一無是處、被壓垮。

自我挫敗的行為

你躺平休息。你逃避人們、工作，和所有可能令人感到滿足的活動。

倦怠循環的後果

你變得孤僻，不與朋友往來。這使你相信自己是不折不扣的失敗者。你下降的生產力使你相信自己的確不夠好。你變得愈來愈消沉，陷入了缺乏動力的癱瘓狀態。

圖3 倦怠循環：你的自我挫敗負面想法讓你感到痛苦。你的痛苦情緒反過來使你確信，你的消極扭曲想法確實有道理。同理，自我挫敗的想法和行動，以一種循環的方式互相增強。耍廢的不良後果，讓你的問題更加惡化。

1 無望

當你鬱悶不樂時，就是被當下的痛苦所困住，完全忘了你過去曾經快樂過，也無法想像未來會有改善的希望。因此，任何活動在你看來都是無意義的，因為你深信自己的缺乏動力和壓抑感是永無休止且不可逆轉的。從這個角度來看，要求你做些事情來「幫助自己」的建議，聽起來就像是對一個快死的人說要振作那樣荒謬和冷漠無情。

2 無助

你覺得沒有任何辦法能讓你的心情變好，因為你確信自己的心情是受到一些無法控制的因素所影響的，像是命運、荷爾蒙週期、飲食、運氣，以及別人對你的評價等等。

3 壓垮自己

你可能會用一些方式讓自己不堪重負，造成你什麼事都不想做；你可能會把某個任務放大到看似處理不了的程度；你可能認為自己必須一次就做完所有事情，而不是把每個任務分解成小而明確的可管理項目，讓你可以一步一步的完成；你也可能會在做手邊的工作時分心，想著其他還沒有做的無數事情。

為了說明這有多麼不合理，想像一下，每次你坐下來吃飯，就想到這一輩子要吃的所有食物。只要想像一下，在你面前是堆積如山的食物，有成噸的肉類、蔬菜、冰淇淋，還有好幾千公升的湯和飲料！在你死之前，必須把這些食物全都吃光！假定每次你在用餐前都會告訴自己：「這一餐只是九牛一毛而已，根本沒什麼用。我怎麼可能把所有食物都吃完呢？今晚只吃一個小得可憐的漢堡，根本無濟於事。」這會讓你感到作嘔和無力，你會毫無胃口，胃也開始痛。當你想到所有拖延的事情時，也在不知不覺中做了一樣的事。

4 妄下結論

你覺得自己沒能力採取有效行動來獲得滿足感，因為你習慣說「我不能」或「我本來想，但是……」。因此，當我建議一個憂鬱症女性患者嘗試烤蘋果派時，她回答說：「我再也不會做飯了。」她真正想說的其實是：「我覺得我無法享受做飯的樂趣，而且感覺好困難。」不過，當她真的實際嘗試烤蘋果派來檢驗她的假設時，發現這個活動出乎意料的讓她感到滿足，一點都不難。

5 給自己貼標籤

你拖延得愈久，就愈覺得自己不如別人，這會進一步減損你的自信心。當你給自己貼上「拖延鬼」或「懶惰鬼」的標籤時，又讓問題更加惡化，讓你覺得自己的無效行動就是「真正的你」，因此對自己的期待很低，甚至毫無期待。

6 低估獎賞

當你陷入憂鬱，可能無法展開任何有意義的活動，這不僅是因為你把所有任務都想得無比艱鉅，還因為你覺得所得到的回報根本不值得你投入。「失樂症」（anhedonia，又稱快感缺乏）是一個專有名詞，指的是一個人感到滿足和愉悅的能力降低。這個問題的根源，可能出在一個普遍的認知扭曲——你的「輕視正面事物」見49頁傾向。你還記得這種認知扭曲包含哪些特徵嗎？

有個企業家向我抱怨，他忙了一整天，沒有一件事讓他感到滿意。他說，早上他試著回電話給一個客戶，但電話占線中。他掛上電話後，對自己說：「這真是浪費時間。」後來，他成功完成了一項重要的商業談判，卻又對自己說：「我們公司裡任何一個人都做得到這件事，甚至做得更好。那沒什麼難的，我的角色根本不重要。」

他的不滿意源自他總是有辦法貶低自己的努力，他老說「這不算什麼」的壞習慣有效地摧毀了他的成就感。

7 完美主義

你用不適當的目標和標準來打擊自己。對於自己所做的任何事情，只有無可挑剔的完美表現才能讓你感到滿意，所以你最後常常一事無成。

8 害怕失敗

另一種讓你停滯不前的心態，就是害怕失敗。

你認為努力了卻沒成功是一次難以承受的個人挫敗，因而不願做任何嘗試。害怕失敗涉及了幾種認知扭曲：其中一種最常見的認知扭曲是「以偏概全」見47頁，因為你推論：「如果我在這件事上失敗了，就表示我做任何事都會失敗。」這當然不可能！沒有人會事事失敗！所有人都有成功和失敗的經驗，雖然勝利的滋味甘甜，失敗的滋味往往苦澀，這是事實，但任何一次失敗都不是致命的毒藥，苦澀的滋味也不會永遠縈繞不去。

第二種助長害怕失敗的心態，就是你在評價自己的表現時，只看重結果而忽視了你的努力。這是不合邏輯的，也顯示了你有一種「結果導向」而非「過程導向」的心態。以我為例來說明，身為心理治療師，我能控制的只有我說什麼，以及我如何與每個患者互動，而我無法控制任何患者在治療過程中會如何回應我的努力。我說的話，以及我和患者的互動方式是「過程」，每個患者會如何反應則是「結果」；在任何一天，都會有患者告訴我，他們從當天的諮商中獲益良多，另有一些人會說當天的諮商對他們並沒有什麼特別的幫助。

如果我在評價自己的工作時，只看重結果，那麼每當患者表現有進步時，我會感到欣喜，每當患者有負面反應時，我會感到挫敗和自責。這會讓我的情緒就像坐雲霄飛車一樣起伏不定，我的自尊也會隨之一整天上上下下，讓我感到筋疲力盡和難以預測。但是，如果我承認，我只能控制自己在治療過程中所提供的輸入（可能是專業協助和支持），那麼無論任何一次諮商的結果如何，我都能以自己保持良好且一致的工作品質而感到自豪。

當我學會了根據過程而非結果來評價工作時，是一次重大的個人成就。如果患者給了我負面回饋，我會嘗試從中學習。如果我確實犯了錯，就會設法改正，但沒必要自暴自棄。

9 害怕成功

由於缺乏自信，你認為成功可能比失敗更有風險，也認為成功取決於機遇。因此，你覺得自己無法一直都保持成功，而且擔心你的成就會讓別人對你產生不切實際的期待。那麼，當真相大白，被人們發現原來你是個「失敗者」時，你會感到更加失望、受挫和痛苦。於是你便想著，既然你最終都會跌落深淵，乾脆不要冒險去攀登高峰，反而比較安全。

你還可能因為擔心別人會對你有更多的要求，而害怕成功。你覺得自己必須滿足他們的期待，但你做不到，所以你認為成功反而陷你於危險和困境中。因此，你設法避開任何承諾或參與，以維持你的掌控感。

10 害怕得不到認同或受到批評

你想像自己在嘗試新事物的時候，任何的錯誤或失敗都會遭到人們強烈的反對和批評，因為你關心的人不會接受你有缺點和不完美的一面。由於被拒絕的風險似乎太可怕了，所以為了保護自己，你盡量低調行事，因為不做就不會錯！

11 強迫與怨恨

強迫感是動力的致命殺手。你覺得自己受到來自內外的強大壓力，強迫你去做一些事情。當你用說教的方式來要求自己應該做什麼和不該做什麼的時候，就會發生這類情況。你告訴自己，「你應該做這個」、「你必須做那個」，這讓你感到責任重大、壓力山大、緊張焦慮、怨恨不平、內疚難安，覺得自己像個受到暴虐觀護官所管教的不良兒童。每件事都變得令人厭惡，以至於你無法面對它們，而當你拖延不前時，又會責怪自己是個廢物——這又會進一步榨乾你的活力。

12 挫折忍受度過低

你理所當然地認為自己能夠解決問題，可以迅速而輕鬆地達成目標，所以一旦生活中出現重重障礙時，就陷入一種痛苦、憤怒的失控狀態中。當事情變得困難時，你選擇徹底放棄，而不是再堅持忍耐一段時間，就算這會讓你對所有的「不公平」感到憤慨而想要反抗。我把這種行為稱為「權利症候群」（entitlement syndrome），因為你的感覺和行為，表現出彷彿你有權享有成功、愛情、認可、健康、幸福等等。

你的挫敗感來自於你總是把現實拿來與心目中的理想情況做比較。當現實與理想之間有落差時，你譴責現實。你從來沒想到，改變期待也許會比扭曲現實更容易得多。

這種挫折感往往來自「應該」陳述句。你在慢跑時可能會抱怨：「我已經跑了這麼多公里，我的身材現在應該更好才對。」真的是這樣嗎？為什麼你應該如此？你可能有這樣的錯覺，認為這種苛刻的話會讓自己更有動力且更努力。但是，這種方式很少奏效。挫折感只會讓你覺得無論自己怎麼努力都沒有效，進而助長了想要放棄和耍廢的衝動。

13 內疚和自責

如果你堅信自己很糟糕，或是讓別人失望了，一直被這樣的想法困擾而無法掙脫，當然會覺得沒有動力去繼續進行日常生活。最近我在治療一個孤單的老太太，她整天躺平休息，儘管她在購物、下廚，以及與朋友社交時心情會愉快一些。原因是什麼呢？這個可愛的婦人覺得她對五年前女兒的離婚有責任。「我去探望他們的時候，應該坐下來跟女婿商量一下。我應該問問他，事情進展得怎麼樣。或許我能夠幫助他們。我想要幫助他們，但我沒有抓住機會。現在，我覺得我辜負了他們。」在我們指出了她的思維中有哪些不合邏輯的地方後，她立刻感覺好多了，重新活躍起來。因為她是人，不是神，沒有人會期待她能預測未來，或是確切地知道該如何介入。

有助於行動的14種自我觸發技巧

看到這裡，你也許在想：「那又如何？我知道我的耍廢行為不理性，還會打擊自己。我可以看出我符合你描述的幾種心理傾向（心向），但我就像是在糖漿池裡拖著沉重的腳步艱難地前進，我根本無法向前走。你可能會說我的壓抑感就是來自我的態度，但我覺得自己像是被一噸重的磚頭壓住了，我能怎麼辦呢？」

你知道為什麼幾乎所有具有意義的活動，都有可能讓你的心情愉悅嗎？如果你無所事事，全副心思就會被無數具有破壞性的負面想法所占據。如果你願意做一點事情，注意力會暫時從自我貶低的內在對話中轉移開來。更重要的是，你會經驗到一種掌握感，進而證明了許多當初拖累你的扭曲想法是錯的。

你在檢視下列的自我觸發（self-activation）技巧時，請選擇兩個最吸引你的，然後努力練習一、兩週。記住，你不必全都精通！一個人的福音可能是另一個人的災難，根據你特有的拖延症原因和表現，選擇最適合你的方法來克服拖延。

1 活動日程表

「活動日程表」（參見左頁的表9）簡單而有效，可以幫助你有條理地對抗無精打采和冷漠。這份日程表分為兩個部分：

表9．活動日程表

時間	預期 在每天一開始，按小時制定你的活動計畫。	回顧 在每天結束時，記錄你實際完成的活動，並用M表示掌握程度或P表示愉悅程度，來評價每個活動。*
08：00～09：00		
09：00～10：00		
10：00～11：00		
11：00～12：00		
12：00～13：00		
13：00～14：00		
14：00～15：00		
15：00～16：00		
16：00～17：00		
17：00～18：00		
18：00～19：00		
19：00～20：00		
20：00～21：00		
21：00～24：00		

*針對「掌握」（代號M）和「愉悅」（代號P）的活動，必須給予0到5的評分。分數愈高，表示滿足感愈大。

在「預期」欄中，按小時制定你每天想要達成的目標。即使你實際上只完成了一部分，但每天創造一個行動方案的簡單行為，也能給你極大的幫助。你的計畫不必太複雜或詳細，只要在每個時段用兩、三個字表示你想要做的事情，例如「穿衣」、「吃午餐」、「準備履歷」等等，這個過程應該不會花超過五分鐘的時間。

在每天結束的時候，填寫「回顧」欄——在每個時段，記錄你當天實際進行的活動。這可能和你原先計畫的相同或不同；無論如何，即使你只是盯著牆面看，也要寫下來。

另外，請用字母M表示「掌握」（mastery）或字母P表示「愉悅」（pleasure）來標示每個活動。掌握活動是指那些代表某種成就的事情，例如刷牙、做晚餐、開車上班等等；愉悅活動可能包括讀書、吃東西、看電影等等。在你為每個活動寫下M或P之後，用0到5的分數來記錄每個活動的實際愉悅程度，或是任務的難易程度。例如：你可以給一些很簡單的活動，像是穿衣服，打上M-1的分數，M-4或M-5則表示你完成了一些比較困難、有挑戰性的事情，比如控制飲食或應徵工作。你也可以用類似的方式為愉悅活動評分。過去，對於那些在你沒有憂鬱症時會讓你開心，但現在幾乎或完全沒有感覺的活動，你可以給P-½或P-0的分數。有些活動，像是做晚餐，既有掌握又有愉悅的成分，就可以用M和P來標示。

這種簡單的活動日程表為什麼可能有用呢？首先，它可以減少你無休止地執著於各種活動的價值，或是無益地爭辯要不要做某件事的傾向。即使你只達成了日程表上的一部分活動，也很可能會帶來一些滿足感，並且減緩你的憂鬱情緒。

在規劃一天的活動時，要制定一個平衡計畫，既有令人愉快的休閒活動，也有工作。如果你覺得心情鬱悶，可能要特別偏重在能帶來樂趣的活動，就算你覺得自己無法像平日一樣享受事物的樂趣。另外，你可能因為對自己要求太高而感到身心俱疲，造成你的「付出－獲得」系統失衡，如果是這樣，就放自己幾天「假」，只安排那些你想做的事情。

如果你堅持按照活動日程表去做，就會發現你的動力愈來愈強。當你開始動起來做些事情，就會開始否定那個「你無法有效運作」的信念，就像一個有拖延症的人所說的：「透過安排一天的生活並比較結果，我開始知道自己是如何利用時間的。這幫助我重新掌控生活。我體悟到，只要我想，就能控制自己的生活。」

這份活動日程表至少要保留一週。當你回顧上週參與的活動時，會看出自己對某些活動有了更多的掌握感和愉悅感，這可以從它們得到較高的分數看出來。當你持續規劃到來的每一天時，要利用這種資訊去安排更多同類活動，並避免滿足度較低的活動。

活動日程表對於一種我稱為「週末／假日憂鬱症」的常見現象特別有用。這種憂鬱狀態最常出現在獨處時有嚴重情緒困擾的單身男女身上，如果你也是這樣，可能認為這類日子令人難耐，所以很少安排一些有創意的活動。你只是盯著牆壁發呆，自怨自艾，或是在星期六和星期日整天躺平休息，或者為了找點樂子，你看著無聊的電視節目，隨便用花生醬三明治配一杯即溶咖啡當作晚餐。難怪你的週末時光如此難熬！你不僅感到心情憂鬱和孤單，還用一種只會讓自己更痛苦的方式對待自己。你會用這種虐待的方式對待別人嗎？

藉助活動日程表，可以克服這些週末憂鬱。在星期五晚上，以小時為單位，為星期六安排一些活動。你可能會抗拒這樣做，說：「這有什麼意義？我孤家寡人一個。」孤家寡人的事實，正是你使用活動日程表的原因。為什麼你認為自己一定會覺得很痛苦呢？這種預測只會成為一種自我實現預言！不妨採取一種積極、富有成效的方法，來檢驗這麼做是否真的有幫助。你的計畫不必很複雜，可以安排去理髮店、購物、參觀藝術博物館、閱讀或在公園散步。你會發現，**規劃並遵行一個簡單的日程計畫，對提振心情大有幫助。**而且，如果你願意關心自己，也許會突然注意到其他人也表現出對你更感興趣，誰知道呢？

在每天結束前、就寢前，寫下你在每個小時實際做了哪些事情，並對每個活動的掌握程度和愉悅程度評分。然後，為第二天制定一份新的日程表。這個簡單的步驟也許是你走向尊重自己和自立的第一步。

表10．反拖延表

在你嘗試這樣做之前，先寫下對這項任務的難度和滿意度的預測。在你完成每個小步驟後，寫下實際的難度和滿意度。

日期	活動（把每項任務都分解成小步驟）	預期難度（0-100%）	預期滿意度（0-100%）	實際難度（0-100%）	實際滿意度（0-100%）
/					

2 反拖延表

我認為，表10「反拖延表」是一種可以有效打破拖延習慣的表格。你可能會避開一些活動，因為你預測它們太過困難又不會有回報，然而，透過使用反拖延表，你可以訓練自己檢驗這些負面預測。

每天在相應的欄位中，寫下你一直在拖延的一項或多項任務。如果這項任務需要投入大量時間和精力，最好把它分解成一系列小步驟，以便讓樣每個步驟都能在十五分鐘或更短的時間內完成。

接著，在下一欄寫下你預測每個小步驟的難度，用0%到100%來表示。如果這是個輕鬆任務，寫下在10%到20%之間的較低估值，對比較棘手的事項則以80%到90%表示。

表11．一名大學教授的反拖延表

某教授在寫一封求職信這件事上，已拖延了好幾個月，因為他認為那會是一件困難且無回報的事。後來，他決定把寫求職信分解成幾個小步驟，並預測每個步驟的難度和滿意度，再用0到100的百分比來表示。在完成所有步驟後，他寫下整件事實際上有多困難和多值得。他驚訝地發現，自己的負面預期錯得非常離譜。

日期	活動（把每項任務都分解成小步驟）	預期難度（0-100%）	預期滿意度（0-100%）	實際難度（0-100%）	實際滿意度（0-100%）
06/10	1 擬定綱要	90	10	10	60
	2 草稿信	90	10	10	75
	3 把定稿打字成文件	75	10	5	80
	4 寫好信封上的地址然後寄出	50	5	0	95

再往下一欄，寫下你預測完成每個小步驟後會有多滿足和得到多少回報，一樣以百分比來表示。

一旦你記下這些預測，就去做步驟一的活動。完成每個小步驟後，記下這件事實際上有多困難，以及你從中獲得的愉悅程度。在最後兩欄記下這些資訊，一樣以百分比來表示。

上方的表11展示了一個大學教授如何使用這種表格，來克服他為了應徵另一所大學的教職職缺，卻拖了好幾個月都沒有寫的求職信。他原本預測寫求職信是個困難且無回報的工作。他在寫下悲觀的預測後，產生了好奇心，想要為求職信擬大綱並準備一份草稿，看看它是否真的如他所想的那樣乏味又沒有回報。結果他驚訝地發現，原來寫求職信一點都不難，對結果很滿意，大受激勵而繼續把求職信完成。他把這個數據填寫在最後兩欄裡。從這次的實驗中得到的資訊，讓他大為吃驚，促使他把反拖延表應用在生活中的其他層面。結果，他的生產力和自信心大幅提升，憂鬱情況也消失了。

3 失調思維日誌

第四章介紹過這個表格，當你被耍廢的衝動所掌控時，這張表可以發揮巨大效益。只要寫下你在思考一個特定任務時，腦海中浮現的想法，就能立刻看出你的問題是什麼。然後，寫下適當的理性回應，顯示這些想法不切實際。這會幫助你調動足夠的能量，去克服那個困難任務的第一個步驟。一旦你做到這一點，就會有動力並開始行動。這個方法的例子如左頁的表12所示。

安妮特是個有魅力的年輕單身女子，經營一家成功的精品店。她在週間表現良好，因為她在店裡忙裡忙外。到了週末，除非她有安排好的社交活動，否則她往往會在床上躺平。她一上床，心情就變得很消沉，但又聲稱她無法控制自己從床上離開。當安妮特在一個星期日的晚上，記下她的自動化思維（見左頁的表12）時，問題的癥結昭然若揭：她是百般聊賴地空等著，直到她覺得自己有了做一些事情的渴望、興趣和精力；她認為，既然自己沒有伴，無論做什麼都是沒意義的；然而，她的耍廢其實是在傷害和侮辱自己。

當她反駁自己的想法時，不悅的感覺稍微消散了，於是她能起床、沖澡、穿好衣服。之後，她的心情甚至變得更好，於是她安排和朋友共進晚餐、看電影。如同她在理性回應欄裡所預測的，她愈是動起來，心情就會愈好。

表12．安妮特的失調思維日誌

日期	情況	情緒	自動化思維	理性回應	結果
07/15	整個星期日都躺在床上睡睡醒醒，沒有任何想要起床或做任何積極、富有成效的事情的欲望，完全提不起勁。	憂鬱 精疲力竭 罪惡感 自我憎惡 孤單	我對任何事情都沒有興趣。	那是因為我耍廢。要記住，動力來自行動。	我感覺緩和些了，決定起床，至少沖個澡。
			我提不起勁從床上起來。	我可以從床上起來；我不是殘廢。	
			身為人，我是一個失敗者。	只要我想要做，我確實會成功。耍廢讓我感到沮喪和無聊，但這並不表示我是個失敗者，因為這種事情並不存在！	
			我根本沒有興致。	我確實有興致，但不是在我耍廢的時候。如果我開始做一些事情，可能會感到更有興致。	

日期	情況	情緒	自動化思維	理性回應	結果
見111頁	見111頁	見111頁	我很自私，因為我不關心發生在周遭的任何事情。	當我心情很好時，確實會關心其他事情。當你憂鬱時，當然會對其他事物沒什麼興趣。	見111頁
			我永遠都不會有正常的活力水準。	我沒有證據證明這點；我現在正在努力，也看到了一些成果。當我心情好時，充滿活力。當我投入在事情或活動裡，會變得更有活力。	
			我什麼都不喜歡。	當我心情好時，會享受事物帶來的樂趣。如果我要做某件事，只要我開始了，可能就會樂在其中，雖然我躺在床上時，情況好像不會是這樣。	

日期	情況	情緒	自動化思維	理性回應	結果
見111頁	見111頁	見111頁	大多數人在外面尋歡作樂。	所以，這與我何干？我可以隨心所欲做自己想做的事。	見111頁
			我不想跟任何人談話或見面。	那就不要去做！沒有人能強迫我說話。所以，我要做什麼，由我自己決定。至少，我可以從床上起來，開始做一些事情。	

如果你決定採用這個方法，請務必確實寫下那些令人心煩的想法。

如果你試圖「在頭腦」裡釐清這些想法，很可能會一事無成，因為那些想法難捉摸又令人費解，當你試圖反駁時，它們會更快更猛地攻擊你，讓你措手不及。但是，當你「寫下來」，這些想法就暴露在理性之光下，讓你能檢視它們的扭曲之處，並找出有幫助的答案。

4 愉悅預測表

安妮特有一種自我挫敗的態度，她認為既然自己孤身一人，那麼無論做什麼正面有益的事情也沒用。由於這種信念，她放任自己耍廢，感到痛苦，但這只會證實了她的「孤單是可怕的」這種看法。

解決之道是利用下頁的表13「愉悅預測表」

表13・愉悅預測表

日期	帶來滿足感的活動（成就感或愉悅感）	你的同伴是誰？（若你獨自做就寫「自己」）	滿足感預測（0-100%）（在活動之前填寫）	實際滿足感（0-100%）（在活動之前填寫）

來檢驗「無論你做什麼事都沒用」的信念。設法在數週裡安排可能促進個人成長或帶來滿足感的各種活動，有些活動是你獨自進行，有些是與別人一起。在相應的欄位裡記下每個活動的同伴，並預測該活動會帶來多少滿足感（介於0%到100%之間），然後去做吧。在「實際滿意度」一欄裡，寫下你做每個活動時實際上有多開心。你可能會驚喜地發現，你獨自進行的活動比預期中更讓你滿足。要確保你獨自進行的活動，與結伴進行的活動之品質相同，如此的比較才有效，例如，如果你選擇獨自吃微波爐餐，就不要拿來跟「和朋友一起吃法國大餐」做比較！

下頁的表14顯示了一個年輕人從事的活動，他發現，住在三百公里外的女友交了新男友而不想跟他見面。他沒有自怨自憐，反而選擇投入生活。在最後一欄，他本身感受到的滿足感介於60%到90%，但與其他人一起進行的活動則介於30%到90%。這項資訊強化了他的自立能力，因為他明白自己不會因為失戀就陷入悲慘境地，而且他不必倚賴其他人也能自得其樂。你可以使用愉悅預測表來檢驗導致你出現拖延症的各種假設：

1 當我孤單無伴時，無法享受任何事物的樂趣。
2 無論我做什麼都是沒意義的，因為我在非常重要的事上失敗了（例如，我沒有得到心儀的工作或晉升）。
3 我不是有錢人，也不是成功人士或名人，所以根本無法盡情享受生活中的樂趣。
4 我只有在成為眾人關注的焦點時，才能對身邊的事物產生興趣，以及享受它們帶來的樂趣。
5 除非我能把事情做到完美（或成功），否則就會覺得不夠滿意。
6 我必須一次完成所有的工作，否則就會感到不充實。我今天一定要把工作全部做完。

如果你不對這些態度進行檢驗，它們會讓你陷入一連串自我實現預言。但是，如果你使用愉悅預測表來檢驗它們，可能會驚訝地發現，生活可以帶給你巨大滿足感。別放棄創造和享受生活樂趣的機會！幫助自己吧！

表14・愉悅預測表

日期	帶來滿足感的活動（成就感或愉悅感）	你的同伴是誰？（若你獨自做就寫「自己」）	滿足感預測（0-100%）（在活動之前填寫）	實際滿足感（0-100%）（在活動之後填寫）
08/02	閱讀（一小時）	自己	50%	60%
08/03	晚餐＋酒吧 和班一起	班	80%	90%
08/04	蘇珊的派對	自己	80%	85%
08/05	與海倫阿姨一起待在紐約	父母與祖母	40%	30%
08/05	在南西家裡	南西與喬勒	75%	65%
08/06	在南西家吃晚餐	十二個人	60%	80%
08/06	露西的派對	露西和另外五人	70%	70%
08/07	慢跑	自己	60%	90%
08/08	劇場	露西	80%	70%
08/09	哈利家	哈利、傑克、班與吉姆	60%	85%
08/10	慢跑	自己	70%	80%
08/10	紅襪賽事	父親	50%	70%
08/11	晚餐	蘇珊與班	70%	70%
08/12	藝術博物館	自己	60%	70%
08/12	皮博迪餐廳	佛雷德	80%	85%
08/13	慢跑	自己	70%	80%

對於愉悅預測表，人們常常有這樣的疑問：「如果我真的安排了一些活動，而且它們就跟我預料的一樣，不是讓我感到很愉快的話，該怎麼辦？」這種情況有可能發生。如果真的遇到了，請留意你的負面想法，然後把它們寫下來，並使用失調思維日誌回應它們。例如，你一個人去餐廳吃飯，感到緊張不安。你可能在想：「這些人看到我一個人在這裡吃飯，肯定覺得我是個失敗者。」

你會如何回應這種情況呢？你可能會提醒自己，無論別人怎麼想，都不會影響你的心情。我曾經向患者證明這一點，我告訴他們，我會分別用十五秒的時間想出兩個關於他們的看法。其中一個非常正面，另一個則極度負面且具侮辱性。他們要告訴我，我的每個想法如何影響他們。我閉上眼睛，開始想著：「這個傑克是個很棒的人，我喜歡他。」接著，我又想著：「傑克是賓州最差勁的人。」因為傑克不知道這兩個想法的順序，所以我的想法對他根本沒有任何影響！

你是否覺得這個小實驗無關緊要？其實，它很重要，這是因為，只有你自己的想法才能影響你。舉例來說，如果你因為自己一個人在餐廳裡用餐而自怨自艾，你其實不知道別人在想什麼。讓你感到沮喪的是你的想法，而且只有你的想法能做到這一點：你是世上唯一能夠有效折磨自己的人。為什麼你因為獨自在餐廳裡用餐就給自己貼上「失敗者」的標籤呢？你會對別人如此刻薄嗎？別再這樣侮辱你自己了！設法用一種理性回應反駁這種自動化思維：「一個人去餐廳吃飯，不會讓我成為失敗者。我就和任何人一樣有權利在那裡。如果有人不喜歡，那又怎樣？只要我能尊重自己，就不需要在乎別人的看法。」

5 反駁你的「但是」

你的「但是」可能是阻礙你有效行動的最大障礙。每當你想做些對自己有益的事情時，就用「但是」給自己找藉口。例如，「我今天本來可以出去慢跑，但是……」

1 我實在是太累了，沒辦法。

2 我就是懶得動。

3 我真的沒什麼興致。

這裡還有另一個例子，「我可以戒菸，但是……」

1 我沒有那種自律能力。

2 我真的不想一下子就戒掉，而慢慢戒掉會是一種折磨。

3 我最近太緊張了。

若你真的想要激發自己的動力，必須了解如何反駁你的「但是」。一個方法是利用下方的表15「但是－反駁」法。假設今天是星期六，你安排了要

表15．「但是－反駁」法

這個圖示用之字形箭頭來表示你在心中爭論這個問題的思維過程。

「但是」欄	反駁「但是」
我真的該割草了，但是我一點也不想做。	只要我開始動手做，就會愈做愈起勁。當我完成後，感覺會很棒。
但是草長得這麼長，要割很久。	有割草機的協助，就不用再多花那麼多時間。現在，我隨時可以先做一部分。
但是我太累了。	所以，只要先做一部分就好，然後就休息。
但是我寧願現在休息或看電視。	的確可以，但我知道這項雜務會一直在我腦海中揮之不去，我的心情也不會太好。
但是我今天實在懶得動，我沒辦法割草。	這根本不是事實，我過去就做過許多次。

割草。你已經拖了三個星期，院子裡的草長得像叢林一般。你對自己說：「我真的該割草了，但我一點也不想做。」把這個想法寫在「但是」欄裡。現在，反駁你的「但是」，你可以寫下：「只要我開始動手做，就會愈做愈起勁。當我完成後，感覺會很棒。」這時，你可能又會想出一個新的反對理由：「但是草長得這麼長，要割很久。」現在，再把它反駁回去，如同表15所示，並繼續這個過程，直到你再也沒有藉口為止。

6 學習自我肯定

你是否經常說服自己相信，自己做的事不重要？如果你有這樣的壞習慣，當然會覺得自己從未做過任何有價值的事情。由於你的消極態度，就算你是諾貝爾獎得主或一名園丁，無論在做什麼事，都不會感到快樂，甚至在還沒開始做之前就已經先被自己擊敗了，以致你的生活顯得空虛。難怪，你會覺得提不起勁！

若要扭轉這種具有破壞力的傾向，第一步是找出起初造成你有這種感覺的自我貶低想法。反駁這些想法，並且用一些更客觀的自我肯定想法取而代之。這方面的例子參見下頁的表16。一旦你掌握了訣竅，就要刻意練習去肯定你一整天所做的事，即使只是一些瑣碎的事。起初，你可能還感覺不到一種愉悅的情緒，但請堅持下去，即使這樣做顯得很機械化。經過幾天後，你會開始感受到心情變得愉悅一些，也會為自己在做的事感到更加自豪。

你可能會反問：「為什麼我一定要肯定自己所做的每一件事？我的家人、朋友和事業夥伴應當更賞識我才對。」這種想法有幾個問題。首先，如果別人忽略了你的努力，而你也忽視自己，就犯了一樣的過錯，而且為此生氣並不會改善情況。

即使有人讚美你，你也無法接受對方的讚美，除非你決定要相信並認同他們的讚美。有多少真心的讚美是因為你從心理上否定它們，而被你當作耳邊風呢？當你這樣做時，別人會覺得很洩氣，因為你沒有正面回應他們的讚美。他們自然就會放棄努力，不再試圖改變你的自我貶低習慣。歸根究柢，只有你對自己所做的事的看法，才會影響你的心情。

只要把你每天所做的事寫成一張清單或記在腦中，將對你大有幫助。然後，你要為每件自己完成的事，在心中給自己按讚，即使那件事微不足道。這會幫助你聚焦在已完成的事上，而不是還沒開始做的事。這聽起來很簡單，但很有效！

7「任務干擾—任務導向」認知技巧

如果你遲遲無法展開一項特定的任務，那麼請注意你對它的想法。只要你使用兩欄式技巧，把這些任務干擾認知（Task-Interfering Cognitions）寫下來，並以更具調適性的任務導向認知（Task-Oriented Cognitions）來取代，如此一來，任務干擾認知對你的影響力就會大幅減弱。

下頁的表17顯示了許多例子。你在記下「任務干擾—任務導向」認知時，一定要找出任務干擾認知中

表16・自我貶低與自我肯定的陳述

自我貶低的陳述	自我肯定的陳述
任何人都可以洗這堆碗盤。	如果這是一個乏味的例行性工作，我理當得到額外的讚賞。
沒必要洗這些碗盤，反正它們還是會再被弄髒。	那正是重點所在。當我們需要用碗盤的時候，它們會是乾淨的。
我本來可以把房間整理得更好的。	世界上不存在完美無缺，但我真的把房間整理得比之前好多了。
我的演講結果，只是運氣好而已。	那無關運氣。我準備充分，而且有效地發表演講。我的表現非常棒。
我幫車子打蠟，但看起來還是不如鄰居的新車那樣棒。	這部車子看起來比之前好多了。我會樂於開著它到處跑。

表17．「任務干擾－任務導向」認知技巧

在左欄記下導致你缺乏動力去展開一項特定任務的想法。在右欄，找出認知扭曲並以更客觀、更有成效的態度取而代之。

任務干擾認知	任務導向認知
◆家庭主婦 我永遠都無法把車庫清理乾淨。那裡面已經堆積了好幾年的垃圾。	．**認知扭曲**：以偏概全；全有或全無的思考方式。 ．**更客觀的態度**：只要做一點就好，並且開始動手做。我不必一整天都要清理車庫。
◆銀行職員 我的工作不是很重要或令人振奮的。	．**認知扭曲**：輕視正面事物。 ．**更客觀的態度**：這對我也許是例行工作，但對使用這家銀行的人卻很重要。當我不覺得鬱悶時，這個工作很有趣、令人愉快。許多人從事單調的常規工作，但這不表示他們不重要。或許我可以在閒暇時間做些更令人興奮的事情。
◆學生 寫這篇學期論文，毫無意義。這個主題很無趣。	．**認知扭曲**：全有或全無的思考方式。 ．**更客觀的態度**：這只是在做一個例行工作而已。它不必是一篇傑作。我可能會學到一些東西，完成這篇論文會讓我的心情變好。
◆秘書 我可能會在打字時出錯，打了一堆錯別字。然後，我的老闆會對我破口大罵。	．**認知扭曲**：算命師錯誤。 ．**更客觀的態度**：我不必打得一字不錯。我可以改正錯誤的地方。如果他過度挑剔，我可以消除他的怒氣，或告訴他，如果他給予更多的鼓勵、較少苛求的話，我會做得更好。
◆政治家 如果我輸掉這次的州長選舉，我會成為笑柄。	．**認知扭曲**：算命師錯誤、貼標籤。 ．**更客觀的態度**：輸掉一次政治選舉，並不可恥。我在重要的議題上，努力採取公正的立場，贏得了許多人的尊敬。很遺憾，最優秀的人選往往無法贏得勝利，但無論我是否勝出，我都相信自己。
◆作家 這必須是精彩的一章。但我不是很有靈感。	．**認知扭曲**：全有或全無的思考方式。 ．**更客觀的態度**：只要準備一份合格的粗稿就好。我可以後來再進行改善。

任務干擾認知	任務導向認知
◆保險業務員 回電話給這個人有什麼意義？他聽起來不感興趣。	・**認知扭曲：**讀心術。 ・**更客觀的態度：**我無法知道。試試看吧！至少他要求我回電話給他。有些人會感興趣，我必須去蕪存菁。即使被人拒絕，我還是覺得成果豐碩。平均每五個人拒絕我，我就會賣出一張保單。所以，盡可能多被人拒絕反而對我有利！拒絕的人愈多，賣出的保單愈多。
◆害羞的單身男 如果我打電話給一個心儀的女孩，她只會對我發脾氣，所以這樣做有什麼意義？我只要等待就好，直到有女孩明顯表現出她喜歡我。所以，我沒必要冒險。	・**認知扭曲：**算命師錯誤、以偏概全。 ・**更客觀的態度：**她們不可能全都拒絕我，所以嘗試一下不是什麼丟臉的事。我可以從每次的被拒絕經驗中學到一些教訓。我必須開始練習改善我的風格，所以採取行動吧！第一次高空彈跳需要勇氣，但我做到了，也活了下來。我也能做到打電話給心儀的女生！
◆運動員 我無法自律。我沒有自制力。我永遠無法調整回最佳狀態。	・**認知扭曲：**輕視正面事物、全有或全無的思考方式。 ・**更客觀的態度：**我一定有自制力，因為我的表現良好。只要鍛鍊一會兒就好，如果我感到筋疲力竭的話，就喊停。

那些打敗你的認知扭曲。譬如，你可能發現最大的敵人是「全有或全無的思考方式」或是「輕視正面事物」的認知扭曲，或者你可能陷入了做出武斷的負面預測的惡習中。一旦你開始意識到最常阻礙你的認知扭曲類型，就能改正它，你的拖延症和浪費時間的習慣，就會讓位給行動和創造力。

你也可以把這個原則應用在心像、白日夢和想法上。當你逃避一項任務時，可能是自動的以一種負面、失敗主義的方式幻想它，這會導致不必要的緊張不安和擔憂，進而降低你的表現並提高了你害怕之事發生的可能性。

舉例而言，你要對一群同事發表演講，你可能為此煩惱、擔憂了好幾個星期，因為在你的想像中，看見自己忘記了要演講的內容，或是對聽眾提出的咄咄逼人問題，出現防衛性的反應。到了發表演講的當天，你已經有效地設定好讓自己照著想像中的方式行事，因此你在講臺上極度緊張，最後的結果就會跟你想像的一樣糟糕！

如果你願意放膽試試看，這裡有一個解決之道：每晚在上床就寢前，花十分鐘練習想像你以一種正面的方式發表演講。

想像你看起來充滿自信，你在臺上生龍活虎地發表演講，而且對所有提問都能應付自如，熱情回應。你可能會驚訝地發現，這個簡單的練習可以大幅改善你對自己所做之事的感受。顯然，沒有人可以保證事情總是照著你所想像的那樣發展，但你的預期和心情會深刻影響著實際的結果。

8 拆解成小步驟

有個淺顯的簡易自我觸發方法，也就是學習如何把任何各種事項拆解成子事項，簡化成更容易執行的任務步驟。這樣做可以克服你那種一直掛念所有必須完成的事情，而讓自己陷入慌亂失措的傾向。

假設你的工作需要開很多會議，但你很難保持全神貫注，因為焦慮、沮喪或思緒漫遊使你難以集中精神。你無法有效集中注意力，是因為你在想：「我沒有像自己預期的那樣了解這個內容。天啊，這真是無聊。我寧願現在去釣魚。」

這裡有個方法可以幫你克服無聊和分心，提高專注力：把任務分解成最小的子事項！

舉例而言，你決定只仔細聆聽三分鐘，然後休息一分鐘，趁此讓自己盡情做白日夢。結束這個精神放假後，你又繼續仔細聆聽了三分鐘，在這個短暫片刻，千萬不要有任何分心的想法。接著，再給自己一分鐘做白日夢的小憩時間。

利用這項技巧，你的整體專注力得以維持在一個更有效的水準上。只要你允許自己短暫地放鬆思緒，就能削弱它們對你的控制。不久，這些漫遊思緒看起來就會顯得荒謬可笑。

若要把工作事項或目標分解成可處理的單位，有個很有效的方法，就是透過設定時限。先確定你願意投入多少時間在某個特定事項上，然後無論你完成與否，都要在限定的時間內結束，接著做一些有趣的事情。雖然這聽起來很簡單，卻能產生奇妙的效果。

一位政治大人物的太太，多年來一直對丈夫華麗的生活充滿怨懟。她覺得自己的生活被養兒育女和維持居家環境整潔的重擔，壓得喘不過氣來。由於她有強迫症，從來都不覺得自己有足夠的時間可以做完沉悶無趣的家事，只感覺生活非常單調乏味。她為憂鬱症所苦，十多年來，她接受一長串著名心理治療師的治療，但都以失敗告終，因為她徒勞地尋求難以捉摸的個人幸福之鑰。

這位太太在與我同事——亞倫．貝克醫師——進行兩次諮商後，經歷了快速的情緒波動，擺脫了憂鬱症（他的治療魔法總是讓我驚奇）。亞倫．貝克醫師是如何完成這個奇蹟般的治療的？很簡單。他告訴她，她的憂鬱症有部分源自於她沒有追求對自己有意義的目標，因為她不相信自己。她始終不願承認也不願正視「她害怕冒險」這個事實，而是把自己缺乏人生方向歸咎於丈夫，並且對所有尚未完成的家事充滿抱怨。

治療的第一步，就是讓她自己決定每天要花多少時間在家務上。她不必追求完美，只要在限定的時間內盡量做好就行了。在剩下的時間裡，她可以安排一些自己感興趣的活動。這讓她感到解脫，她的憂鬱症和對丈夫的怨恨，就像施魔法般地消除了。

我不想給你這樣的錯誤認知，以為憂鬱症通常這麼容易就能消除。即使在上述這個病例裡，這名患者可能還是得多次努力對抗復發的憂鬱症，也可能會暫時再次陷入同樣的陷阱，想要做得太多、責怪別人、感到不堪重負。然後，她會再次應用相同的解決方法，戰勝這一切。重要的是，她已經找到一個對自己有效的方法。

相同的方法可能對你也有效。你是否常常做一些超過負荷的事情？那麼，放膽為你所做的事情設定時間限制，有勇氣從你還未完成的事情中離開！最終，你可能會驚訝地發現，你的生產力和心情都大為提升，你的拖延症也成了過去式。

9 不用強迫就有動力

拖延症的一個可能來源，是一種不適當的自我激勵系統。你可能不知不覺的用太多「應該」、「應當」和「必須」等話語來鞭笞自己，結果反而讓自己做事沒有動力，就連想要行動的欲望都沒了。你正在使用扼殺行動力的方式打敗自己，亞伯・艾里斯醫師戲稱這種心理陷阱為「必須強迫症」。

不要用強迫自己的話語來激勵自己，而是要用更積極的方式來告訴自己去做事情。例如，你可以像這樣鼓勵自己在早上起床：「雖然一開始會很困難，但起床後會讓我的心情更好。雖然沒人逼我，但我自願做了，也許我會因此而感到高興。反之，如果我真的覺得休息和放鬆對我有好處，那就繼續享受吧！」如果你把「應該」轉換成「想要」，就是在尊重自己的意願，這會讓你產生選擇的自由感和個人尊嚴感。你會發現，一個獎勵系統比一根鞭子更能激發你的動力，也更能持久。問問你自己：「我想要做什麼？什麼做法對我最有利？」你會發現，這種看待事情的方式讓你更有動力。

如果你還是很想躺平休息、悶悶不樂，並對於起床是否真是你想要做的事情而感到懷疑，那麼在一張清單上列出「再躺一天」的優缺點。

適逢報稅季節，有名會計師的工作進度大幅落後，他發覺自己每天都很難起床。客戶對他遲遲未能完成工作，開始感到不滿，他為了逃避這些令人尷尬的衝突，已經有好幾個星期都躺平休息，不願意面對客戶，甚至連電話都不回。因此，許多客戶跟他解約，他的事業也開始走下坡。

他的錯誤在於告訴自己：「我知道我應該去工作，但我不想。而且，我也沒必要這樣做！所以，我不會去！」基本上，「應該」這個字眼創造了一種錯覺，那就是：讓他從床上起來的唯一理由，就是取悅那些怒氣沖沖、要求苛刻的客戶。這實在令人厭惡，所以他抗拒這樣做。當他列出了一份「躺平休息」的優缺點清單（見下頁的表18）後，他意識到自己的行為有多荒謬。在寫好這份清單後，他領悟到起床對他很有利。後來，隨著他更加投入在工作中，心情也迅速好轉，即使他在耍廢期間失去了許多老客戶。

10 消除敵意技巧

如果你的家人和朋友習慣強迫或用甜言蜜語哄騙你，你的癱瘓感會加劇。他們叨唸不停的「你應該怎樣」的要求，強化了那些已經在你的腦海裡迴盪的負面想法。

為什麼他們咄咄逼人的作法注定失敗？這是出於一個基本的物理定律（牛頓第三定律），即每一個作用力都會產生一個相等的反作用力。任何時候你覺得受到威逼，無論是有人真的把手放在你的胸部，或是對你發號施令，你很自然就會變得緊繃並設法抗拒，以維持內在的和諧與穩定。你會設法自我控制，並試圖拒絕做那些被迫要做的事，以維護你的尊嚴。矛盾的是，最後受傷害的往往是你自己。

當有人以蠻橫的態度強迫你做一些對你有利的事時，可能會讓你感到很困惑，使你陷入一種「怎麼做都不對」

的處境中。如果你拒絕去做對方告訴你的事，就好像是為了故意為難他（她），到頭來反而傷害了自己。反之，如果你聽從對方的要求，會覺得被欺騙了；因為你對這些強硬的要求讓步之後，開始覺得這個人控制了你，讓你自尊掃地——沒有人喜歡被強迫。以瑪麗為例，她在罹患憂鬱症的多年後，於十八、十九歲時由雙親帶來轉診給我們。

瑪麗是個貨真價實的「冬眠動物」，有辦法連續幾個月獨自待在房間裡，看著電視肥皂劇。她會這樣做，有部分原因是

表18．躺平休息的優缺點

躺平休息的優點	躺平休息的缺點
1 輕鬆容易	雖然這看似簡單輕鬆，但沒多久，就變得無聊和痛苦得要命。無所事事真的沒那麼輕鬆，就只是躺在那裡悶悶不樂，一個小時又一個小時不斷批評自己。
2 我不必做任何事或面對問題	如果我下床了，也沒必要勉強自己做什麼事，但這會讓我感覺好一些。如果我逃避問題，這些問題不會因此就消失，只會更加惡化，而且我不會有設法解決問題的滿足感。面對問題的短暫不舒服，可能比躺在床上沒完沒了地被折磨的痛苦，更讓人振奮。
3 我可以睡覺和逃避	我不能永遠睡下去，而且我真的不需要再睡了，因為我已經睡了將近十六個小時。如果我能夠下床讓自己的手腳動一動，而不是躺在床上像個殘廢一樣，等著我的手腳爛掉的話，我可能不會感到那麼疲累。

她不理智的相信著：自己看起來很「古怪」，所以如果她走入人群當中，人們會盯著她看。另一部分原因則是，她覺得自己受到控制慾極強的母親逼迫。瑪麗坦承，做些事或許有助於她感覺變好一些，但那也代表她向母親讓步，母親不斷告訴瑪麗要動起來，做些事情。她的母親愈是強迫她，就愈引發瑪麗的抗拒。

遺憾的是，一個有關人性的事實顯示，當你意識到自己被迫做某件事時，要做這件事就變得極度困難。所幸，要學會應付那些不斷叨唸你、責罵你，和試圖控制你的生活的人，並不困難。

假設你是瑪麗，經過深思熟慮後，確定了如果自己開始做些事的話，處境會獲得改善。但就在你做了這個決定的同時，母親進到你的房間，拉大嗓門說：「不要再躺著不動了！你在浪費你的生命！動起來！學學其他同年紀的女孩，參與一些活動！」這個時候，儘管你已經決定這樣做了，還是會對這麼做有莫大的反感。

消除敵意技巧是以一種堅定自信的態度，來解決這方面的問題（有關這個口語技巧的其他應用，將在下一章詳細介紹）。消除敵意技巧，基本上就是同意母親的話，但是提醒她，你會同意是出於你自己的決定，而不是因為她告訴你要做什麼。所以，你可能會告訴她：「好的，媽媽，就在剛剛，我認真考慮過這個情況後，確定動起來會對我有好處。因為這是我自己的決定，所以我會去做。」現在，你可以開始動起來做些事情，而不會感到不快。或者，你可以這樣說：「好的，媽媽，我已經決定下床了，雖然你一直告訴我要這樣做！」

11將成功「視覺化」

當一項行動需要你展現更高的自律時，一個有效的自我激勵方法，就是針對你一直逃避的有成效行動，列出它能帶來的益處清單。這樣的清單會訓練你去關注做了這件事之後的正面效果。此外，用暴力強迫自己採取有效的行動，通常不會比用一根新鮮胡蘿蔔更有效。假設你想要戒菸，可能會提醒自己，抽菸會導致癌症和其他危險。這些恐嚇的手段會讓你緊張到立刻想要再抽一根菸，因此不管用。這裡有一個三步驟方法可以幫助你。

第一步，列出一張清單，寫下當你成為一個不抽菸的人時，會有哪些正面的結果。盡可能多想出一些，包括：

- ✦健康狀況會改善。
- ✦我會更尊重自己。
- ✦我會有更高的自律能力。有了新的自信後，我能做那些一直拖延沒做的事情。
- ✦我能夠積極的跑步和跳舞，並且對自己的身體狀況感到滿意。我會有充沛的耐力和精力。
- ✦我的心肺功能會變得更強壯，我的血壓會降低。
- ✦我的口氣會變得清新。
- ✦我會有更多零用錢。
- ✦我會更長壽。
- ✦我周圍的空氣會變乾淨。
- ✦我能夠告訴別人，我已經戒菸了。

第二步，觀想一個能讓你放鬆的場景：每天晚上睡覺前，想像你正待在最喜歡的地方，例如：在山中的樹林裡散步，或是在一個涼爽的秋天，或是躺在一個安靜的海灘上，靠近一片清澈的藍色海洋，陽光溫暖著你的肌膚。不管你選擇什麼樣的幻想，盡可能清晰地想像每一個令人愉悅的細節，讓你的身體放鬆。讓每一塊肌肉都放鬆下來，讓緊張從你的手臂和腿部流淌而出，離開你的身體。注意你的肌肉開始變得放鬆。注意你的感覺有多麼平靜。現在，你已經準備好進入第三個步驟了。

第三步，觀想你在那個場景中成功完成目標後的益處：想像你還在那個場景中，而且你已經成功戒菸。看看你的益處清單，並用以下的方式對自己重複每一項益處：「現在，我的健康狀況變好了，而且我喜歡這樣。我可以在沙灘上跑步，而且我想要這樣做。我周圍的空氣是乾淨和清新的，而且我對自己感到滿意。我尊重自己。現在，我有更高的自律能力，而且如果我想要的話，可以接受其他挑戰。我有更多的零用錢……」

這種透過積極暗示的力量來管理習慣的方法，效果非常好，讓我和許多患者能夠在接受一次療程後就成功戒菸了。你也可以輕鬆做到，並且發現你的努力是值得的。這也可以應用在減重、割草、早上準時起床、堅持規律的慢跑，或是其他任何你想要調整的自我改善習慣。

12 數算主動做的事

三歲男孩史蒂夫站在兒童泳池池畔，害怕跳進泳池裡。他的母親坐在水中面對著他，不斷催促他跳下來。他一直退縮不前，她則連哄帶騙要他跳下。母子之間的權力拔河持續僵持了三十分鐘。最後，他終於往下一躍。嗯，在水裡的感覺很好。這沒有那麼困難嘛，真的沒什麼好怕的。

然而，他母親的努力卻產生了反效果。這個糟糕的訊息深深烙印在史蒂夫心裡，那就是：「我一定要受到催逼，才敢做任何冒險的事。我不像其他孩子有膽量自己跳下去。」他的父母也抱持相同的看法，他們開始認為，「如果任由他自己做決定，史蒂夫永遠都不敢跳進水裡。如果不持續催逼他，而是靠他自己的話，他將一事無成。養育他會是一段漫長而艱辛的親子溝通過程。」

果然，隨著史蒂夫長大，這樣的劇情一再上演。他一定要在其他人的勸說和催逼下，才會上學、參加棒球隊和派對等等活動。他很少有主動的行為。

史蒂夫在二十一歲時被轉診給我，當時他患有長期性憂鬱症，與父母同住，對自己的人生沒什麼積極作為。他仍然坐等著別人告訴他要做什麼，以及要怎麼做，但他的父母現在已經受夠了這種必須想方設法激勵他的生活。

每次療程結束後，他都會帶著我的鼓舞和激勵離開辦公室，準備完成我們討論過的任何自助作業。舉例來說，有一週，他決定要對三個不認識的人微笑或打招呼，做為他打破自己孤立行為的小小第一步。但是，當他下週進到我的辦公室時，會垂著頭、帶著靦腆不安的神情，讓我知道他「忘了」要跟任何人打招呼。還有一週，他的作業是讀一篇我為一本單身雜誌所寫的三頁文章，內容是關於一個未婚男子如何學會克服孤單寂寞。史蒂夫隔週回診時告訴我，他還來不及閱讀這篇文章，就已經把原稿弄丟了。每次，當他離開時，都會感受到一股要幫助自己的熱忱，但當他在電梯裡的時候，內心深處就知道，無論那一週的作業有多簡單，對他都太難了，他根本做不到！

史蒂夫的問題出在哪裡呢？要說明這一點，就得回溯到他那天在游泳池畔的經歷。這個想法依舊烙印在他心中，揮之不去，也就是：「我真的無法靠自己做任何事情。我是那種必須有人在後面推我一把的人。」因為他從未想過要挑戰自己的這種信念，所以這個念頭繼續作為一個自我實現預言而影響著他，而他超過十五年的拖延症也支持他相信自己「確實是」那樣的人。

他的問題有什麼解決之道？首先，史蒂夫必須意識到他的問題犯了兩個關鍵的認知錯誤：心理過濾見48頁和貼標籤見54頁。他滿腦子想的都是那些被他拖延的各種事情，而忽視了他每週所做的許多與別人催逼無關的事情。我們對此進行討論後，史蒂夫說：「你似乎已經解釋了我的問題，而我認為那是對的。但我能怎麼做來改變這種情況呢？」事實上，解決方法比他預期的更簡單。我建議他買一個腕戴式計數器，讓他每天數算那些出於個人意願，而不是來自別人催促或鼓勵所做的事情。每天結束時，他要寫下當天的總計數，還要寫日誌。幾週後，他開始注意到每日總計數增加了。他每次按計數器，就是在提醒自己，他掌控著自己的生活，透過這種方式，他訓練自己留意他做了哪些事。史蒂夫開始覺得自信心增加了，也把自己視為一個更有能力的人。

這聽起來簡單，但這對你有用嗎？你可能不這麼認為。如果你的反應是負面的，確信腕戴式計數器對你沒有效，為什麼你不用一個實驗來驗證你的悲觀預測呢？學習去數算重要的事情，你很可能會對結果感到驚訝！

13 測試你的「不能」

成功觸發自己的重要關鍵，是學習採取一種科學的態度，來對待你對自己的表現和能力所做的自我挫敗預測。一旦你願意測試這些悲觀想法，就會發現事實的真相。

當你陷入憂鬱或拖延時，一個常見的自我挫敗思維模式，是你每次想到要去做一些富有成效的事情時，就會「否定」自己。這也許源自於你害怕自己因為耍廢而受到責備，便試圖製造「我就是太遜、太無能了，任何事情都做不了」的錯覺，以挽回自己的顏面。以這種方式辯護你的萎靡不振，會讓你真的相信那些你告訴自己的事情；如果你一直告訴自己「我不能」，到最後它就會變成一種催眠暗示，你真的會相信自己是個癱瘓的患者，什麼事都做不了。

典型的「不能」想法包括了：「我不會做菜」、「我無法正常做事」、「我無法工作」、「我無法專心」、「我無法閱讀」、「我無法下床」和「我無法清理公寓」等等。這類想法不僅會打擊你自己，也會破壞你和所愛之人的關係，因為他們會把你所說的「我不能」都看作是惱人的抱怨。他們不會察覺到你看起來好像真的無法做任何事情，而是會對你嘮叨不休，並與你展開令人沮喪的權力角力，想要控制或左右你的行為。

一個很成功的認知技巧，是做實驗來測試你的負面預測。舉例而言，假設你一直告訴自己：「我太煩躁了，無法集中精神好好閱讀任何東西。」測試這個假設的一個方法，就是坐下來，拿著今天的報紙閱讀一句話，看看你是否可以大聲概述這句話的含意。這時，你可能又會想：「但是，我永遠無法閱讀和理解一整個段落。」那麼，你就再次測試這個預測，在讀完一整段文章後，簡述其中的含意。許多嚴重的慢性憂鬱症，都是透過這種強大的方法獲得改善的。

14 「不會輸」系統

你可能對於是否要測試你的那些「不能」而感到猶豫，因為你不想冒著失敗的風險。只要你不冒任何風險，至少還能維持自己的祕密信念，也就是：自己基本上是個很優秀的人，目前只是決定暫時不參與這個測試。在你的冷漠和不願全力投入的背後，潛藏著一股強大的自卑感和對失敗的恐懼。

「不會輸」系統將幫助你克服這種恐懼。先假設你決定冒險一試，但實際結果不幸失敗，然後試著把你可能要因應的負面後果逐一列出來，製作成一份清單。接著，揭露在你的恐懼中潛藏了哪些認知扭曲，以及在確實感到失望的同時，如何有效地對付它們。

你一直極力避開的風險，可能是財務、個人或學術方面的風險。要記住，即使你真的失敗了，還是可以從中獲益——畢竟，你就是從失敗中學會走路的！你並不是突然有一天從嬰兒床跳下來，就在房間裡滑著優雅步伐跳華爾滋舞；你是跌跌撞撞摔得鼻青臉腫後，爬起來再試一次。你到底是在什麼年紀，突然被期望要知道所有的事情，而且從此不會再犯任何錯誤？如果你在失敗時，還是能夠愛自己並尊重自己，那麼，充滿冒險和新體驗的世界將會向你展開，你的恐懼也會消失。下頁的表19顯示了一個應用「不會輸」系統的例子。

表19．一名家庭主婦的「不會輸」系統

一名家庭主婦應用這個技巧，克服了她對應徵兼職工作的恐懼。

求職被拒的負面後果	正面想法和因應策略
這表示我永遠找不到工作。	**認知扭曲：**以偏概全。 這是不可能的。我可以透過應徵其他工作並展現自己最好的一面，測試這一點，看看會發生什麼事。
我的丈夫會看輕我。	**認知扭曲：**算命師錯誤。 問問他。也許他會表示同情。
萬一他不同情我呢？他可能會說，這證明了我就是待在廚房的命，沒有這份兼職所需的能力。	我要告訴他，我已經盡力了，他的否定態度無濟於事。我要告訴他，我很失望，但我要為自己願意嘗試而肯定自己。
但我們幾乎破產了。我們需要錢。	我們到現在都活得好好的，而且沒有少過一餐。
如果我找不到工作，就沒錢給孩子們添購體面的新校服。他們看起來會很邋遢。	我可以晚點再為孩子添購新校服。我們必須學會與現在所擁有的東西相處一陣子——幸福不是來自衣服，而是懂得自我尊重。
我的許多朋友都有工作。他們會看不起我達不到商業界的要求。	他們不是每個人都有工作，即使是就業中的朋友，可能都還記得那段失業的日子。他們至今還沒有做出任何表示看不起我的事。

先有行動，才會有動力

我確信，你可能仍然不確定動力的源頭是什麼。在你看來，是先有動力還是先有行動呢？如果你的答案是動力，那麼你做了一個絕佳的合理選擇。可惜你錯了。不是先有動力，而是先有行動！你必須先啟動幫浦，才會開始受到激勵，水自然就會流出來。

有拖延習慣的人，經常分不清動力和行動。你愚蠢地等待著，直到有想做事的心情才動起來，但因為你不想做，就自動地把事情一拖再拖。你的錯誤在於，堅信著「先有動力，才會導致行動和取得成功」。但一般來說，情況恰恰相反，**必須先有行動，才會有動力。**

以本章為例。本章的初稿非常冗長、笨拙又沒有新意。如此冗長乏味的內容，就連一個真正的拖延者都沒有勇氣讀完它。要修改它，就像腳上穿著水泥鞋去游泳一樣困難。在我安排好的修稿日期到來那一天，我不得不逼自己坐下來開始動手修改。我那時候大約只有1%的改稿動力，而想要逃避的念頭則占了99%。這真是一件令人厭惡的苦差事啊！

但是，當我開始投入到修改過程中，就變得興致高昂，修稿也變得容易多了。寫作變成一件充滿樂趣的事！整個過程運作如下：

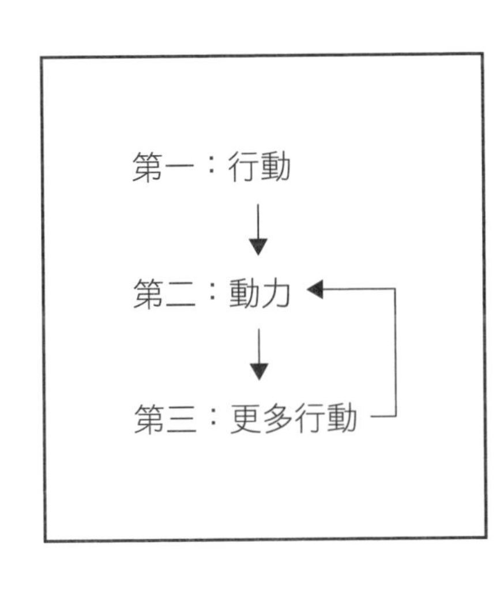

如果你是個拖延者，可能不知道這個道理，所以就一直懶散地躺在床上，等待靈感降臨。當有人建議你去做點什麼時，你就抱怨說：「我沒有那種心情。」那又怎樣，誰規定你一定要有心情才能做事呢？如果你老是要等到「心血來潮」才行動，你可能會永遠等下去！下頁的表20會幫助你複習各種不同的觸發技巧，請選出其中對你最有幫助的方法來應用。

表20・自我觸發方法概要

目標症狀	自我觸發技巧	該技巧的目的
你覺得自己缺乏條理。你無所事事。你在週末感到寂寞孤單和無聊。	活動日程表 見104頁	依次以小時為單位來計畫事情，而且要記錄對活動的掌握程度和愉悅程度。比起躺在床上耍廢，任何活動最終都會讓你覺得更好，並減少你的自卑感。
你有拖延的問題，因為要做的事情看起來太難又得不到回報或獎賞。	反拖延表 見108頁	對自己的負面預測進行測試。
你覺得自己被強烈的耍廢的衝動給淹沒了。	失調思維日誌 見110頁	你揭露那些癱瘓行動的不合邏輯想法。你明白了行動會產生動力，反之則不然。
當你孤身一人時，覺得做任何事都是多餘的，沒有任何意義。	愉悅預測表 見113頁	安排有可能促進個人成長或感到滿足的活動，並預測這些活動帶給你的滿足程度。把你獨自活動和結伴活動時，實際體驗到的滿足程度，進行比較。
你給自己找藉口，以逃避事情。	反駁你的「但是」 見117頁	你用合乎現實的駁斥來反擊你的「但是」，藉此擺脫「但是」藉口。
你認為，無論你做了什麼事，它們都沒有什麼價值。	學習自我肯定 見119頁	寫下自我貶低的想法，並反駁回去。找出你的認知扭曲模式，像是「全有或全無的思考方式」。把你每天完成的事，列成一份清單。

目標症狀	自我觸發技巧	該技巧的目的
你以一種自我挫敗方式，思考一個任務或工作。	「任務干擾－任務導向」認知技巧 見120頁	使用「任務導向認知」來取代「任務干擾認知」。
你對每件必須要做的事感到不知所措，因為要做的事情太繁複了。	拆解成小步驟 見123頁	把工作事項拆解成更小的子事項，一次只做一個子事項。
你覺得有罪惡感、鬱悶、有義務和義不容辭。	不用強迫就有動力 見125頁	a.當你下達指示給自己時，避免使用「應該」、「必須」和「應當」等字眼。 b.列出每項活動的優缺點，因此你可以開始從「想要做什麼」而不是「必須做什麼」的角度，來思考事情。
別人對你嘮叨不停又責備你。這讓你備感壓力和反感，所以拒絕做任何事情。	消除敵意技巧 見126頁	你用堅定自信的態度，表達你同意他們，並提醒他們，你可以做自己想做的事。
你很難改變一個習慣，例如抽菸。	將成功視覺化 見128頁	列出改變這個習慣後所產生的益處清單。在營造一種深度放鬆的狀態後，透過想像將這些益處視覺化。
你覺得自己不夠好、沒能力，因為你說「我不能」。	測試你的不能 見132頁	你進行一個實驗，藉此挑戰你的負面預測，並證明它們虛假不實。
你害怕失敗，所以不冒任何風險。	「不會輸」系統 見133頁	寫下任何可能的失敗後果，並預先擬定一套因應策略。

06

學習反駁負面的自我批判

在這個世界上，只有一個人能夠貶低你，那個人就是你——即使是其他人批評你，那也是你腦海裡自動浮現的那些負面想法引發了你的情緒反應，而不是別人的言論。不過，我會給你明確具體的步驟，協助你克服及消除對批評的極度脆弱。

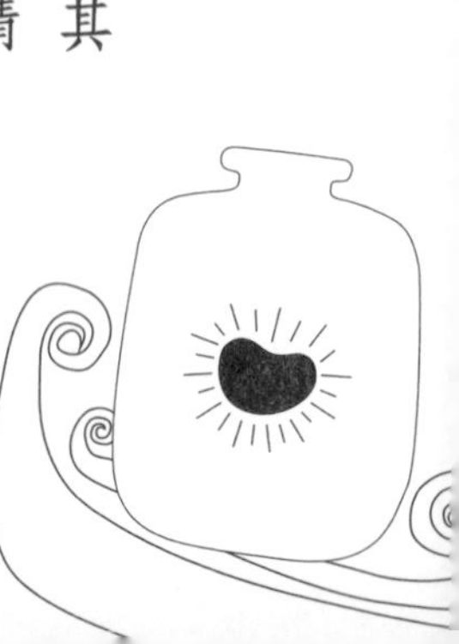

你將在本章學習到，造成你覺得自己一文不值的原因，來自你不斷地批評自己。這種自我批評以一種令人痛苦的內在對話方式呈現，你總是用苛刻、不切實際的方式責罵和折磨自己。你的內在批評常常被別人刻薄的言論所觸發，而你害怕面對批評的原因，可能是你還沒學會有效應對批評的方法。

這些技巧並不難學，所以我想強調掌握一種技巧的重要性，也就是在不失去自尊的情況下，用一種非防衛性的態度，來回應別人對你的辱罵和不認同。

憂鬱常由外界批評所引發，但其實是你在貶低自己

許多憂鬱症的發作，都是外界的批評所引發的。就連應該是習慣承受別人辱罵的專業人士——精神科醫師，也會對批評產生負面反應。

亞特是精神科住院醫師，他從主管那裡得到了一些希望能幫助他改進的意見。有名患者抱怨說，亞特有一次在治療過程中說了刺耳的話。亞特聽到這個消息後，感到一陣驚恐和沮喪，因為他心想：「天啊！我的真面目被揭穿了。就連我的患者都能看出，我是個無能又無情的人。他們可能會把我趕出住院醫師培訓計畫，讓我無法在這個州繼續當醫師。」

為什麼有些人對批評的反應如此敏感，並因而感到非常受傷，但有一些人在面對最惡毒的攻擊時卻依舊能保持鎮定？你會在本章學到那些勇於面對別人的不認同之人的祕訣，也會學到明確具體的步驟，協助你克服及消除對批評的極度脆弱。在閱讀接下來的內容時，請記住：**要克服對批評的恐懼，你要有一定程度的練習。**不過，要學習和掌握這個技巧並非難事，而且對你的自尊會產生極大的正面影響。

我會告訴你如何在受到批評時避免內心崩潰，但在此之前，我要先告訴你為什麼有些人對批評比別人更敏感。首先，你必須了解，不是別人也不是他們的批評，讓你感到不安。我再次重申，**在你的人生中，你沒有一次是因為別人的批評而感到煩躁不安的，就連一丁點都沒有。**無論這些批評有多惡毒、無情或殘酷，它們都沒有能力困擾你，或是讓你產生任何絲毫難受的感覺。

在讀了上一段後，你可能認為我是不是快瘋了、弄錯了、太不切實際了，或者以上皆有。不過，以下這句話是千真萬確的：「**在這個世界上，只有一個人能夠貶低你，那個人就是你，沒有別人！**」

這是它的運作方式。有人批評你的時候，你的腦海裡會自動浮現一些負面想法。是這些想法而非別人的言論，引發了你的情緒反應。那些令你不安的想法，必定包含了第三章介紹過的認知扭曲：以偏概全、全有或全無的思考方式、心理過濾、貼標籤等等。

我們就來檢視亞特的想法，並以此為例來說明。

亞特的恐慌源自於災難性解讀：「這個批評證明了我有多麼無能。」他犯了什麼樣的認知扭曲？首先，當亞特任意地推斷這名患者的批評正確且合理時，犯了妄下結論的認知扭曲。他的結論可能對，也可能錯。再來，無論亞特對這名患者說了什麼，即使說了不得體的話，他都誇大了它們的嚴重性（誇大化），並認定他無法改正任何錯誤行為（算命師錯誤）。他不切實際地預測了，自己會被其他人（例如主管、同事和患者）所拒絕，他的醫師生涯將毀於一旦，因為他會不斷犯下對這名患者所犯的錯誤（以偏概全）。他只聚焦在自己的錯誤上（心理過濾），而忽視了他已成功治療了許多患者（輕視正面事物）。他認同自己的錯誤行為，並下結論說他是個「無能又無情的人」（貼標籤）。

克服對批評的恐懼的第一步，與你的心理過程有關：學會辨識你受到批評時出現在腦海中的負面想法。一個最有用的方法，是利用先前介紹過的兩欄式技巧，把它們寫下來，這可以幫助你分析想法，並看出你的思維哪裡不合邏輯、哪裡出錯。最後，寫下你的理性回應，這些回應更合理，也沒那麼令人煩躁。

這裡引用了亞特用兩欄式技巧記錄負面想法的作業範例（見左頁的表21）。當他學會以一種更切合現實的方式思考情況，就不再把心力和情緒繼續浪費在災難化的認知扭曲上，而能夠把精力引導至具創意、目標導向的問題解決方式上。當他對自己冒犯或傷人的言語做了精確評估後，就能夠開始修正看診風格，把未來再犯類似錯誤的可能性降到最低。結果，他從這次的問題中汲取教訓，他的臨床技能和成熟度都提升了。這增加了他的自信心，也幫助他克服了對不完美的恐懼。

簡言之，如果有人批評你，他們不是對，就是錯。如果他們的批評是錯的，你根本沒什麼好惱怒的，請花一分鐘仔細思考對方的批評是否正確。

許多患者流著淚、懷著憤怒和不安的心情來找我，因為他們所愛的某個人對他們做出了輕率的錯誤批評，這樣的反應是沒必要的。如果有人對你做出了不公平的批評，為什麼你要為此感到不安呢？那是別人的錯，不是你。

表21・亞特的兩欄式練習

節錄自亞特使用兩欄式技巧所做的家庭作業練習。當他從主管那裡得到有關他對待一名棘手患者之方式的批評回饋時，起初感到一陣巨大恐慌。他在寫下負面想法後，體悟到它們有多麼不切實際。結果，他感到如釋重負。

自動化思維 （自我批評）	理性回應 （自我防衛）
1 天啊！我的真面目被揭穿了。就連我的患者都能看出，我是個無能又無情的人。	只因為有患者抱怨，並不代表我就是個「無能又無情的人」。事實上，絕大多數患者真的都很喜歡我。我犯了錯，但這並不代表我的「真實本質」。每個人都有權犯錯。
2 他們可能會把我趕出住院醫師培訓計畫。	這種想法很愚蠢，它建立在幾個錯誤假設上：❶我所做的都是壞事；❷我沒有能力成長。由於❶和❷都是荒謬的假設，所以，我在這裡的地位不可能受到威脅。我曾經多次受到上司的稱讚。

為什麼你要自尋煩惱呢？你會期望別人是完美的嗎？反之，如果別人的批評是對的，你還是沒理由感到慌亂失措。沒有人期待你是完美無缺的，你唯一要做的，就是承認自己的錯誤，並在能力範圍內採取行動改正錯誤。這聽起來很簡單（確實如此！），但要把這個道理轉化成一種真實的情緒，可能需要做一些努力。

當然，你可能會害怕別人的批評，因為你覺得自己需要其他人的愛和認同，才會有價值、才會快樂。

抱持這種觀點的問題，在於你得把所有精力花在取悅別人上，如此一來，能夠用來過一個富有創造力、富有成效的生活方式的精力，就所剩無幾了。矛盾的是，許多人可能覺得你不如那些更有自信的朋友那麼有趣和有吸引力。

回應批評攻擊的3個步驟

到現在為止，我告訴你的是對先前所介紹的認知技巧的回顧。問題癥結在於，只有你的想法才能使你感到心煩不安，如果你學會更務實地思考，就不會覺得如此愁煩了。現在，寫下那些在別人批評你時通常會浮現在你腦海裡的負面想法。然後，辨識這些扭曲想法，並以一些更客觀的理性回應來取代，這將有助於緩解你的憤怒和威脅感。

現在，我要教給你一些簡單的口語技巧，它們具有相當大的實用性。面對別人的攻擊，你可以說什麼話來回應對方呢？你如何以一種能提升掌控感和自信心的方式，因應這些棘手的困境呢？

步驟1：換位思考

當別人批評或攻擊你時，他（或她）的動機可能是想要幫助你，也可能是為了傷害你；對方的批評可能對，也可能錯，或是有對有錯，只是程度不同。但是，一開始就聚焦於這些問題，並不明智。反之，你可以詢問對方一連串具體的問題，以正確找出他的用意。

你在問這些問題的時候，要避免帶著主觀判斷或採取一種防衛性態度。請不斷要求對方給你愈來愈明確的訊息，並且設法用批評者的眼光來看世界。如果對方用模糊、侮辱性的標籤攻擊你，要求他說得再具體些，並明確指出他到底不喜歡你的什麼地方。這個行動本身，就可以幫助你擺脫對方的批評，而且有助於把這種攻防互動轉變成合作和相互尊重的互動。

為了向患者闡明如何做到這一點，我經常利用一次療程的機會，與患者在一個虛構的情境裡進行角色扮演，來示範這項技巧。我會教導你如何進行角色扮演，這是一項值得培養的有用技巧。在以下對話中，我要你想像自己是個憤怒的批評者。你要對我說出你所能想到的最粗暴、最惱人的事情。你所說的事情可以是真的，也可以是假的或半真半假。我會使用換位思考回應你的每一次攻擊。

你：柏恩斯醫師，你是個沒用的混蛋！

大衛：我哪裡惡劣了？

你：你所說和所做的每件事都糟透了！你對別人漠不關心、自私自利又不稱職！

大衛：讓我們來看看你說的每件事。我要你設法說出具體的事情，顯然的，我做了或說了一些讓你惱怒的事情。只是，我說了什麼，讓你覺得我漠視你？我又做了什麼事，讓你覺得我是個自私自利的傢伙？我還做了什麼事，讓我看起來是不稱職的？

你：前幾天我打電話要更改預約時間時，你聽起來很匆忙，也很煩躁，彷彿你有很急切的事要做，根本不關心我。

大衛：好，我在電話裡給了你覺得我很匆忙、漠不關心的印象。那麼，我還做了什麼其他激怒你的事情呢？

你：在療程結束時，你似乎總是催促著我快點離開，好像這就是為了賺錢的一個龐大生產線。

大衛：好，你覺得我在治療過程中看起來也很匆忙。我給了你這樣的印象，好像我對錢比對你更感興趣。我還做了其他什麼事情呢？你還能想到其他我可能也曾搞砸或冒犯你的事情嗎？

我做的事情很簡單。我透過詢問你具體的問題，把你會徹底拒絕我的可能性降到最低。於是，你和我在這個過程中，察覺到了有些特定的具體問題，而且是我們能夠處理的。再者，我透過仔細聆聽你的談話，也給了你表達看法的機會，讓我能夠從你的角度來理解情況。這樣做往往可以化解任何怒氣和敵意，並且以解決問題做為彼此共同努力的方向，來取代指責或爭論不休。

記住第一個原則，即使你覺得對方的批評一點都不公平，還是要透過詢問一些具體的問題來同理對方。要明確找出批評者的真正意思是什麼。如果對方正在氣頭上，他（或她）可能會對你亂扣帽子，甚至用髒話侮辱你。儘管如此，你還是可以再詢問更多問題，以取得更多相關訊息，進而釐清那些話是什麼意思：為什麼那個人說你是「沒用的混蛋」？你怎麼會得罪這個人？你做了什麼事？你在什麼時候做了那樣的事？你有多常這樣做？這個人對你還有其他不滿的地方嗎？查明你的行為對他有什麼意義，設法透過批評者的眼睛看世界。這種作法往往會讓咆哮的獅子平靜下來，也為彼此後續能夠進行更理智的討論奠定基礎。

步驟2：消除批評者的敵意

如果有人朝著你射擊，你有三種選擇：你可以選擇以其人之道還治其人之身，朝對方射擊回去，不過，這樣做通常會引爆戰火而互相毀滅；你也可以選擇逃跑或是躲避對方的子彈，但這樣做往往會讓你倍感屈辱，讓你失去尊嚴；你還可以選擇留在原地，有技巧地卸下敵人的武裝。而我發現，第三種解決之道是至今為止最令人滿意的作法。當你制敵機先，讓對方繳械，將是最終的贏家，你的敵人通常也會覺得自己是贏家。

要怎麼做到這一點呢？很簡單：無論你的批評者對錯與否，一開始，先設法認同對方的批評。首先，容我先舉個最簡單的情況來說明這一點。我們假設你的批評者基本上是對的。以前面的例子來說，當你憤怒的指責我說，我有好幾次語氣聽起來很倉促、對你漠不關心時，我可能會接著說：「你說的完全正確。你打電話來的時候，我是有些急促，我的語氣聽起來可能真的很冷淡。其他人偶爾也會向我指出這一點。我想要強調的是，我並非有意要傷害你的情感。你還提到我們有幾次在治療過程中，也發生類似急就章的事，你的指正也是對的。你可能還記得，我們只要事先約定好，晤談時間的長短就可以隨你高興做適當的調整。或許，你想要把診療的時間延長十五到三十分鐘，然後看看那樣做是否可以讓你感覺舒坦一點。」

現在，假設你覺得別人對你的批評並不公允，是無的放矢。如果對方要你改變之處是個不切實際的要求，怎麼辦？當你很確定對方的批評根本是胡說八道，你怎麼可能會認同對方說的話呢？很簡單，你可以原則上同意他的批評，或者在他的話裡找到些許可信的事實，並對這部分表示同意；要不然，你可以承認對方的不滿是可以理解的，因為這是基於他對情況的看法而來的。我可以繼續透過角色扮演，對這一點做出充分的說明，這次你攻擊我時，所說的基本上都是假話。

根據遊戲規則，我必須❶設法同意你所說的話，無論你說了什麼；❷避免說諷刺的話，或是為自己辯解；❸永遠說真話。只要你喜歡，你的言論可以是離奇古怪的，也可以是殘忍無情的，我保證會嚴格遵守上述遊戲規則！讓我們開始吧！

你：柏恩斯博士，你是個混蛋！

大衛：我有時候也這麼認為，我常常搞砸事情。

你：這個什麼認知療法爛透了！

大衛：當然，這個方法還有很大的改善空間。

你：你還是個笨蛋。

大衛：有許多人都比我聰明，我很確定我不是世界上最聰明的那個人。

你：你對患者沒有任何真正的感情。你的治療方法非常膚淺，不過是耍噱頭而已。

大衛：我不是每次都像我希望的那樣溫暖和敞開。也許我的治療方法看起來像是在耍噱頭。

你：你是個蒙古大夫，不是真正的精神科醫師！這本書根本是垃圾！你不值得信任，也沒能力處理我的情況。

大衛：在你看來，我是個不稱職的醫師，我對此感到非常抱歉。這一定讓你感到相當不安。你似乎覺得很難信任我，當然會懷疑我們是否可以共同合作，有效改善你的病情。你說的很對，我們不可能成功合作，除非我們意識到要互相尊重對方和彼此配合。

到了這個時候（或者更早），這個憤怒的批評者通常已經怒氣全消。因為我不是反駁他的批評，而是設法認同我的敵人，這個人似乎很快就耗盡了他的彈藥，我成功地使他繳械。你可能把這種作法想成是以避戰取勝。隨著批評者開始平靜下來，他（或她）就能以較平和的心情與人溝通。

我在診間向患者示範前兩個步驟後，通常會建議我們兩人互換角色再進行一次，以便給予患者熟練這套方法的機會。讓我們來做一次吧。我會批評和攻擊你，你則要練習換位思考，並想出你自己的回答。然後，檢視你的回答有多準確或多荒謬。

為了讓下面的對話變成更有用的練習，請遮住「你」的每個回應，然後想出你自己的回答。接著，看看你的回答與我寫的回答有多相近。記住，使用換位思考問問題，以及運用消除敵意技巧，設法找出認同我的有效方法。

大衛：你來這裡，不是為了改善病情，只是為了尋求同情。

你：我做了什麼事，讓你覺得我來這裡只是為了尋求同情呢？

大衛：你在兩次療程的間隔期，沒有做任何事情幫助你自己。你只想來這裡向我抱怨。

你：我確實沒有按照你的建議做一些書面記錄練習。你覺得我不該在接受諮商時發發牢騷嗎？

大衛：你可以做任何你想要做的事情，你只要坦承你根本不在乎就好。

你：你的意思是不是認為「我不想好起來」，還是什麼？

大衛：你一點用都沒有！你就是廢物一個！

你：我一直有那種感覺好多年了！那麼，你有什麼好點子可以提供給我，幫助我對自己有不一樣的感覺嗎？

大衛：我投降。你贏了。

你：你說對了。我確實贏了！

我強烈建議你找個朋友一起做這項練習。透過這種角色扮演方式，有助於熟練這些真實情境發生時所需的因應技巧。如果你找不到一個讓你感到自在的朋友，可以一起有效的進行角色扮演，另一個很好的替代方案，就是寫出你和一個充滿敵意的批評者之間的虛構對話，類似於你所讀到的幾個前述對話。在每一次的指責過後，寫下你如何運用換位思考和消除敵意技巧，來回應這個批評。一開始，這好像有點困難，但我認為你很快就能駕輕就熟。只要你掌握了要領，就很容易上手。

你會注意到，在面臨不公的指責時，你會產生一種強烈衝動，讓你幾乎無法克制地想為自己辯護。這是一個重大錯誤！如果你屈服於辯護的傾向，對手攻擊的強度也會增加！弔詭的是，每當你為自己辯護時，就等於給對方的軍火庫增加彈藥。

舉例而言，在後文的角色扮演中，你再次扮演批評者，這次我會針對你的荒謬指控來為自己辯護。你會看到我們的互動如何迅速升級為全面開戰。

你：柏恩斯醫師，你不關心你的患者。

大衛：（以一種防衛性態度來回應）那不是真的，也不公平。你不知道你在說什麼！我的患者都很敬重我付出的所有努力和辛勞。

你：可是，這裡有一個人無法表示認同！再見！（你離開，決定炒我魷魚。我的自我防衛反而導致慘敗。）

反之，如果我採取換位思考，並設法消除你的敵意，你通常會覺得我在傾聽你說話，並表現出對你的尊重。結果，你失去了戰鬥的熱情，恢復了冷靜。這為步驟三「意見回饋與協商」創造了條件。

起初，你可能會覺得，儘管自己已經決定應用這些技巧，但是真的在現實生活中遭人批評時，仍會受到情緒影響，回到以前的行為模式——你發現自己出現了惱怒、爭辯、大力為自己辯護之類的反應。沒人指望你在一夜之間學會這些技巧，你也不必每戰皆捷，但請在事後分析你的錯誤，這一點非常重要，如此一來，你就能檢討自己本來可以怎麼照著以上建議的方法，採取不同的因應之道。找個朋友在事後一起針對這次的棘手處境進行角色扮演，你就能練習形形色色的回應，直到能熟練一種讓你感到自在的方法。

步驟3：意見回饋與協商

只要你開始應用換位思考來傾聽批評者，並設法認同他以消除敵意，你就可以用委婉但堅定的態度解釋你的立場和情緒，並針對彼此的真正歧見進行協商。

讓我們假設這個批評者根本是錯的。那麼，你如何以一種不造成傷害的方式表達觀點呢？很簡單，你可以在客觀表達自己的觀點時，承認自己可能是錯的。面對衝突時，要根據事實化解歧見，避免受到個性或自尊心的擺布。避免把無助於化解衝突的標籤，指向批評你的人。切記，他的過失並不會讓他變得愚蠢、一無是處或低人一等。

舉例來說，最近有個患者說我寄了一張她已經付過的諮商治療費用的帳單給她，她指責我：「為什麼你不把你的帳目弄清楚！」我知道她弄錯了，所以如此回答她：「我的帳目也許真的出錯了。我記得你那天好像忘了帶支票簿，但我也有可能弄錯。我希望你會同意，你我都有可能犯錯。然後，我們才能更輕鬆地相處。你何不看看你是否有一張已付款的支票？這樣一來，我們就可以查明真相並做適當的調整。」

在這個案例裡，我沒有針鋒相對地回應她，讓她得以保持顏面，也避免了一場有可能危及她的自尊的衝突。雖然事實證明她是錯的，但她後來告訴我，因為我承認自己也會犯錯，讓她感到如釋重負，這也讓她對我有更好的觀感，因為她擔心我會像她一樣是個完美主義者，對她苛求不休。

有時候，你和批評者之間的歧見無關事實，而是出在品味不同。這時候，如果你能委婉地提出看法，就會是最後贏家。舉例而言，我發現無論我的衣著如何，總是有患者表示喜歡，有些則否。最讓我感到自在的穿著是西裝配領帶，或是運動外套配領帶。假設有個患者批評我，我的服裝太過正式，讓我看起來像個「當權者」，令人反感。那麼，在進一步引出這個人可能不喜歡我的其他事情的詳細資訊後，我可以如此回應他：「我當然可以同意你的看法，西裝確實有點正式。如果我穿得休閒一些，你跟我在一起的時候會更加自在。我相信你會了解，在試過各種不同的穿著方式後，我覺得一套漂亮的西裝或運動外套，最能得到大多數與我共事者的認可，所以我才選擇維持這種穿衣風格。我希望這不會影響你繼續與我合作。」

當你與批評者協商時，有幾種選擇。如果他繼續批評你，而且一再表明相同的看法，這時你只要有禮貌但堅定地重複你的果決回應，直到對方感到厭煩。例如，如果批評我的人繼續堅持我不該再穿西裝了，我可能每次都會繼續說：「我完全理解你的看法有一定的道理。儘管如此，我還是決定繼續穿比較正式的服裝。」

有時候，解決之道是採取一個折衷方案。在這種情況下，表示協商和妥協是有必要的，最後你可能只得到部分想要的東西。但如果你一開始就有意識地應用換位思考和消除敵意技巧，可能會獲得更多想要的東西。

許多時候，你很明顯就是犯了錯，而批評你的人是對的。在這種情況下，如果你毫不猶豫地立即接受他的批評，感謝他的賜教，並為你可能造成的傷害道歉，他對你的尊敬之情很可能會大幅躍升。這聽起來很老派，是大家都知道的常識（確實如此），但效果奇佳。

看到現在，你也許會說：「別人在批評我的時候，難道我沒有權利為自己辯護嗎？為什麼我總是要去同理別人呢？畢竟，沒腦子的可能是他，不是我。被這樣的事情搞到火冒三丈，不是人之常情嗎？為什麼我總是要去化解衝突？」

好吧，你的話的確有一定的道理。你確實有權大力維護自己不受批評，而且只要你喜歡，你愛對誰發火都可以。而且，你說得很對，腦袋有問題的，經常是批評你的人，而不是你。而且，「生氣比傷心好」這句口號相當有道理。畢竟，如果你要斷定某人是「沒用的廢物」，何不讓那個人是別人？而且，有時候對別人發火，確實會讓你舒服一點。

許多心理治療師會贊同你的這種觀點。佛洛伊德認為，憂鬱是「把憤怒轉向內心」，換言之，他認為憂鬱症患者把憤怒發洩在自己身上。根據這種觀點，許多治療師鼓勵患者要多接觸自己的憤怒，而且要多多表達出來。他們甚至說，本節所說的一些方法只是一種壓抑性逃避。

這是一個假議題。關鍵不在你是否把感受表達出來，而是你的表達方式。如果你表現出來的訊息是「我很生氣，因為你批評我，所以你是個沒用的廢物」，你將會破壞你和對方的關係。如果你採取一種防衛性報復方式，設法保護自己不受負面意見的傷害，就會降低了日後與對方保持有益互動的可能性。因此，雖然你在怒氣爆發的當下感覺很爽快，但長期來看，這種自斷退路的作法可能會讓你自食苦果。你貿然地把情況推到不必要的對立態勢，以致失去了機會去釐清批評者設法要傳達給你的訊息。更糟的是，你可能會因為暴怒而自食惡果，其強大的後座力可能導致你罹患憂鬱症。

反質問者技巧

這是本章介紹的各項技巧的一種特殊應用，對演講或教學的人特別有用。我是在開始對大學和專業團體講述當前的憂鬱症研究時，發展出了「反質問者技巧」。

雖然我的演講普遍獲得好評，但偶爾還是會碰到有聽眾當場挑釁。他們的話裡通常有幾個特色：❶具有強烈的批判性，但不正確或離題；❷他們在當地同儕中不被接受或理解；❸他們的語氣刻薄、惡毒。

為了應對質問者，在不冒犯對方的前提下，我發展出一種技巧：❶感謝他們的意見；❷認同他們的觀點很重要；❸強調還有更多可以探討的地方，並鼓勵他們去研究；❹邀請他們會後再跟我聊。

這種正面積極的作法很有效。這些質問者在演講結束後，常常會趨前向我致意，對我的友善回應表示讚許和感謝。有時候，這些質問者反而成了我的頭號粉絲！

有自尊的面對批評

關於如何運用認知和口語來因應批評，下頁的圖4有詳細說明。一般來說，別人批評你時，你會有三種反應：傷心、生氣或開心。你選擇哪種，就會影響你的思想、情緒、行為，甚至身體狀況。

有憂鬱傾向的人，往往選擇傷心以對。你不假思索地相信批評你的人是對的；你沒有做任何系統性調查，就妄

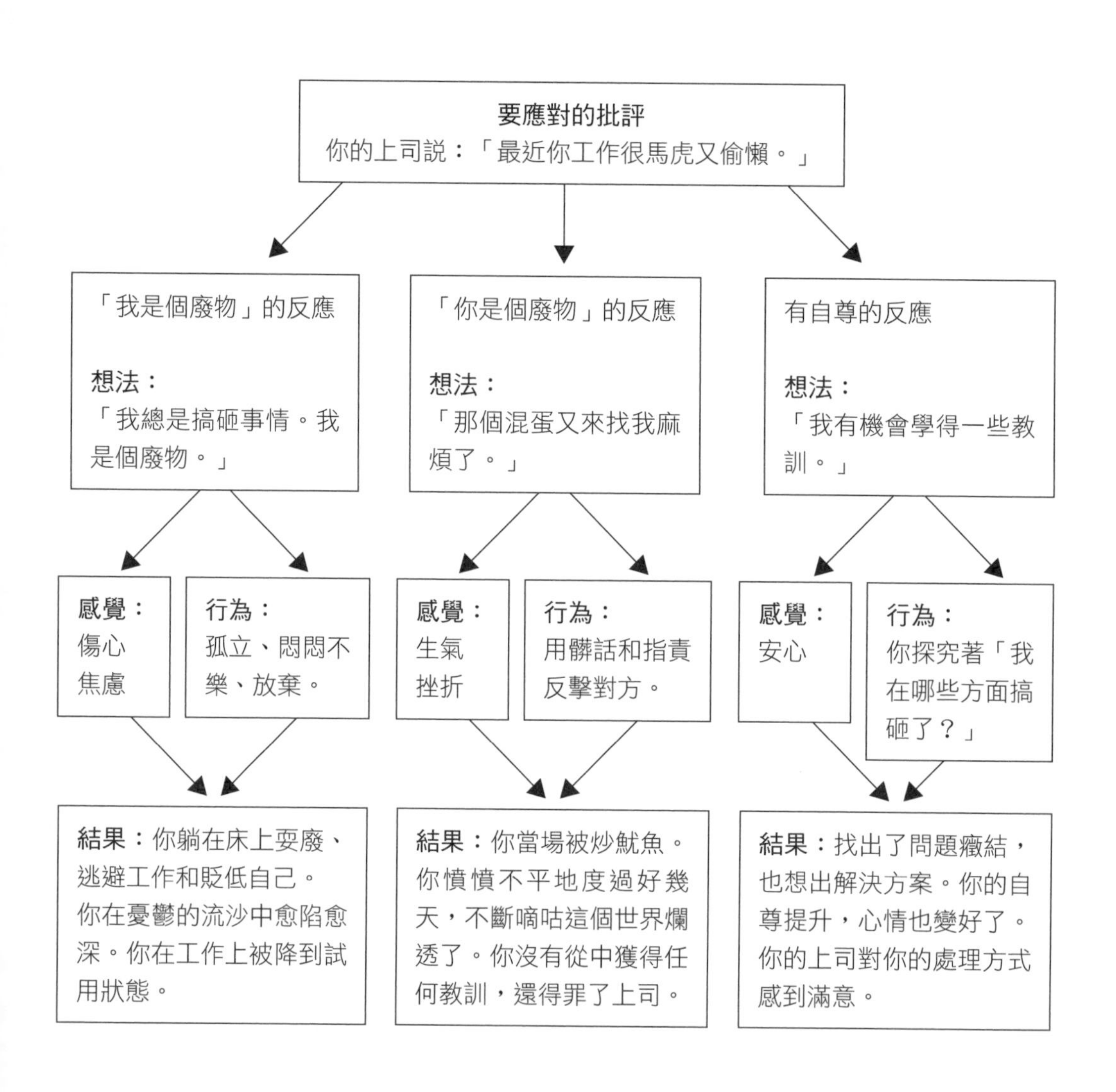

圖4 批評所引發的三種反應：批評會引發你的三種不同反應，你會感到傷心、生氣或開心，這取決於你對於情境的思考方式。你的心態也會對你的行為和結果，產生顯著的影響。

下了「自己是理虧的一方」的結論，認定自己犯了錯。然後，你在一連串認知扭曲的推波助瀾下，誇大了對方批評的嚴重性。

你可能以偏概全而錯下結論，認為你這一輩子除了是由一連串錯誤所構成的之外，就沒別的了。或者，你可能會給自己貼上「只會搞砸事情」的標籤。由於你保持著完美主義傾向，期望自己應該是盡善盡美、不會犯錯的，因此可能會深信你的（假定的）過錯表明了你一無是處。結果，這些認知扭曲導致你變得鬱鬱寡歡、失去自尊。反映在言語上，就會盡說一些沒有建設性的負面消極話語，流露出逃避和退縮的特質。

相反的，你可能會選擇生氣。你想要從不完美的恐懼中保護自己，試圖說服批評者是個怪物。你會固執地拒絕承認任何錯誤，因為根據你的完美主義標準，這相當於承認你是一文不值的可憐蟲。所以，在「進攻就是最好的防禦」這個假設下，你反過來指控對方。你準備好要戰鬥，你的心跳加速，荷爾蒙流進你的血流裡。你的每一塊肌肉都緊繃著、牙關緊閉。當你義憤填膺，自以為是地指責批評者時，可能感覺到一陣短暫的快感。你告訴對方，他是個沒用的廢物！遺憾的是，他不同意你的說法，而且長期來看，你的暴怒是一種自我挫敗行為，因為你已經破壞你們之間的關係。

第三種選項，要求你要有自尊，至少必須表現得像有自尊。這一點是基於以下這個前提：你是一個有價值的人，以及你不需要完美無缺。當你受到批評時，一開始的反應是要追根究柢。他的批評有絲毫道理嗎？你到底做了什麼令人反感或不當的事？你真的搞砸了嗎？

透過詢問一連串不帶偏見的問題，你已經釐清了狀況，可以提出解決之道了。如果有需要妥協，你可以展開協商。如果確實是你錯了，你可以認錯。如果錯的是批評你的人，你可以委婉地指出來。

但無論你的行為是對是錯，你都會知道，自己身為一個人是有價值的，因為你終於明白了，你的自尊從來就不會因為別人的看法而改變。

07

找回憤怒的操縱權

我們真正要問的不是「我是否應該感到憤怒？」，而是「我會在哪裡劃界線？」假設你在報紙上讀到了一樁冷血暴行，感到義憤填膺。那是明顯的邪惡行為，但是，如果你只是生氣而沒有行動（大多數人都是如此），你的憤怒可能就失去調適性。反之，如果你選擇幫助受害者，或是以某種方式對抗犯罪，你的憤怒就表現出了調適性。

我對你有多聰明並不感興趣，因為你的智商與快樂能力沒有多少關係。我想知道的是你的「易怒商數」（Irritability Quotient），這是指你每天在生活中容易產生和累積的憤怒與煩躁情緒。若你的易怒商數特別高，將會對你不利，因為你會對挫折和失望過度反應，產生讓你的性情變得陰沉、生活變得無聊乏味的怨恨情緒。

你有多容易憤怒？

現在我要告訴你如何測量易怒商數。請閱讀第156頁的表22，裡面列出了二十五種可能會令人煩躁不安的情況。請使用下列這個簡單的評量表，評估在一般情況下，你會被每個事件惹惱的輕重程度（0至4分），然後再把答案填在空格裡：

0—你幾乎不會或根本不會感到煩躁。
1—你感到有點惱火。
2—你會感到中等程度的不快。
3—你會感到相當強烈的憤怒。
4—你會感到極度的憤怒。

按照範例所示，請在每個問題後面的空格裡，標記你的答案：

你開車前往機場接一個朋友，在途中被迫等待一列長長的貨運火車通過。

回答這個問題的人，評估他的反應是2，因為他覺得自己會出現中等程度的不快，但只要火車一通過，他的不快很快就會消失。雖然以下惱人事件的許多潛在重要細節都被省略了（像是當時的天氣狀況、誰涉入等等），你在描述自己通常會對這些事件如何反應時，還是要盡量根據你的理解和判斷，準確做出估計。

在你完成這份憤怒清單後，就可以算出你的易怒商數。請確認你沒有遺漏任何一題。把二十五個事件的分數加總，最低的可能總分是0分，也就是你對每道題目都給了0分，這表示你不是說謊者，就是一位大師！最高總分是100分，也就是你對每道題目都給了4分，反映出你經常處在憤怒的爆發點，甚至更高。

對照表格的分數區間說明，你就知道自己有多容易憤怒了，接下來，我們就來看看一些因應之道。傳統上，心理治療師（和一般大眾）把因應憤怒的方法歸納為兩大類：❶把憤怒朝「內」，或❷把怒氣朝「外」。

第一種解決之道被認為是「不健康的」，你把攻擊性加以內化，像海綿一樣吸收你的憤怒和怨恨。

表22・諾瓦克憤怒量表*

事件	分數
1 你把剛買回來的電器用品拆開，並插上電源，結果無法運作。	
2 你被一個水電工超收費用，因為他吃定你了。	
3 當其他人的行為都被忽略時，唯獨你遭到糾正。	
4 你的車子陷在泥濘或雪地裡。	
5 你在和某人談話，但他不回答你。	
6 某人正在裝模作樣。	
7 當你在自助餐廳裡端著四杯咖啡要走到座位上時，有人撞到你，讓咖啡灑了出來。	
8 你已經把衣服掛好，但有人把它們弄到地上，又不撿起來。	
9 從你踏進店裡，就被一個售貨員糾纏不放。	
10 你已經安排好要跟某人前往某處，但對方在最後一分鐘臨陣脫逃，扔下你不管。	
11 被人開玩笑或遭到取笑。	
12 你的車子在紅綠燈前拋錨，在你後面的傢伙猛按喇叭。	
13 你在停車場裡不小心轉錯彎。當你下車時，有個人對你大喊：「你到底在哪裡學開車的啊？」	
14 某人犯了錯，卻把錯怪在你頭上。	
15 你設法讓自己專心，但旁邊的人一直用腳打拍子。	

16 你把一本重要的書或工具借給人，但對方不還給你。	
17 你已經忙了一整天，和你同住的人卻開始抱怨你竟然忘了答應要做的事。	
18 你正在設法跟同學或夥伴討論一件重要的事情，但他一直不給你表達看法的機會。	
19 你正與某人討論某個話題，儘管他對這個主題所知甚少，仍跟你爭論不休。	
20 當你在和另一個人爭論時，有人插嘴干涉。	
21 你急著趕往某地，但前面的車以時速二十五公里開在速限四十公里的車道上，但你又不能超車。	
22 你踩到一大塊口香糖。	
23 你在經過一小群人時，被他們嘲笑。	
24 你急著去某個地方，但好不容易買到的那條褲子被一個尖銳的東西劃破了。	
25 你用身上僅剩的五元打電話，但你還沒撥完號碼就斷線了，硬幣也被吞了。	
總分	

- 0-45：你感受到的憤怒和惱人程度明顯偏低。只有極少比例的人口在這項測試上，得到如此低的分數，你是少數天選之人的其中一個！
- 46-55：你比一般人平和許多。
- 56-75：你對生活中的瑣事有正常的憤怒反應。
- 76-85：你經常對生活中的種種煩擾大動肝火。你比一般人更易怒。
- 86-100：你是憤怒之王，經常被強烈的暴怒所苦，這種情緒不易消散。你可能在被辱罵過後，怨恨情緒仍久久揮之不去。你可能在認識你的人眼中，是個「炮竹」或是脾氣火爆。你可能經常出現緊張性頭痛、血壓飆升。你的憤怒經常失控，導致你衝動發洩對別人的不滿情緒，有時候會使你陷入麻煩。只有少數成人和你一樣反應過度。

*由加州大學爾灣分校的雷蒙·W·諾瓦克教授所設計，完整量表共80項，這裡在獲得他的許可下節錄其中25項。

這最終會危害你的身心，導致你產生罪惡感並陷入憂鬱。早期的心理分析師（例如佛洛伊德）認為，內化的憤怒是憂鬱症的成因。遺憾的是，沒有令人信服的證據支持這個概念。

第二種解決之道是釋放你的憤怒，據說這是一種「健康的」方法，因為當你表達感受時，你的心情可能會變好。不過，這個過於簡化的方法，問題出在它的效果並不理想。因為你總是隨心所欲地宣洩怒氣，其他人很快就會把你看成是神經質的人，而且，這也顯示你沒學會如何在社會上與人相處而不動怒。

認知療法勝過上述兩種方法。你有第三種選擇：停止引發你的憤怒。你沒必要在壓抑或宣洩之間二擇一，因為憤怒本來就不存在。本章我將會提供一些指導原則，讓你能夠在不同的處境下衡量生氣的利弊，這樣就可以判斷何時生氣對你最有利，何時又不宜。如果你願意，可以培養出控制自己情緒的能力，漸漸克服那些會無故破壞生活品質的過度易怒和挫折感等情緒。

是你對事件的詮釋激怒了你

「那些人！
狗屎！
我受夠他們了！
我需要暫時遠離人群。」

在半夜兩點寫下上述想法的女人，徹夜難眠。與她同棟公寓的狗和吵鬧的鄰居，怎麼可以如此無視別人的感受？我敢說你和她一樣，相信是別人愚蠢又自私自利的行為惹怒了你。

你當然會相信是那個外在事件惹惱了你。當某個人讓你火冒三丈的時候，你不假思索地認定他們是造成你心情惡劣的罪魁禍首。你說：「你讓我很煩！你惹毛我了。」當你這樣想的時候，其實是在愚弄自己，因為別人根本不能惹怒你。對，你沒有聽錯。

在電影院的排隊長龍中，有個粗魯的青少年擠到你前面插隊；有個騙子在一家古董店賣了一個假的古硬幣給你；某個「朋友」可能會把你在一筆交易中分得的可觀利潤騙走；男友跟你約會時總是遲到，儘管他知道你很重視準時。**無論在你看來，別人的言行有多麼難以忍受或不公平，他們不會、從未，也永遠不會惹惱你。這個令人痛苦的真相是：你才是那個創造你體驗到的所有憤怒的人。**

你是否覺得這聽起來就像是異端或蠢話？如果你認為我的看法與一目了然的事實相牴觸，你可能想要燒了這本書，或者厭惡到想把它扔掉。如果是的話，我要挑戰你繼續讀下去，這是因為——

憤怒，就跟所有情緒一樣，都是你的認知產物。你的想法和憤怒之間的關係，請參考下頁的圖5。正如你看到的，無論你受到了什麼事件的刺激而發脾氣，其過程一定是：你先意識到發生了什麼事，然後自己做出詮釋，因此，你的感覺來自你賦予該事件的意義，而非來自事件本身。

假設你在忙碌了一整天後，把兩歲大的兒子哄進嬰兒床睡覺。你關上他的房門，然後坐下來放鬆地看電視。二十分鐘後，他突然打開房門，咯咯笑著走出來。你可能會有各種不同反應，這取決於你怎麼理解這件事。

如果你感到生氣，可能是在想：「真是糟糕！他總是給我添麻煩。為什麼他就不能乖乖的躺在床上睡覺呢？他從來都不讓我好好休息一分鐘！」另一方面，你可能很高興看著他從房間裡走出來，心想著：「太棒了！他剛剛自己第一次爬出嬰兒床。他正在長大，變得愈來愈自主了。」這兩種反應所面對的都是同一個事件。由此可見，你的情緒反應完全取決於你對這個處境的思考方式。

我知道你現在在想什麼：「那個幼兒的例子根本不適用！我會生氣一定有正當的理由。這個世界上充斥著真正的不公平和暴行。我沒辦法在想起每天必須忍受的那些糟糕的事情時，不會感到焦慮不安。你想要替我做腦葉切除手術，讓我變成一個沒感覺的喪屍嗎？算了吧，謝謝！」

你當然是對的，每天都有許多真實的負面事件在發生，但你對這些事件的感受，仍然源自你對它們的詮釋。因為憤怒是一把雙刃劍，所以你要仔細檢視自己對負面事件的詮釋。

長期來看，因為一時衝動而發飆所產生的後果，到頭來受傷的往往還是你自己。即使你真的受到了不公正的對待，生氣對你並沒有好處。你因為憤怒而帶給自己的痛苦和折磨，可能遠遠超過最初引發憤怒情緒的不快事件所產生的影響。就像一家餐廳的女主人所指出的：「沒錯，我有權大發脾氣。前幾天，我意識到廚師又忘

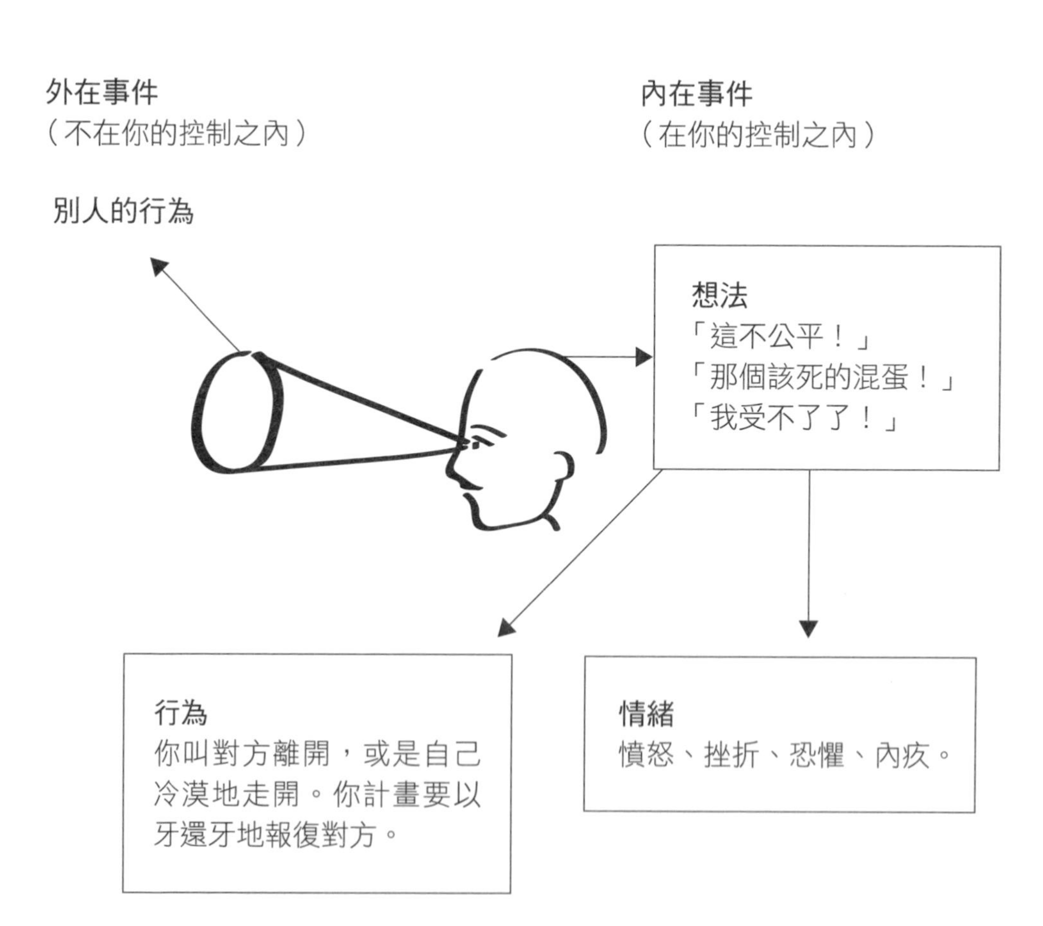

圖5 引發你的情緒反應的，是你對這些事件的感知和想法，而不是負面事件。

了訂火腿，雖然我先前還特別提醒他們，這次，我終於按捺不住心中的怒火，氣到把一大鍋熱湯甩到地上，灑得廚房裡到處都是湯汁。兩分鐘後，我知道自己的行為就像全世界最惡劣的混球，但我不想承認這件事，所以在接下來的四十八小時裡，把所有精力花在說服自己相信，我有權讓自己當著二十名員工的面，做出蠢事！但那樣做實在不值得！」

許多時候，你會生氣是因為有一些不容易察覺的認知扭曲。這跟憂鬱沒兩樣，你對事情的看法可能是歪曲的、偏頗的，或者根本就不對。如果你能改變這些錯誤想法，用一些更合乎現實和有用的想法來代替，就會覺得心情好多了，也能更好地控制自己。

導致憤怒的認知扭曲

當你生氣時，哪種認知扭曲最常出現？

貼標籤

其中一個主要原因是「貼標籤」。當你把惹怒你的人描述成「混蛋」、「廢物」或「人渣」時，就是用完全負面的方式看待對方。

你可以把這種極端的以偏概全，稱為「一概而論」或「妖魔化」。某人也許背叛了你的信任，你當然有權對他的行為感到憤恨，但當你給人貼標籤時，會覺得他（或她）天生就是壞蛋。你把憤怒指向那個人「是」什麼樣的人，變得對人不對事。

當你以這種方式對一個人失去信心或尊重時，就是只看到他們的缺點（心理過濾），而忽視了他們的優點（輕視正面事物）。這樣你就會把自己的憤怒對準一個不存在的對象。其實，每個人都是複雜個體，有優點也有缺點。

貼標籤是一種扭曲的思考過程，造成你出現不當的憤怒感和道德優越感。以這種方式建立自我形象，有害無益：你的貼標籤行為，必然會讓你去怪罪別人。你對反擊的渴望，則加劇了你與其他人之間的衝突，並在你生氣的對象身上產生了類似的態度和感受。貼標籤的行為，將無可避免地發揮一種自我實現預言的作用。把別人看成一無是處，結果是激化了人際之間的戰爭。

這是怎麼一回事？你通常是為了維護自尊而戰。某人可能透過辱罵或批評你、不愛你或不喜歡你，或者不同意你的想法來威脅你，而你可能認為自己處於一場攸關榮譽的殊死決鬥中。但問題在於，無論你多麼堅持，對方都不是一無是處的廢物！而且，你無法靠惡言攻擊別人來提升自尊，即使這麼做的確會讓人暫時感覺很好。最終，只有你的負面扭曲想法可以奪走你對自己的尊重。世上只有一個人，而且是唯一的一個人，有權威脅你的自我尊重，那個人就是你。只有你貶低自己，你的價值感才會往下墜。真正的解決之道，是終結這種荒謬的內心折磨。

讀心術

另一個會引發憤怒的典型認知扭曲是「讀心術」，你臆測對方的行事動機來滿足自己，但這些假設往往是不正確的，因為它們所描述的內容，不會是那些驅策對方如此行動的真正想法和觀點。你在憤怒之下，可能沒有想到要檢視你對自己所說的話。至於你對對方的可憎行為所提出的常見解釋，也許是「他有時會很惡毒」、「她不公平」、「他就是這種人」、「她很蠢」、「他們是壞小孩」等等。這些所謂的解釋，問題出在它們就是在貼標籤，根本沒有提供任何有效資訊。事實上，它們只會誤導人。

當喬安的丈夫告訴她，他寧願星期日待在家裡看電視轉播美式足球賽，也不想跟她去參加演唱會時，喬安感到火冒三丈。她感到火大，因為她告訴自己：「他不愛我！他總是要按照自己的意思做！這不公平！」

這個解讀的問題出在它們毫無根據。丈夫真的愛喬安，他不是每次都按照自己的意思做，他不是故意要對她「不公平」。在這個特定的星期日，達拉斯牛仔隊將對戰匹茲堡鋼鐵人隊，他真的很想看這場球賽！他根本不想要出門去聽演唱會。但當喬安以不合邏輯的方式思考丈夫的動機時，一次製造了兩個問題。她不僅必須忍受自己所創造的「丈夫不愛她」的錯覺外，也失去了他陪自己去聽演唱會的機會。

誇大化

第三種導致憤怒的認知扭曲是「誇大化」。如果你誇大負面事件的重要性，情緒反應的強度和持續時間可能都會過度被誇大。舉例來說，你有一個重要約會，偏偏公車又誤點，這時你可能會告訴自己：「我受不了了！」這不是有點誇大嗎？因為你正在忍受這樣的情況，所以你受得了的，為什麼要告訴自己「我受不了」呢？等車的不便已經夠糟糕了，你沒必要再以這種方式給自己增添困擾和自憐了。你真的想要那樣怒氣沖沖嗎？

「應該」和「不應該」陳述句

不當的「應該」和「不應該」陳述句，代表了第四種會助長你的怒氣的認知扭曲。當你發現有些人的行為令你反感，這時你告訴自己，他們不應該做那些事情，或是他們應該要做到那些他們沒做到的事情。舉例而言，假設你在辦理入住旅館的登記手續，結果旅館遺失了你的預訂記錄，不巧的是，旅館已經沒有空房了。你忍不住發火，堅持說：「這種事不該發生的！死要面子的白癡櫃檯人員！」

在這種情況下，是因為沒有空房供你入住而讓你大發雷霆嗎？不是。沒有空房的情況只會讓你感到失落、失望或不便。在你被惹惱之前，一定先得出以下這樣的解釋：你有權在這樣的情況下得到想要的。所以，當旅館人員搞砸了你的預訂，你就覺得他們對你不公平，而這種感覺讓你更加憤怒。

那麼，這樣有什麼不對呢？

當你覺得櫃檯人員不應該犯錯時，就會有不必要的挫折感。你的預訂記錄不見了，這的確是一件遺憾的事，但若說有人故意要對你不公平或說櫃檯人員特別笨，這就不太可能了。然而，櫃檯人員確實犯了錯。當你堅持別人要做到完美無缺，只會讓自己痛苦，並讓自己陷入無力採取行動的困境。問題就出在這裡：你的憤怒可能不會讓一個空房間如魔法般出現在你眼前，而且，改去住其他旅館的不便性，所帶來的痛苦遠少於你為自己失去預訂的房間而黯然神傷好幾個小時或好幾天。

不理性的「應該」陳述句，源自於這個假設：你有權在任何時候立即得到滿足。當你沒有得到想要的東西時，會因為一種極端的態度而恐慌或憤怒。這種態度就是：如果沒有X（X可以代表愛、愛情、地位、尊重、及時或準時、完美、美好事物等等），你就會死掉或永遠失去快樂。這種極端的態度，往往會引發許多自我挫敗的憤怒。

有憤怒傾向的人，經常以道德化的方式來表達欲求，像是：如果我對某人友善，他就應該感激我。這樣做的問題在於，其他人有自由意志，他們的所思所行經常不合你意。如果你不斷堅持他們必須符合你的欲求和渴望，你不會如願的。相反地，更常見的情況是：你試圖用憤怒去強迫和操縱別人，反而讓他們更疏遠你、與你對立，也更不願取悅你。

認清「世上沒有絕對的公平」

你的憤怒只會限制有創意的問題解決方案。自覺受到不公不義的對待，是激起大部分憤怒的根本原因。事實上，我們可以把「憤怒」定義為一種情緒，是對自己受到不公平對待的想法的直接回應。

現在我們要告訴你一個事實，你可能覺得它是苦藥，也可能覺得它是啟示。那就是：**沒有普世接受的公平或公義這回事，只有公平相對性。**

這其實就像愛因斯坦證明了時間和空間的相對性一樣。愛因斯坦所提出的「全宇宙沒有一種『絕對時間』標準」之觀點，在後來得到了實驗的證實。時間看起來會「快」或「慢」，取決於觀察者的參考座標。同樣地，世上也沒有「絕對公平」。「公平」取決於觀察者，所以某人覺得公平的事情，可能在另一個人眼中很不公平。即使是某個文化所接受的社會規範和道德約束，在其他文化裡可能不被認同或遵守。你可以反駁說這不是事實，並認為你自己的個人道德系統是普世性的，但事實並非如此！

這就是證據：當一頭獅子捕食一隻羊時，這公平嗎？從羊的角度來看，這不公平，牠遭到無情的攻擊，毫無招架能力，只能任獅子宰割。從獅子的角度來看，這是公平的，牠飢腸轆轆，那是牠每天的食物，牠覺得理所當然。哪個「對」？這個問題沒有一個終極或普世皆準的答案，因為世上不存在「絕對的公平」可以解決這個問題。

事實上，公平只是一種認知上的解釋，是抽象的，是一種自我創造的概念。當你大口吃牛肉漢堡時，你有什麼感覺？你覺得「不公平」嗎？對你而言，答案顯然是「公平」。對牛而言，答案當然是「不公平」！誰才是「對的」？對此，沒有一個終極的「真正」答案。

世上不存在「絕對的公平」，這是事實，但個人和社會的道德規範還是非常重要和有用的。我不是主張無政府狀態。我的意思是，關於公平的道德主張和道德判斷是約定成俗的，而非客觀的事實。社會的道德體系，例如十誠，基本上是群體決定遵守的規範。如果你的行為無法顧及他人的感受和利益，最終可能不會快樂，因為當人們留意到你在利用他們或占他們的便宜，他們遲早會展開反擊。

一個規範「公平」之系統的普及性，取決於有多少人接受它。當一個行為規範只適用於某個人，其他人可能會認為這是一個古怪的規定。一個例子就是我的患者，她為了「糾正錯誤」以及避免極端的罪惡感和焦慮感，每天要重複洗手五十多次，就像在做儀式一樣。相對來說，當一個規範幾乎被普世所接受，它就成了一個通用的道德規範的一部分，而且有可能成為法律體系的一部分，「禁止謀殺」就是一個例子。

不過，無論這類道德系統的接受度有多普及，都無法讓它們成為「絕對」或「終極有效」，而能夠一體適用於各式各樣環境下的每個人。

許多的日常憤怒，源自我們把個人欲求與一般道德規範混淆。多數情況下，當你對某人發飆、聲稱他們的行為「不公」時，其實他們的行為相對於另一套標準以及一個不同於你的參考框架，是「公平的」。你假定他們是「不公平的」，這暗示了你認為自己看事情的方式是被普遍接受的，但要讓這種情況成立，就表示每個人都得是一樣的。然而，我們的想法都不一樣。當你忽視這一點，而怪罪別人「不公平」時，你的行為就挑起了不必要的人際互動對立，因為對方會覺得受到冒犯而出現防衛性反應。然後，你們會開始爭辯誰是「對的」，但這是徒勞無益的，因為你們之間的爭論是建立在「絕對公平」這個錯覺上。

由於你沒有意識到公平的相對性，你的憤怒便存在一個邏輯謬誤。雖然你深信對方的行為不公平，但你必須明白，他的不公平行為只是相對於你的價值系統而言。但他是根據他的價值系統行事，而不是你的。很多時候，他的可憎行為在他看來是相當公平與合理的。因此，就他的角度來看（這也是他行事的唯一可能依據），他所做的事情是「公平的」。

你希望別人行事公平嗎？那麼，你應該希望他按照自己的方式行事，即使你不喜歡他的所作所為，因為他是在他的價值系統下公平行事！你可以努力嘗試說服他改變態度，進而改變他的標準和行為，同時，你也可以採取措施，確保你不會因為他的所作所為而受到傷害。但是，當你告訴自己「他的行為不公平」時，就是在欺騙自己，你就是在追逐一個幻影！

發怒在什麼情況下是必要的？

這是否意謂所有的憤怒都是不當的？「公平」和「道德」這些觀念是無用的，因為它們都是相對的？一些暢銷書作家的言論確實給人這樣的印象。勵志作家偉恩．戴爾（Wayne Dyer）博士寫道：「我們習慣在生活中尋找公義，當公義沒有出現時，我們往往會感到憤怒、焦慮或挫敗。實際上，尋找青春之泉或其他這類神話，就和尋找公義一樣毫無成效。公義並不存在。一直以來，公義都不存在，在未來也永遠不會存在。世界根本不是如此構成的。羅賓斯吃蟲子，那對蟲子是不公平的……你只需要看看大自然，便明白世界上沒有公義。龍捲風、洪水、海嘯、乾旱都是不公平的。」

其實，這種立場代表了一種極端的相反觀點，是一種全有或全無的思考方式的例子。這就像是在說，把你的手錶和時鐘丟掉，因為愛因斯坦證明了絕對時間並不存在。時間和公平的觀念，對社會是有用的——即使就絕對意義而言它們並不存在。

戴爾博士除了認為「公平的觀念是一種幻覺」之外，似乎表明了憤怒無濟於事：「你也許接受憤怒是生活中的一部分，但你了解憤怒沒有任何實用價值嗎？……你不一定要生氣，而且對於成為一個快樂、滿足的人，發怒是毫無用處的……諷刺的是，憤怒在改變別人方面從未奏效……」

再一次，他的論點似乎是基於認知扭曲，「憤怒毫無用處」的說法，是另一種全有或全無的思考方式，「憤怒從未奏效」的說法則是一種以偏概全。實際上，憤怒在一些情況裡，是有調適性和成效的。所以，**我們真正要問的不是「我是否應該感到憤怒？」，而是「我會在哪裡劃界線？」**

下面兩個指導方針將有助你判別，何時發怒對你是有助益的，何時則否。這兩大準則可以幫助你整合所學到的技巧，逐漸形成對你個人有用的憤怒準則：

1 我的憤怒是針對那些故意做出沒必要的傷人行為的人嗎？
2 我的憤怒是有益的嗎？這會幫助我達成預期目標嗎？還是會讓我受挫？

假設你在打籃球，對方的一個球員為了擾亂你，故意用手肘撞你的肚子。你可能能夠有效利用憤怒，讓你愈打愈勇猛，最後贏得勝利。到目前為止，你的憤怒具有調適性。但是比賽結束後，你可能就不想再生氣了，因為現在生氣沒有意義，你的憤怒會變成調適不良（註：調適性指有用和自我提升的；調適不良指沒用和自我毀滅的）。

又例如你的三歲兒子不小心跑到馬路上，隨時有生命危險。在這個情況裡，他不是故意要惹禍上身，但是你表達生氣的方式可能是有調適性的。你聲音中的激動情緒，傳達了警告和事態嚴重性的弦外之音；但如果你用一種冷靜、完全客觀的方式與兒子應對，語氣沒有那麼激動，就無法展現這種嚴重性。

在這兩個例子裡，你選擇發脾氣，**並在控制之下表達情緒**。憤怒的調適性和正面效果，使其與敵意有所區別，敵意是衝動的、失控的，並且會導致一個人出現攻擊性言行。

假設你在報紙上讀到了一樁冷血暴行，感到義憤填膺。那是明顯的邪惡行為，但是，如果你只是生氣而沒有行動（大多數人都是如此），你的憤怒可能就失去調適性。反之，如果你選擇幫助受害者，或是以某種方式對抗犯罪，你的憤怒就表現出了調適性。

消滅怒火的10種方法

牢記這兩大準則，接下來我要教你一系列方法，讓你在不需要發脾氣（生氣不利於你）時消滅心中的怒火。

1 分析生氣的後果，培養追求平靜的渴望

憤怒可能是最難改變的情緒，因為當你發飆時，就像一隻發狂的鬥牛犬，很難放過別人，你緊咬著別人的腿不放。你不想放下這些感覺，因為你被報復的渴望所吞噬——畢竟，你覺得自己受到不公平的對待，這是一種「道德情緒」，會讓你很猶豫是否要放開這種正義感。你會有股難以抗拒的強烈衝動，想以宗教般的狂熱來捍衛憤怒，辯解其正當性。若要克服這樣的衝動，必須靠強大的意志力。第一步是，使用兩欄式技巧製作一份清單，列出憤怒和採取報復行動的利弊得失，思考生氣的長短期後果。然後檢查這份清單，並問問自己，何者付出的代價更高，或者哪個獲益更大？這會幫助你判斷自己的憤恨是否真的最符合你的利益。由於絕大多數人都希望得到對自己最有利的東西，這樣做可以為一個更冷靜和更有成效的態度鋪路。

蘇，三十一歲，有兩個在前一段婚姻所生的女兒。約翰是她的現任丈夫，是個勤奮的律師，有個來自前段婚姻的十多歲女兒。由於約翰的時間非常有限，蘇經常有種被剝奪感而充滿怨恨。她告訴我，她覺得自己在婚姻裡沒有獲得丈夫公平的對待，因為他沒有給予足夠的時間和關注。

蘇列出了易怒帶給她的好處與壞處，如下頁的表23所示。

表23・蘇的憤怒利弊分析

我生氣的好處	我生氣的壞處
1 感覺很好。 2 約翰會明白，我強烈不贊同他。 3 如果我想要，我有權發火。 4 他會知道，我不是一個逆來順受的人。 5 我會告訴他，我不會忍受被人占便宜。 6 即使我沒有得到想要的東西，至少得到了報復的滿足感。我可以讓他坐立難安，覺得受傷，就像我經歷的一樣。因此，他不得不改進。	1 我會使我與約翰的關係更加惡化。 2 他會想要冷落我。 3 我在發脾氣後，經常感到內疚並批評自己。 4 他可能會報復我，馬上對我發火，因為他也不喜歡被人占便宜。 5 我的怒氣讓我們無法一起改正最初惹惱我的那個問題。憤怒阻礙了我們，使我們無法處理這個問題。 6 我在前一分鐘還很亢奮，下一分鐘就變得消沉，我的易怒讓約翰和身邊的人都摸不透我下一秒會有什麼反應。我被貼上陰晴不定、脾氣暴躁、被寵壞和不成熟的標籤。他們把我看成是幼稚的小鬼。 7 我可能會讓孩子變得神經質。隨著他們逐漸長大，他們也許會怨恨我的暴走，把我看成是他們要避而遠之的人，而不是他們可以尋求幫助的人。 8 如果約翰受不了我的嘮叨和牢騷，可能會離開我。 9 我的不快樂，讓我感到痛苦。生活變得苦澀，我失去了所珍惜的喜悅和創造力。

她還做了另一份清單，列出消除怒氣後帶來的好處：❶人們會更喜歡我，更願意與我相處；❷我會變得更可預測；❸我會更能控制自己的情緒；❹我會更加放鬆；❺我會更接受自己，與自己和諧相處；❻我會被視為一個積極、不帶偏見且務實的人；❼我會更常表現出一個成熟大人的行為，而不是一定要得到想要之物的小孩；❽我會用更好的方法讓人們聽我說話，我會用堅定、冷靜、理性的方式跟他們談判，拿到我想要的東西，而不是生氣或強求；❾我的孩子、丈夫和父母會更尊重我。因此，蘇的評估結果是，她確信生氣的代價遠遠超過獲得的利益。

若要處理憤怒，你的第一步是先分析生氣的優缺點，就像蘇一樣，這一點至關重要。問問自己，如果惹惱我的情況沒有馬上改變，我能不能冷靜的應對，而不是發火？如果你的回答是肯定的，顯然你有改變的動力。那麼，你有望獲致更多內心的平靜和自尊，也能提升你的生活效能。你是否願意選擇改變，決定權在於你。

2 讓激烈的想法冷靜下來

當你決定要冷靜下來，有個方法可以在你煩躁不安時，幫助你把腦海中浮現的各種「激烈想法」寫下來。然後，使用兩欄式方法（下頁的表24），把那些令人煩躁、不夠客觀的想法，換成「冷靜的想法」。用你的「第三隻耳」聆聽腦海中那些充滿敵意的話語。不要對它們做任何審查或過濾，直接把這些私密對話寫下來。我相信，你會注意到這些想法中有各種咒罵、髒話和報復性幻想，把它們都寫下來。然後，用「更平和、較不挑釁的想法」來取代。這有助於你緩和激動的情緒及不知所措。

當約翰的女兒珊蒂表現出控制慾，主導約翰的行為時，蘇就會使用這項技巧來處理挫敗感。蘇不斷告訴約翰，對珊蒂要表現得更有主見，不要那麼好說話，但他對蘇的建議經常出現負面反應。他覺得蘇在嘮叨，要求他順著她的意。這讓他更不想和蘇在一起，並導致了一個惡性循環。

表24．以冷靜想法取代激烈想法

當丈夫被青少年女兒的自私操控、牽著鼻子走時，蘇寫下這些激烈的想法。當她寫下冷靜的想法來取代時，她心中的嫉妒和怨恨就減少了。

激烈的想法	冷靜的想法
1 他怎麼敢不聽我的話！	這很容易理解。他沒有義務要照我的方式做每一件事情。而且，他有在聽我說話，但他懷有戒心，因為我表現得如此咄咄逼人。
2 珊蒂說謊。她說她在寫功課，但其實並沒有。然後，她還指望約翰會幫她。	說到學校功課，她會說謊、偷懶和利用別人，這是她的天性。她討厭寫功課。那是她的問題。
3 約翰沒有很多閒暇時間，如果他花時間幫助她，我勢必得孤單度日和獨自照顧我的孩子。	那又如何。我喜歡獨處。我可以獨自照顧孩子。我不是無助的。我辦得到。如果我不再動輒發脾氣，或許他會想要跟我有更多時間相處。
4 珊蒂奪走了我和約翰相處的時間。	那是事實。但我是一個大女孩。我可以忍受一些獨處的時間。如果他是陪我的孩子寫功課的話，我也不會感到煩躁不安。
5 約翰是個笨蛋。珊蒂在利用他。	他是個大人了。如果他想要幫助她，他可以這樣做。我別插手。那不關我的事。
6 我再也受不了了。	我受得了的。這種情況只是暫時性的。我經歷過更糟的情況。
7 我是個幼稚的小鬼。我活該感到內疚。	我有權在某些時候顯得不成熟。我不完美，也無須完美。我不必覺得內疚。這無濟於事。

蘇寫下了讓她嫉妒和內疚的「激烈想法」（見前頁的表24）。當她換成「冷靜的想法」之後，她的感覺就好多了，有了這個解藥之後，她不再想要控制約翰。雖然她還是認為約翰任由珊蒂操控他是不對的，但她也承認約翰「有權犯錯」。因此，她不再逼迫約翰，他也開始感到壓力減輕。他們之間的關係在相互尊重和給對方自由的氛圍下，變得更好也更甜蜜。當然，蘇反駁自己的「激烈想法」，不是讓她和約翰能夠擁有幸福第二春的唯一因素，卻是必須跨出的重要第一步，否則他們很可能又會陷入僵局！

你也可以使用更詳細的「失調思維日誌」來處理你的憤怒（參見下頁的表25）。你可以描述那些惹怒你的情況，然後評估你在做這項練習前後的憤怒指數。表25展示了一個年輕女人在電話裡被一個招聘者粗魯對待時，如何處理自己的挫敗感。她提到，找出自己的「激烈想法」並證明它們只是謊言，幫助她及早控制住自己的情緒。這讓她免於陷入煩躁和憤怒的情緒，因為它們通常會毀了她一整天的生活。她告訴我：「在我還沒做這個練習之前，以為我的敵人是在電話另一頭的那個人。但後來我發現，我對自己的態度比他更惡劣十倍。一旦我認清了這一點，用冷靜的想法來取代就容易多了，而且我也很驚訝自己立刻就覺得好多了！」

3 替換憤怒畫面的想像技巧

那些在你生氣時出現於腦海中的負面「激烈想法」，代表了一部私密的電影劇本（而且通常是限制級的），只在你心中放映。

你是否注意過銀幕上的畫面？那些充斥報復和暴力色彩的影像、白日夢和幻想，可能相當豐富多彩。

你可能沒有意識到這些心理圖像，除非你主動尋找它們。假設我要求你將一顆放在棕色籃子裡的紅蘋果視覺化。你可以張開或閉上眼睛做這件事。就在那裡！你現在看到它了嗎？這就是我要說的——大多數人一整天都有這

表25．應徵工作的失調思維日誌

惱怒的情況	情緒	激烈的想法	冷靜的想法	結果
報紙上的徵人啟事在招募兼職的醫療打字員。廣告上說「需有工作經驗」。這個人一開始連公司的行業別都不告訴我，然後以我的經驗不足為由，拒絕我！	憤怒 憎恨 挫折 98%	1 混蛋！他到底以為自己是誰啊！我的經驗綽綽有餘。	為什麼我要這麼激動？我不喜歡他說話的語氣。他不讓我把經歷說清楚。我知道自己其實很優秀。所以，我沒有得到這個工作，不是我的錯，那是他的錯。而且，我真想為這樣的人工作嗎？	憤怒 憎恨 挫折 15%
		2 那是最適合我的徵人啟事，我搞砸了。	我太小題大作了。我還有許多其他工作可以做。	
		3 我的父母會殺了我。	他們當然不會這樣做。至少，我有努力了。	
		4 我要哭了。	這不是很可笑嗎？為什麼我要被別人弄哭呢？這不值得我哭。我知道自己的價值，這才是最重要的。	

些心理圖像，它們是我們正常意識的一部分，是我們想法中的圖像。舉例而言，記憶有時候會以心理圖像浮現在腦海中。現在，請試著回想某個記憶鮮明的過去事件，你的高中畢業典禮、初吻、遠足等等。你現在看到了嗎？

這些圖像可以強烈影響你，刺激你的正面情緒，或是激發你的負面情緒，猶如春夢或夢魘。一個正面圖像帶來的令人振奮的效果，可以是強烈的。舉例而言，在前往遊樂園的途中，你可能會在腦海中想像著第一次搭雲霄飛車俯衝而下的令人目眩神迷的畫面，你的腹部可能感受到興奮的衝擊。白日夢確實創造了一種令人愉悅的期待感。相反地，負面影像在情緒的刺激上具有強大作用。

現在，試著將那些曾讓你發狂的人視覺化。你心裡浮現什麼樣的圖像？你是否想像自己朝他們的鼻子揍上一拳，或是把他們丟入一個滾燙的油鍋？

從你受辱之後，這些白日夢實際上一直在延續你的憤怒。雖然引人發怒的事件已經過去很久了，你的憤怒可能仍持續侵蝕你好幾個小時、好幾天、好幾個月，甚至長達好幾年。你的幻想讓這個傷痛一直存續下去。每次你幻想這個已發生的事件，就是在注射新劑量的刺激劑到你的系統中。你就像是牛在嚼食有毒的反芻食物。

那麼，**是誰在製造這種憤怒？是你，因為你選擇把這些影像放在心中！**也許，讓你發火的那個人已經不在人世，所以他（或她）幾乎不可能是罪魁禍首！現在你是這部電影的導演兼製作人，更糟的是，你是唯一的觀眾。是誰必須觀看和體驗所有這些令你惱怒的刺激？就是你！你是那個一直在緊握雙手、背部肌肉緊繃，造成腎上腺素大量湧入血流的人。你是那個血壓在上升的人。一言以蔽之：**你在傷害自己**。你想繼續這樣下去嗎？

如果你不想再繼續下去，就要採取行動來減少那些投射在你心中並激怒你的影像。

一個有用的技巧，是**發揮你的創意改變這些影像**，讓它們不再那麼使你煩躁不安。幽默是其中一個可以使用的強大工具。舉例來說，不要再想著把那個人的脖子扭斷，改為想像他穿著尿布在人潮擁擠的百貨公司裡閒逛。**把所有的細節視覺化**：大肚腩、尿布別針、毛茸茸的雙腿。現在，你的憤怒發生了什麼變化嗎？你在咧嘴大笑了嗎？

第二種方法是思考中斷法。每一天當你注意到心中浮現這些惱人影像時，提醒自己，你有權關閉放映機。你可以想一點別的事情；找個人聊天；讀一本好書；烘焙麵包；慢跑。當你不再讓心中那些憤怒的影像得到你的喚起，它們出現的次數就會愈來愈少。不要一直對它們沉溺不放，不如想一些即將到來的愉快事情。如果這個令你煩躁不安的記憶仍舊持續，你可以做些劇烈的運動，像是伏地挺身、快跑或游泳。這些作法能讓你以一種大有裨益的方式，轉移可能對你有害的情緒刺激。

4 重寫規則

你可能因為對人際關係有一個過於不切實際的規則，而讓自己感到煩亂和沮喪。再以蘇的例子來看：

> 蘇會生氣，是因為她認為自己有權擁有約翰的愛，因為她有一個規則是：「如果我是個忠實的好妻子，我就值得被愛。」

這個天真的假設讓蘇在婚姻中感受到危機，因為她把缺乏約翰的愛和關注，當作她不值得被愛的證據，使得她試圖控制和要求關注與尊重，以保護她的自尊。她與約翰的親密關係，像是在往冰崖邊滑落，難怪她會緊抓著約翰，在他顯得冷漠時爆發出強烈的情緒，難道他不知道她的生活正處於危險之中嗎？她的「愛」的規則除了引起強烈的不愉快之外，長期來看，成效也不彰。

有一段時間，蘇的操控行為確實為她帶來一些所渴望的關注。畢竟，她可以用情緒暴走恫嚇約翰、用冷戰懲罰約翰，以及激起他的罪惡感來操控他。但是，蘇付出的代價是，她所得到的愛並非（也不可能是）出於約翰自願和真心。約翰覺得被掏空、被困住和被控制，而他長時間積壓的怨恨，終究會爆發。他對自由掌控自己生活的渴望，將會讓他無法忍受蘇的「他一定要滿足她的需索」的信念，並且爆發所有不滿的情緒。

一些所謂的愛情行為所能造成的傷害，總是讓我驚訝！

如果你總是一再陷入這種緊張的人際關係，以及有一方想要強勢控制對方的惡性循環中，最好重寫你的人際規則。採取一種更務實的應對態度來消除你的挫敗感，要比改變世界容易多了。蘇決定以下列方式修改她的「愛」的規則：「如果我好好地對待約翰，他大部分時候也會對我表現愛意。即使他沒有這樣做，我還是可以尊重自己，並好好的過日子。」她設定了一個更切合實際的期望，不讓自己的心情和自尊，隨著丈夫的反應而起伏。

你通常看不出那些讓你陷入人際困境的規則是有害的，反而認為它看起來具有高度道德性，是基於人文主義。

我的一名女患者瑪格麗特認為：「婚姻應該要平等，每個伴侶都應該要平等承擔另一半的責任。」她把這個規則套用在所有的人際關係上，「如果我對別人好，他們也應該回報我」。

這聽起來很「合理」也很「公平」，有什麼問題嗎？這是黃金法則（Golden Rule）的一種衍生物。它的問題在於：人際關係（包含婚姻在內）的「互惠」行為，很少是自發性的，因為每個人都不一樣。互惠是一種短暫且本質上並不穩定的理想狀態，只有透過雙方持續不懈的努力和付出，才能接近這種理想的互惠關係。這需要雙方能達成共識，互相溝通、妥協和成長，也需要透過協商和大量的努力來促成。

瑪格麗特的問題出在她沒有認清這一點。她活在一個童話世界裡，把互惠視為一種理所當然的現實存在。她總是做好事來滿足丈夫或其他人的需要，然後等待他們回報自己。很遺憾的是，這些單方契約告吹了，因為其他人通常沒有意識到她期待得到他們的回報。

當地一家慈善機構刊登徵人啟事，招募一個支薪的副執行長職位，預計幾個月後正式就任。瑪格麗特對這個職位很感興趣，也投了履歷過去。然後，她開始投入大量時間擔任這家機構的義工，而且認為其他員工會喜歡她、尊敬她，以「回報」她，執行長則會把副手的職缺給她，以「回報」她的善行。

實情是，其他員工並未熱情的回應她，也許他們意識到她設法用她的「好心」和善行控制他們，而他們對此感到厭惡。當執行長選擇其他應徵者擔任副手職位時，她暴跳如雷，感到憤恨不平和幻想破滅，因為她的「互惠」規則被打破了。

由於瑪格麗特的互惠規則帶給她如此多的麻煩和失望，她選擇改寫它，不再把互惠視為一種既定的現實，而是一個她可以透過追求自己的利益，努力設法達成的目標。同時，她也不再要求其他人讀懂她的心思，照她所願的回應她。

弔詭的是，當她學會期望得愈少，得到的就愈多！

如果你有一個「應該」或「不應該」規則，一直帶給你失望和挫敗感，請用更切合實際的措辭來改寫這個規則。左頁的表26顯示了許多例子來幫助你做到這一點。你會注意到用一句替代性句子：以「如果怎樣，那就太好了」取代「應該」，這會是有用的第一步。

表26・修訂「應該」規則

自我挫敗的「應該」規則	修訂版
1 如果我對別人好，他們就應該表示感激。	如果人們總是表示感激，那就真的太好了，不過，這是個不切實際的想法。他們經常表示感激之情，但有時候並不會。
2 陌生人應該要對我有禮貌。	如果我沒有表現出不滿或敵意，大多數陌生人對我都很有禮貌。偶爾，有些壞脾氣的人的行為令人反感。但為什麼我要讓這種事困擾我呢？人生苦短，別把時間浪費在糾結這些負面的芝麻小事上。
3 如果我為了某事而付出大量努力，我應該得到它。	這太荒謬了。我無法保證自己能在每件事上都成功。我不完美，也不必表現得完美無缺。
4 如果我受到別人不公平的對待，我應該生氣，因為我有權生氣，這也會讓我顯得更有人性。	所有人都有權生氣，無論他們是否受到不公平的對待。真正的問題在於，生氣對我有益嗎？我想要被激怒嗎？生氣的代價和好處是什麼？
5 人們應該不會用那種我不會做出的方式，來對待我。	胡扯。沒有人是照著我的規則生活的，既然如此，為什麼我期待他們會這樣做呢？人們通常會像我對待他們一樣善待我，但不一定都是如此。

5 學會面對不理性

隨著蘇的怒氣在她與約翰的關係中冷卻下來，他們變得更親密也更相愛。但是，約翰的女兒珊蒂面對他與蘇之間升溫的親密關係，是以更加操控約翰來回應。她開始說謊、借錢不還，她偷偷溜進蘇的臥室，翻遍她的抽屜，偷拿蘇的私人物品，還把廚房弄得一團亂等等。所有這些行為，把蘇氣得火冒三丈，因為她告訴自己：「珊蒂不該如此鬼鬼祟祟。她瘋了！那不公平！」

蘇的挫敗感是兩個無法避免之因素的產物：

1 珊蒂令人討厭的行為。
2 蘇對珊蒂的期待是，她應該更成熟一些。

由於證據顯示珊蒂不太可能改變，蘇只有一個選擇：放棄「珊蒂表現得像個成年人，像個淑女」這個不切實際的期待！她決定寫下這個備忘錄給自己：

〈為什麼珊蒂該表現得令人憎惡？〉

珊蒂天性就愛操控別人，因為她覺得自己理應得到愛和關注。她認為得不到愛和關注就活不下去，她以為自己必須成為眾人的焦點才能存活，所以，她會把任何不夠愛她的表現，當作對她自己的不公和危險，也會傷害到她的自尊。

因為她覺得自己必須靠操控才能博取關注，所以就該表現出操控行為。我可以預料她會繼續操控人，除非她有所改變。既然她不太可能馬上改變，我可以預料她會一直這樣做一陣子。所以，我沒必要感到沮喪或驚訝，因為她只是按照她該有的方式行事而已。

再來，我希望所有人（包括珊蒂在內）都照著他們認為公平的方式行事。珊蒂覺得她有權獲得更多關注。既然她的可憎行為是出於她的公主病，那麼我可以提醒自己，從她的角度看，她沒有做錯什麼。

最後，我希望自己的心情由我掌控，而不是受珊蒂所擺布。我想要被她的「公平、可憎」行為影響並惹惱嗎？絕不！那麼，我可以開始改變我對她的反應：

1 我可以感謝她的偷竊行為，因為那是她「該」做的！
2 我可以暗自嘲笑她的操控行為，因為它們很幼稚。
3 我可以選擇不生氣，除非我想用生氣達成一個特定目的。
4 如果我覺得珊蒂的操控讓我失去自尊心，我可以問問自己，我想要讓一個孩子這樣支配我嗎？

這樣的備忘錄想要達到什麼效果？因為珊蒂的惡意挑釁行為也許是故意的。她看準蘇的怨恨和無助的挫敗感，而刻意挑釁蘇。所以，當蘇被惹惱，正合珊蒂的意！當蘇改變期望，她的挫敗感也大幅下降。

6 開明的操控

你可能會擔心，如果你改變期望並決定停止生氣，會成為沒用的人，你可能認為其他人會占你的便宜。這樣的憂慮反映了你的自卑感，以及你可能不知道如何以更開明的方法去追求想要的東西。你可能認為，如果你不對別人提出要求，最終會兩手空空，一無所獲。

那麼，有什麼替代選擇方案？我們先來回顧馬克．戈德斯坦（Mark K. Goldstein）醫師的工作，這位心理學家針對丈夫的行為如何被妻子所制約，做了傑出且富有創意的臨床研究。他在治療一些被丈夫忽視的憤怒妻子時，察覺到她們使用了一些會導致自我挫敗的方法，設法從丈夫那裡得到想要的東西。

他自問：我們在實驗室裡，從那些影響細菌、植物和老鼠等所有生物的最有效科學方法中，學到了什麼？我們可以把這些原則應用在那些剛愎自用、有時出現暴力行為的丈夫身上嗎？

對這些問題的答案很簡單，也就是：**獎賞那些符合期望的行為，而不是懲罰那些不符期望的行為。**懲罰會讓人反感和怨恨，造成疏遠及逃避。他所治療的那些被丈夫冷落的憤怒妻子，大都被誤導要用懲罰來讓丈夫聽她們的話。他把她們轉換到一種獎賞模式，讓符合期望的行為得到充分關注之後，他觀察到一些驚人的轉變。

戈德斯坦醫師所治療的這些人妻的境遇，並非獨特現象。她們受困於大多數人都會遇到的常見婚姻衝突中。這些婦女長期以來對丈夫的行為沒有一定的標準，有時無論好壞都給予關注，有時只在他們做出令人不滿的行為時才給予關注。如果她們要從丈夫那裡得到自己所渴望但未得到的回應，就必須做出重大改變。她們用科學的方法詳盡記錄自己與丈夫的互動，使得她們能夠掌控自己的回應方式。

這個方法對戈德斯坦醫師的一位患者很有效，我們就來看看它是如何發揮作用的。

王太太和丈夫爭吵不休了許多年，王太太說，丈夫拋棄她，搬去跟女友同居了。之前，他對王太太大都拳腳相向和漠不關心。表面上，他不是很在乎她。但是，他偶爾會打電話給王太太，這表示他對她可能還是有一些興趣的。

王太太可以選擇採取一些做法來增進丈夫對她的關注，或者選擇繼續用不當的回應方式，進一步扼殺丈夫對自己的關注。

王太太確立了目標。她將進行一個實驗，看看自己是否真的可以讓丈夫回頭。

第一個里程碑，將會決定她能否有效增加丈夫與自己聯繫的頻率。她仔細數算丈夫的每一通來電和回家探訪的頻率與談話（停留）時間，把這些資訊記錄在一張紙上並貼在冰箱門上。王太太仔細評估自己的行為（刺激）和丈夫的聯繫頻率（回應）之間的關聯性。

王太太絕不主動聯繫丈夫，而是用正面、溫柔親切的話語，回應他的來電。她的策略簡單易懂。她不再去注意那些她不滿丈夫的地方，也不再對它們有任何反應，反之，她開始有系統的強調那些她確實對他感到滿意的地方。她給予的獎賞都是他感興趣的事物，像是稱讚、食物、性、愛慕等等。

一開始，王太太用正面、讚美的方式來回應丈夫稀有的來電，她說一些奉承他、鼓勵他的話。她避免任何批評、爭論、要求或帶有敵意的言行，而是使用第七章介紹的消除敵意技巧見126頁，設法同意丈夫所說的每一件事。起初，她會在五到十分鐘內，結束與丈夫的通話，以確保他們的談話不會惡化為爭論不休或讓丈夫覺得無聊。這確保了她的意見回饋會讓丈夫感到開心，他的回應也不會遭到她的制止或被無視。

王太太這樣做了幾回之後，注意到丈夫開始愈來愈常打電話給她，因為他覺得那些電話是得到獎賞的正面經歷。她在紙上記下這個增加的來電頻率，就如一名科學家觀察和記錄一隻實驗鼠的行為一樣。隨著他的來電次數增加，她開始覺得受到激勵，因此她的憤怒和怨恨也消除了一些。

有一天，丈夫出現在家裡，她按照預定的計畫說：「我很高興你能來，我的冰箱裡恰好準備了一支從古巴進口的高級新鮮雪茄，是你最愛的那種昂貴雪茄。」她確實有一整盒雪茄在等著他，所以可以在丈夫每次來家裡時，重複這樣做，無論他是為了什麼而來或是什麼時候來。然後，她注意到丈夫的到訪頻率大幅增加了。

她繼續採取這種使用獎賞而非強迫的方式，來「形塑」他的行為。當她的丈夫決定離開女友，並要求回到她身邊時，她才明白這套作法有多成功。

那麼，我是否在說，這是唯一與人連結和影響人們的途徑？當然不是，這種說法實在荒謬。這只是一種吃了令人心情愉悅的香料，並非整個盛宴，甚至連主菜都不是。不過，它是一道很少人能抗拒得了、卻經常受人忽視的美食。我們無法保證它一定有效，因為有些情況是無法挽回的，你無法總是得到想要的東西。

無論如何，請試一試這個積極的獎賞系統。你也許會對這個祕密策略的驚人效果大感驚喜。這樣做，除了會激勵你在乎的人渴望親近你之外，也會改善你的心情，因為你藉此學會了留意並聚焦在別人的正面作為上，而不是一直沉溺於他們的負面作為上。

7 減少「應該」陳述句

許多激怒你的想法，都與說教的「應該」陳述句有關，而這個方法會幫助你減少說出「應該」陳述句。一個方法是製作一份清單，使用兩欄式方法，列出所有你認為別人「不該」做他們所做之事的理由，然後，質問這些理由，直到你可以看出為什麼它們不切實際，而且根本不合理。

範例：假設有個木匠為你新居的廚房所製作的櫥櫃成品，糟糕無比。櫃門錯位，無法正常闔上。你覺得這實在太「離譜」了，因此氣炸了。畢竟，你已經按照工會規定的工資，把錢付清了，當然有權獲得一個頂尖工匠用優秀工藝讓你滿意。你氣憤不平地告訴自己：「這個懶惰的混蛋應該要對他的職業有幾分自豪感才對。這個世界到底怎麼了？」你列出的詳細理由和反駁如左頁的表27所示。

要戒除你的「應該」陳述句的原因很簡單：「只因為你想要，就有權得到想要的東西」，這樣的觀念並不正

表27・對木匠工作的認知與反駁

木匠應該對自己的工作更加自豪的理由	反駁
1 因為我付了很高的工資給他。	無論他對自己的工作是否表現出更多的自豪感，他都會得到一樣的工資。
2 因為只有把工作做好，才是基本的表現。	他可能覺得他的工作表現合格。他做的鑲板工程看起來確實相當美觀。
3 因為他應該確保自己會把事情做好。	他為什麼該這樣做？
4 如果我是木匠，我會〇〇〇。	但他不是我，他不是要滿足我的要求。
5 因為他應該對自己的成品更加關心。	他沒有理由要對此更加關心。有些木匠對他們的工作非常關心，但對其他人而言，這只是一份工作。
6 所以，為什麼一定要找那個工作馬虎的人呢？	所有為你修繕房子的人，並未敷衍了事。你不能指望找到百分之百頂尖的工匠，那是不切實際的。

確，你必須透過交涉或協商來取得。打電話給木匠、向他投訴你的不滿，並堅持他必須把成品改正，但千萬不要讓自己惱怒過頭，以免一個問題還沒解決，又給自己製造新的問題。

這個木匠也許無意要傷害你，你的怒氣說不定只會造成他與你作對，讓他產生防衛心。畢竟，從人類的歷史來看，有一半的木匠（還有精神科醫師、祕書、作家和牙醫等等）的技藝是低於平均水準的。你相信嗎？根據定義，這的確是事實，因為「平均」的定義就是中間點！所以，對這個木匠平庸的技藝大發脾氣，並抱怨他的手藝對自己「不公平」，或是認為他「應該」有比現在更好的工作表現，這是荒唐可笑的。

8 協商策略

看到這裡，你可能氣得想揍人，因為你心想：「哎呀！真是個大麻煩！柏恩斯醫師居然在告訴我，我要相信那些懶惰、無能的木匠就應該做爛工程，這樣我才會快樂。他還說，那是他們的天性，真是胡扯！我怎麼能讓他們踐踏我的尊嚴，隨便給我一堆垃圾，我可是花了大錢。」

冷靜！沒人叫你任由這個木匠欺騙你。只不過，如果你想要有效地影響他，而不是獨自生悶氣及苦惱，那麼，冷靜、堅定、果斷地處理問題，通常能夠獲致最大成效。如果你一直用「應該」教訓他，只會讓你更火大，並讓木匠跟你唱反調，他會覺得你在攻擊他，而想要反駁你。記住，爭吵是一種親密關係的表現形式。你真的想跟木匠如此親密嗎？難道你不希望得到想要的東西嗎？當你不再把精力耗在生氣上，就能集中心力在想要的事物上。以下的協商原則可以在這樣的處境中有效發揮作用：

1 用稱讚取代責備，稱讚木匠做得好的地方。這是人性，很少人能抗拒得了別人的奉承，即使說話的人明顯言不由衷。但既然你找得到他做得好的地方或其他優點，就表示你的稱讚是老實話。然後，委婉地向他提出櫥櫃門的問題，心平氣和地跟他解釋，為什麼你希望他回來改好櫥櫃門錯位的問題。

2 如果他開始爭辯，想辦法同意他的論點──無論他說的話有多麼荒謬──以化解他的敵意。這會讓他閉嘴，頓時啞口無言。

3 立刻再次用冷靜而堅定的態度，澄清你的看法。

反覆運用上述三個技巧，不斷變換組合，直到木匠妥協或達成雙方可以接受的方案。只有在別無選擇時，才發出最後通牒與恐嚇威脅，而且要確定你已經準備好，也有決心貫徹執行。

一般來說，要婉轉地表達你對他的工作的不滿，就要避免以一種羞辱的方式貼標籤，或是暗指他是個差勁、邪惡或惡毒的人等。如果你決定表達不滿，請保持客觀的態度，不要誇大或說出過度刺激人的話。例如，「我覺得你有能力做好專業工作，但看到粗製濫造的成品，我很不高興。」就比「X你媽的！你做的是什麼X玩意，氣死人了。」好多了。

我會在下面的對話中，標出所使用的上述每一種技巧。

你：我對部分的成品很滿意，我希望能告訴別人說，我對整個木作都很滿意。鑲板做得特別好，但我對櫥櫃有些擔心。（讚美）

木匠：哪裡有問題？

你：櫃門錯位，許多門把都是歪的。

木匠：哦，這種櫃子我只能做到這樣。它們是量產的成品，品質本來就不太好。

你：嗯，確實如此。它們的品質是不如貴一點的型號精良，（消除敵意技巧）但我接受不了現在這個樣子，請你想辦法讓它們看起來更美觀一些，我會很感謝你。（澄清、委婉）

木匠：你自己跟製造商說。我沒辦法。

你：我能理解你的挫敗感（消除敵意技巧），但你有責任把櫥櫃做到讓我們滿意。現在，它們看起來粗糙又關不好。我知道這很麻煩，但我的立場是，沒改好之前，這個工程就不算完成，我也不會付錢（最後通牒）。我從你的其他木作中看得出來，你的技藝絕對能把它們改得整齊美觀，雖然要再多花些時間。這樣我們才會對你的工作完全滿意。（讚美）

當你與人意見相左時，試試這些談判技巧。我認為，你會發現它們比生氣更有效，你的心情也會變好，因為你最後通常會得到更多想要的。

9 正確的同理

同理（或換位思考）是消除憤怒的終極解藥。「同理」是本書介紹的最高級魔術，它的驚人效果是真實的，不需要任何魔鏡。

我們先來定義何謂「同理」。對我而言，「同理」不是能感受別人的感受，那是「同情」，「同情」被高度吹捧，但我覺得有點過譽了；「同理」也不是表現得溫柔、體諒，那是「支持」，「支持」也被過度重視和過譽。

那麼，「同理」到底是什麼？**同理是能正確理解別人的真正想法和動機**，讓他們覺得「對，你完全懂我！」當你擁有這種卓越的理解力，就能心平氣和地接受別人的行為，即使你不喜歡。

記住，**讓你生氣的是你的想法，而不是別人的行為。**驚人的是，當你明白別人為什麼這樣做時，這種理解會讓你的憤怒想法顯得荒謬。

你可能會問，既然用同理就能輕易消除怒氣，為什麼人們每天還是會怒氣相向呢？答案是，**「同理」是很難做到的事。**身為人，我們受困於自己的看法，總是對別人的行為隨意解讀，然後本能地做出反應。要洞悉別人腦袋中的想法是很費勁的，大多數人連要怎麼做都不知道，而你將會在接下來的幾頁學到。我們先看一個例子：

> 有個企業家最近前來尋求協助，因為他常常暴怒和辱罵別人。當家人或員工不聽他的話時，他會莫名其妙地對他們發火。他經常嚇到別人，也喜歡支配和羞辱他們，但他意識到自己的暴怒最終給他帶來了麻煩，因為他得到了「暴躁虐待狂」的名聲。
>
> 他描述到自己在一場晚宴中，侍者忘了給他倒酒，他心裡因而想著：「這個侍者認為我不是重要人物。他以為他是誰啊？我要扭斷X媽的脖子。」然後感到一股無名火上來。

我使用同理技巧，向他示範這個憤怒想法有多麼不合邏輯。我建議我們可以做一下角色扮演。他扮演侍者，我扮演侍者的朋友，他要盡可能誠實地回答我的問題。以下對話漸次展開：

大衛：我注意到你沒給那個企業家倒酒。
患者：哦，我沒注意到他的酒杯。
大衛：為什麼你沒給他倒酒呢？你覺得他不重要嗎？
患者：（停頓了一下）哦，不是那樣的。我其實不太了解他。
大衛：但你不是因為覺得他不重要，才不給他倒酒的嗎？
患者：（笑了）不是，我不是因為這個原因才不給他倒酒的。
大衛：為什麼你不給他倒酒呢？
患者：（想了想）嗯，我那時候正在做白日夢，想著今晚的約會。而且，我被對面的那個美女給吸引了。她穿了一件低胸洋裝，讓我看得目不轉睛，才沒注意到他的酒杯。

透過這次的角色扮演，這名患者感到如釋重負，因為透過換位思考，他看出了之前的解讀有多麼不切實際。他所犯的認知扭曲是妄下結論（讀心術 見51頁）。他不假思索的斷定侍者對他不公，覺得他必須採取報復行動，以保住他的自尊，但當他學會同理，就明白了他的義憤填膺完全是被自己的扭曲想法所挑起的，根本與侍者無關。

對易怒的人來說，一開始很難接受這個道理，因為他們忍不住要責怪別人，要以牙還牙。你呢？你覺得「你的許多憤怒想法都不合理」的這個概念，是否令你反感、無法接受？

當別人明顯是故意傷害你時，這個同理技巧也很管用。

二十八歲的瑪麗莎在與丈夫霍華德分居期間，前來尋求諮商。五年前，瑪麗莎發現霍華德與安有婚外情，安是個美麗動人的祕書，與霍華德在同一棟大樓工作。得知丈夫有婚外情，對瑪麗莎是個重大打擊，但雪上加霜的是，霍華德遲遲不肯與安徹底了斷，讓這樁婚外情拖了八個月。瑪麗莎在這段時間感到屈辱和憤怒，這也是她最後決定離開霍華德的主要原因。

她的想法大致是：❶他無權那樣做；❷他只顧自己；❸那對我不公平；❹他是個壞透了的人；❺我一定是做錯了什麼。

在一次治療中，我要瑪麗莎扮演霍華德，然後我盤問她，他為什麼跟安外遇，為什麼那樣做。她告訴我，她在角色扮演時，突然明白了霍華德的想法和動機，就在那一刻，她對他的憤怒消失得無影無蹤。在這次治療結束後，她描寫了多年來縈繞不去的怒氣戲劇性消失的經歷：

> 在霍華德與安的婚外情可能結束後，他仍堅持繼續與安見面，依舊與她有密切的聯繫。這讓我痛不欲生。我覺得霍華德根本不尊重我，他把自己看得比我更重要。我認為，如果他真的愛我，就不會讓我經歷這一切。他明明知道這會讓我痛苦萬分，怎麼還可以繼續與安見面？我真的很氣霍華德，也對自己感到失望。
>
> 當我嘗試應用同理技巧，扮演霍華德的角色，我看出了「完整」的真相。我看事情的角度突然不一樣了，當我想像自己是霍華德，可以看出他這樣做的動機。當我從他的立場去思考，看出了同時愛妻子瑪麗莎和情人的想法與感受，所造成的「進退兩難」處境。他愛我，但又深深被安所吸引。儘管他很想不見她，但他就是無法不見她。雖然他充滿罪惡感，但又克制不了。他覺得，如果他離

開安，就會失去她，如果他離開我，就會失去我。他不願意也無法接受失去任何一方，這是他的優柔寡斷，而非我的不夠好，讓他拖泥帶水。

這個經歷對我是一次啟示。我是第一次真正看清了真相。我知道霍華德絕不是故意要傷害我，但是，他除了已經做的事之外，什麼事也做不了。能夠看清楚並理解這一點，讓我感覺舒坦多了。

後來，我跟霍華德說了我的感受。我們都覺得這樣很好。我也從應用同理技巧中獲得了很棒的感覺。這真是太令人興奮了。讓我對事情有了更深刻的洞見。

瑪麗莎憤怒的關鍵，在於她害怕失去自己的自尊。雖然霍華德確實採取了消極負面的作為，但瑪麗莎對這個經歷所賦予的意義，才是造成她覺得悲傷和憤怒的原因。她以為，身為一個「好妻子」，她有權擁有一個「幸福的婚姻」。正是基於這種邏輯，造成她深陷情緒的困境：

假設：如果我是個稱職的好妻子，我的丈夫一定會愛我，對我忠實。

觀察：我的丈夫不愛我，也不忠實。

結論：所以，若不是我不夠好，不夠稱職，就是霍華德是個壞人，沒道德，因為他違反了我的「規則」。

所以，瑪麗莎的憤怒是她想要挽回局面的無力嘗試，因為在她的假設下，這是她唯一能保住自尊的辦法。但這種解決方法有問題，因為❶她並不是真的認為霍華德「一無是處」；❷她並不是真的想要跟霍華德分手，因為她還愛他；而且❸她那種充滿敵意的長期憤怒，不但讓自己難過，也讓別人反感，而且會讓霍華德更遠離她。

「只要她的表現令他滿意，他就會愛她」的這個假設，是瑪麗莎從未想過要質疑的一個虛假謊言。同理技巧讓她的思維有了很大的改善，讓她放棄了假設中的那種自大妄想。霍華德的惡劣行為，是他的扭曲想法所致，而不是她不夠好。因此，他要為自己的困境負責，而不是她！

這個靈光一閃的深刻洞見，猶如一道閃電擊中她。當她從霍華德的角度看世界時，她的怒氣一掃而空。她變得更加謙卑，因為她不再覺得自己要對丈夫和周圍人士的行為負責。但同時，她的自尊也隨之提升。

在下一次的治療中，我決定對她新得到的洞見進行嚴峻的考驗。我用那些原本會讓她不安的負面想法挑戰她，看看她能否有效的反駁它們。

大　衛：霍華德本來可以更早就不再見她的，他耍弄了你。

瑪麗莎：不是這樣的，他停不下來，因為他被困住了。他對安有著難以抗拒的迷戀，他被安給深深吸引了。

大　衛：那時候他應該跟安一起離開，與你分手，停止繼續折磨你才對。這是他唯一的正確選擇！

瑪麗莎：他覺得他也不會和我分手，因為他愛我，而且也有責任對我和孩子履行承諾。

大　衛：但那對你不公平，一直讓你處於不確定的狀態這麼久。

瑪麗莎：他不是故意要對我不公平，但事情就這樣發生了。

大　衛：事情就這樣發生了！真是天真幼稚的廢話！事實上，他根本不應該讓自己陷入這種境地。

瑪麗莎：但那就是他當時的處境。安代表刺激，當時他覺得生活無聊乏味，又被壓得不堪重負。終於，有一天他再也抗拒不了她的調情。他一時軟弱踏出了跨越紅線的一小步，這段婚外情就此展開，一發不可收拾。

大　衛：好吧，所以是你不夠好，他才會對你不忠。這讓你變得低人一等。

瑪麗莎：這與一個人不夠好無關。我不必總是得到我想要的東西，才能證明我是有價值的。

大　衛：但若你是一個稱職的妻子，他根本就不會到外面尋找刺激。你不討人喜歡，也不可愛。就因為你不夠好，他才會搞婚外情。

瑪麗莎：事實是，他最終選擇了我，而不是安，但這代表了我比安更好，不是嗎？同樣的，他選擇用逃避處理他的問題，並不表示我不可愛或沒那麼討喜。

瑪麗莎在面對我千方百計想激怒她的挑釁言論時，始終泰然自若，這表示她已經走出了人生這段低谷。她放下憤怒，轉而追求喜樂和自尊。「同理」是讓她得以從敵意、自我懷疑和絕望的困境中，完全得以釋放的關鍵。

10 認知演練

當你發怒的時候，可能覺得你反應過快，無法冷靜客觀地評估情況並同時運用本章的各種技巧，這是憤怒的特點之一。憤怒不像憂鬱，憂鬱往往是持續性、長期性的，憤怒則是偶發性的突然發作，而當你意識到自己生氣時，可能會覺得自己已經失控了。

「認知演練」不僅是解決這個問題的有效方法，也能有效整合並運用你到現在為止所學到的各種方法。這項技巧能幫助你學會預先克服憤怒，而不必身歷其境。因此，當事情真的發生時，你會預備好要怎麼處理因應。

首先，先列一份「憤怒等級」清單，把最常惹惱你的情況從1（最不憤怒）到10（最憤怒）依序排列，如下頁的表28所示。你應該希望在這些會引發憤怒的情況下，能更有效地控制自己的怒火。

表28・憤怒等級

+1	坐在餐廳十五分鐘，服務生一直沒來。
+2	打電話給朋友，朋友沒回電。
+3	客戶沒有給任何解釋，就在最後十分鐘臨時取消約會。
+4	客戶沒有任何通知，就放我鴿子。
+5	有人惡意批評我。
+6	在電影院的排隊隊伍中，一群粗魯無禮的青少年擠到我前面插隊。
+7	在報紙上讀到冷血的暴行，例如：強姦。
+8	有個顧客拒絕為交付的貨物付帳，還悄悄跑走，讓我收不到錢。
+9	有好幾個月的時間，一群不良青少年一再在半夜敲掉我的郵箱。我沒辦法逮到他們，也無法讓他們罷手。
+10	電視新聞報導有人（也許是一群青少年）夜闖動物園，用石頭打死了一些鳥和動物，還肢解了其他動物。

這份等級清單的第一項是最不會激怒你的情況，從這一項開始，盡可能生動地想像自己身處其中。然後，把你的「激烈想法」化成言語並寫下來。

在這個範例裡，你感到煩躁，因為你告訴自己：「該死的X侍者，不知道他們到底在搞X！為什麼這些懶惰的混蛋不去動動他們的屁股，勤快一點呢？他們到底以為自己是誰啊？該不會他們還沒給我菜單和水之前，我就已經餓死在這裡了吧？」

接下來，想像你氣沖沖地責罵餐廳經理，然後拂袖而去，砰地關上門。現在，用百分比（0％至100％）記錄你有多生氣。

然後，在心裡重演相同的情境，但換上更適當的「冷靜想法」，幻想你感到放鬆而不煩躁，想像你巧妙、果斷而有效地處理這個情況。

例如，你可能告訴自己：「這些服務生似乎沒有注意到我。或許，他們正在忙，所以疏忽了我還沒有拿到菜單。我沒必要因此而大發雷霆。」

接著，指示自己走向服務生領班，遵照以下的原則，堅定自信地向他解釋這個情況：委婉指出你一直在等服務生過來，如果他表示他們正在忙，設法認同他以消除對方的敵意，並稱讚他們生意興隆，並用一種堅定但友好的態度，再次表達你要求更好的服務。最後，想像他指派了一名服務生給你，他向你道歉後，提供了頂級的VIP服務。你的心情很好，享用了愉快的一餐。

現在，每晚你都要排練這個版本的情境，直到能想像自己用這種方式有效地冷靜處理這種情況。當你再次遇到這種情況時，認知演練技巧能讓你按部就班地以一種更堅定自信而輕鬆的方式回應。

你可能會質疑這個程序，覺得在餐廳裡幻想一個正面的結果是不切實際的，因為沒有人能保證餐廳人員會友善地回應你，並滿足你的要求。我對這個質疑的回答是，你也不能保證他們會粗暴地回應你，但如果你預期一個負面的回應，就會增加遭遇這種結果的機率，因為你的惱怒會產生自我實現預言效應。相反的，如果你預期並幻想一個正面的結果，而且採取一種積極的態度，這個正面的結果就更有可能發生。

當然你也可以應用認知演練技巧，預備一個負面結果。想像你真的找到服務生，他卻傲慢地對待你，服務很差。現在，記下你腦中的激烈想法，然後換上冷靜的想法，並制定出一個新的因應策略，就像你之前做的那樣。

你可以繼續按照這種方式，演練憤怒等級清單上從低到高的情況，直到你學會了在那些會讓你發怒的情況下，大多數時候都能有效地思考、感受和行動。你的作法必須靈活變通，清單上不同類型的惱怒可能需要不同的因應技巧。有時同理心是解決問題的方法，有時言語堅定是關鍵，但有時改變期望是最有用的。

重要的是，不要用極端化的思考方式，去評價你在減怒計畫上的進步，因為情緒成長需要時間，尤其是憤怒。如果你平常在面對某個特定刺激時，幾乎99%都會生氣，那麼下次當你只有70%的怒氣時，你可以視之為成功的第一步。繼續運用認知演練法練習，看看你能否把怒氣降到50％或以下。最終，你會完全消除怒氣，或者至少把它降到一個可接受的最低點。

記住，朋友和同事的智慧，是你遇到困難時可以好好利用的寶藏。他們可能很清楚你在哪些方面有盲點。問問他們，當他們遇到那些讓你感到挫折、無助和憤怒的情況時，會怎麼思考及行動。他們會對自己說什麼？他們實際上會做什麼？只要你願意問，就能快速學到許多讓你驚訝的東西。

關於憤怒的10個要點

1 **讓你生氣的，不是世界上發生的事情，而是你的「激烈想法」**。即使真的遇到負面的事情，也是你賦予它的意義才決定了你的情緒反應。「你要為自己的憤怒負責」的這個概念，最終對你有利，因為這讓你有權控制和選擇自己的感覺。否則，你就會被自己的情緒牽著走，而它們總是跟世界上每一個外在事件有關，但大部分的外在事件都不受你的控制。

2 **大部分時候，憤怒沒有幫助**。憤怒會讓你失去行動力，被敵意困住，這是毫無意義的。如果你把焦點放在積極尋找有創意的解決方法上，就會覺得好過一些。你會做些什麼事來改善困境，或者至少減少在未來遭遇同樣問題的機會呢？這種態度會減少一些無助感和挫敗感，這些感覺會在你覺得自己無法有效處理一個情況時折磨著你。

如果那個惹惱你的情況完全不受你的控制，沒有任何解決辦法，你只會因為怨恨而變得更痛苦，既然如此，為何不放下你的怨恨呢？如果你覺得生氣是很重要、很有價值的事，那麼請想一想人生中最快樂的時刻。現在問問自己，在那段平靜或歡快的時期裡，我願意用多少時間把它換成挫敗和憤怒？

3 **讓你生氣的想法，通常帶有認知扭曲**。改正這些扭曲的想法，會減少你的憤怒。

4 **簡而言之，你的憤怒是因為你覺得某人的行為不公平，或是發生了不公正的事情。**你的憤怒程度，跟你感覺到的惡意（如果你認為這個行為是故意的話）有多嚴重成正比。

5 **如果你學會用別人的角度看世界，你通常會發現，他們的行為在他們看來並沒有不公平。**在這些情況下，「不公平」只是你心中的錯覺。如果你願意放棄這個不切實際的想法——「每個人對真理、公義和公平的看法，都會跟我一樣」，那麼你對很多人或事情的怨恨和挫敗感就會消失了。

7 **別人通常不覺得他們應該被你懲罰。**所以，你的報復行為不會幫助你與他們的互動達到任何正面的目標。你的憤怒只會讓事情更糟、讓雙方更對立，而且會成為自我實現的預言。即使你暫時得到想要的，但用這種惡意的操縱方式所得到的短期利益，往往會被那些遭受脅迫者的長期怨恨和報復給抵消。沒有人喜歡被別人控制或強迫。這就是為什麼正面的獎賞系統更有效。

8 **當別人批評你、跟你意見不同或是不按照你的要求做事時，你會生氣的原因，是要保護自己的自尊心。**這種憤怒是不合適的，因為只有你自己的負面扭曲想法，才會讓你失去自尊。當你把自己的無價值感歸咎於別人時，其實是在騙自己。

9 **挫敗感源自期望未獲得滿足。**因為讓你失望的事件是「現實」的一部分，所以它是「合乎實際」的。你的挫敗感都是來自不切實際的期望。你當然可以試著去改變現實，讓它更符合你的期望，但這不一定可行，尤其是當你的期望不同於其他人對人性的看法時。

最簡單的解決方法，就是改變你的期望，以下是一些會讓你感到挫敗的不切實際期望：

(a) 如果我想要得到什麼東西（愛情、幸福、升遷等），就有權得到。

(b) 我只要努力做事，就一定能成功。

(c) 別人應該設法達到我的標準，並接受我的「公平」理念。

(d) 我應該能夠輕而易舉地快速解決任何問題。

(e) 如果我做個好妻子，我的丈夫就會愛我。

(f) 人們應該按照我的方式思考和行動。

(g) 我對別人好，他們就應該回報我。

10 **生氣是你的權利，但這只是幼稚的賭氣**。生氣是合法的，但你要問自己：「生氣對我有什麼好處？我的憤怒能讓自己或世界變得更好嗎？」

11 **你不需要靠生氣來證明自己是人類**。沒有憤怒，不代表你會變成沒感覺的機器人。相反的，當你擺脫那種酸澀的易怒時，會感到更有活力、快樂、平靜和有效率。你會得到解放及啟發。

08

克服憂鬱導致的強烈罪惡感

當你犯錯時，需要的是一個能看出自己的錯誤、學習（汲取教訓）和改變的過程。罪惡感無法幫助你做到這些。罪惡感不會讓你正視自己的錯誤，反而會讓你試圖掩蓋它。你無法接受自己錯了，因為那太痛苦了——這就是為什麼罪惡感適得其反的原因。

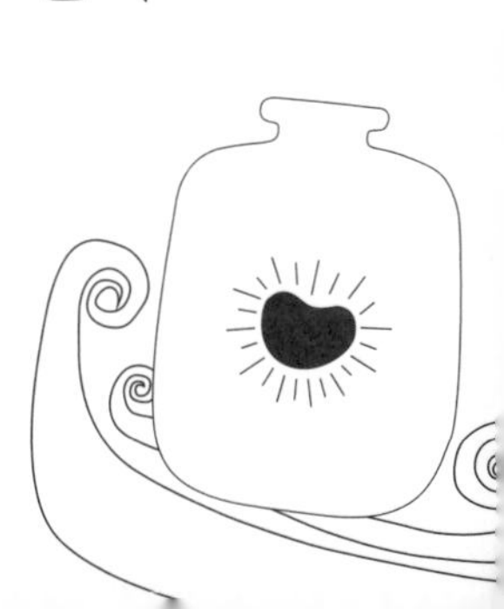

任何一本探討憂鬱症的書籍，若沒有針對罪惡感進行討論，就不算完整。罪惡感有什麼功用？作家、精神領袖、心理學家和哲學家一直在努力解決這個問題，但至今仍未有定論。罪惡感源自何處？它是從「原罪」這個觀念演變而來的嗎？還是從伊底帕斯的亂倫幻想，以及佛洛伊德提出的其他禁忌演變而來的？它是人類經驗中一個符合現實的有用構成要素嗎？還是如同最近一些流行心理學作家所指出的，罪惡感是一種「無用的情緒」，沒了罪惡感，人類會過得更自在？

當微積分被發展出來，科學家發現，微積分可以解決複雜的運動和加速度問題；若使用舊有的方法，就很難處理這些問題。認知理論提供了一種相當於「情緒微積分」的功能，使得某些棘手的哲學和心理學問題更容易解決。

我們就來看一看，可以從認知理論中學到什麼。罪惡感是當你出現以下想法時，會經驗到的一種情緒：

1 我做了不該做的事（或我沒有做到該做到事），因為我的行為沒有達到我的道德標準，違反了我的公平概念。

2這個「惡行」顯示我是個壞人（或顯示我有邪惡的性格特質、敗壞的人格或內心深處是腐敗的等等）。

這種對自己的本質或品格是「壞」的觀念，構成了罪惡感的核心。沒有這種觀念，你的有害行為只會引發健康的懊悔，而非罪惡感。懊悔源自一種未受扭曲的意識，也就是你覺察到自己故意做了一些會傷害自己或別人的不必要行為，而這樣做違背了你的道德標準。懊悔與罪惡感不同，因為懊悔並未暗示「你的過錯表明了你的本質是壞的、邪惡的，或是不道德的」。簡言之，懊悔是針對行為，罪惡感是針對「自我」。

如果你除了罪惡感之外，還感到憂鬱、羞恥或焦慮，就可能還有以下任一種想法或認知：

1因為我的「惡行」，我是低人一等或一文不值的（導致憂鬱沮喪）。
2如果別人知道我做了什麼，他們會看輕我（導致羞恥）。
3我有被報復或被懲罰的危險（引發焦慮）。

若要判斷這些想法所引發的感受是否有益或者具有破壞性，最簡單的方法就是檢視它們是否包含了第三章所述的十種認知扭曲見46頁。如果有，你的罪惡感、焦慮、憂鬱或羞恥感當然不可能是合理的或切合實際的；我認為，你會發現自己的許多負面感受都是這些認知扭曲造成的。

導致罪惡感的認知扭曲

當你感到罪咎時，第一個可能的認知扭曲是你假設自己做了錯事見51頁，這可能對，也可能錯。

但是，你所譴責的自身行為，真的那麼可怕、不道德或不對嗎？還是你只是誇大了事實？

有個迷人的醫檢師交給我一封密封信，裡面寫了一件她覺得太可怕而不敢說出口的事：「我挖鼻屎吃！」她顫抖著把信封拿給我，要我答應不要唸出來，也不會笑她。她臉上的恐慌跟她寫的小事形成強烈對比，讓我忍不住大笑，完全失去專業形象。幸好她也大笑起來，顯然她感到輕鬆多了。

難道我是在說，你從未做過惡劣行為嗎？不是的。這種說法太極端，也不切實際。我只是指出，你對犯錯的看法被不切實際地誇大了，你的煎熬和自我折磨都是多餘的，也沒有必要。

導致罪惡感的第二個關鍵認知扭曲，是因為你給自己的行為貼上「壞人」的標籤見54頁。這其實是一種迷信的有害思維，也是中世紀獵殺女巫的原因！你也許有過憤怒的、有害的不良行為，但給自己貼上「壞人」或「人渣」的標籤，只會讓你的精力被導向負面的反芻思考和自我折磨，而不是被導向找出富有創意的解決策略。

另一個引發罪惡感的常見認知扭曲是「個人化」見56頁。你不當地把不是你造成的事件之責任，攬在自己身上。例如，你對男友提出了一個建設性批評，結果導致他出現一種有害的防衛性反應。你可能會為他出現的情緒困擾而自責，並認定你的批評不恰當。事實上，是他的負面想法讓他感到煩躁，並不是你的批評。而且，他的這些想法可能是扭曲的。他可能覺得你的批評表示他一無是處，斷定你不尊重他。那麼，是你把他的那種不合邏輯的想法，裝進了他的腦袋裡嗎？顯然不是。是他自己想的，所以，你不能為他的反應負責。

由於認知療法主張「只有你的想法才能引發你的感受」，你可能會產生一種虛無主義信念，覺得無論你做什麼都不會傷害別人，所以你可以隨心所欲，做任何事都沒關係。既然如此，拋棄家人、欺騙妻子、詐騙合夥人的錢財，那又何妨？如果他們感到苦惱，那也是他們的想法造成的，所以那是他們的問題，對吧？

錯了！我們要在此再次強調認知扭曲觀念的重要性。**如果一個人的情緒困擾是由他的認知扭曲造成的，你可以說他要為自己所受的痛苦負責；如果你要為對方的那種痛苦而自責，就是犯了個人化的錯誤。反之，如果一個人的痛苦是因為某些合理想法所造成的，這種痛苦便是真實的，而且很可能是由外在原因所導致的。**例如，你踢到了我的肚子，我可能會想：「我被踢了！好痛！」在這個情況裡，我的疼痛的責任在於你，所以你覺得「你傷了我」的想法，就沒有受到任何扭曲。所以，你的懊悔和我的不舒服，都是真實且合理的。

不當的「應該」陳述句，是導致你的罪惡感的「最終共同路徑」見54頁。不理性的「應該」陳述句，表示你被期待要完美無缺、無所不知或無所不能。完美主義的「應該」，包含了一些讓你挫敗的生活規則，設定了不可能達成的期望和僵化規範。一個例子就是「我在任何時候都應該是快樂的」。這條規則造成你每次煩躁不安時，都覺得自己是個失敗者。事實上，沒有人能永遠幸福快樂，所以這條規則只會導致自我挫敗，也不負責任。

其中一個建立在你無所不知的前提上的「應該」陳述句是：假定你擁有全宇宙的知識，而且確信自己能預測未來。例如，你可能會想：「我這個週末不該去海灘的，這讓我得了流感。我真是笨啊！我現在病得如此嚴重，我會在床上躺一個星期。」用這種方式責備自己是不切實際的，因為你無法確知自己去海灘會讓你大病一場。如果你早知道會這樣，就會做出不同的決定。身為人，你做了一個決定，而結果證明你的預感是錯的。

這種建立在你是無所不能的前提上的「應該」陳述句，就像是假定你是神一樣，你是萬能的，可以控制自己和其他人，達成你所設定的每個目標。例如，打網球時，你錯失了發球，蹙眉驚呼：「我不該失手的！」為什麼你不該失手呢？是因為你的網球技巧已經高超到不可能錯失任何一個發球嗎？

以上三種「應該」陳述句，明顯引發了不當的罪惡感，因為它們沒有反映出合理的道德標準。

除了認知扭曲，還有一些標準有助於區別異常的罪惡感和健康的懊悔感之間的差異，這些標準包含了**你的負面情緒的強度、持續時間和後果**。我們使用這些標準來評量一個已婚的五十二歲小學女老師詹妮絲的罪惡感：

詹妮絲患有重度憂鬱症很多年了。她的問題出在一直沉溺在十五歲時發生的兩次順手牽羊事件，雖然她從此之後過著恪遵道德規範的正直生活，但她就是甩不掉這兩次事件的記憶。那些引發罪惡感的想法不斷折磨著她：「我是一個小偷，我是一個騙子。我一文不值，我是個偽善者。」她的罪惡感讓她痛苦不堪，她每天晚上都向神禱告，求神讓她在睡夢中死去。每天早上，當她醒來，發現自己還活著時，就感到極度失望和痛苦，並告訴自己：「我是如此糟糕，連上帝都不要我了。」

在絕望中，她終於拿起了丈夫的手槍，裝上子彈後朝著自己的心臟扣下板機。但手槍卻沒有發射，因為她沒有上好彈匣。她被徹底擊垮了：她連自殺都做不到！她把槍放下，絕望的啜泣著。

詹妮絲的罪惡感並不合理，不僅因為那明顯是由認知扭曲造成的，還因為她的感受，以及她告訴自己的話語的強度、持續時間與後果。她對偷竊事件的感受，不是一種健康的懊悔，而是一種貶低自尊的不負責任行為，導致她無法活在當下，而且她的罪惡感與實際過錯相比，明顯是過度反應了。她的罪惡感所帶來的後果，造成了一種莫大的諷刺。她堅信「自己是個壞人」的想法，導致她試圖謀殺自己，而諷刺的是，這種最具破壞性的行為毫無意義。

罪惡感循環

即使你的罪惡感是不健康的，而且是基於認知扭曲，但一旦你開始有罪惡感，可能會陷入一種錯覺，讓你覺得自己的罪惡感是合理的。這種錯覺可能很強大，很有說服力。你會這樣推理：

1 我感到罪咎，覺得自己應該受到譴責。這表示我是個壞人。

因此，你的罪惡感讓你確信自己是壞人，這又讓你更加有罪。這種認知和情緒的連結，把你的想法與感受鎖在一起，最後陷入了一個我稱為「罪惡感循環」的循環系統中。

情緒化推理 見53頁 加劇了這個罪惡感循環。你自動地假設，因為你有罪惡感，所以一定在某方面做得不夠好，理當受到懲罰。你會這樣推理：「我的感覺很差，所以我一定是個壞人。」這種想法並不合理，因為你的自我厭惡不一定證明你做錯了什麼。你的罪惡感只是反映了「你相信自己行為不當」的事實；也許這是真的，但也可能不是。例如，當父母感到疲累和煩躁而誤解孩子的行為時，孩子常常受到不當的懲罰。在這種情況下，這個可憐的孩子的罪惡感，顯然不能證明他（或她）做了什麼錯事。

你的自我懲罰行為模式，加深了罪惡感循環。那些引發你罪惡感的想法，導致了無效率的行動，這又強化了你對「自己是個壞人」的信念。

一個容易有罪惡感的神經科醫師正在準備醫師專科考試。她在準備考試時遇到困難，對自己沒有好好學習感到罪咎。所以，她每天晚上都浪費時間看電視，同時腦海中出現以下的想法：「我不應該看電視。我應該去準備考試。我太懶惰了。我不配當醫師。我太自私了。我應該被懲罰。」這些想法讓她出現強烈的罪惡感。她接著推理：「這種罪惡感證明了我是個沒用的懶鬼。」因此，她的自我懲罰想法和罪惡感相互增強。

她和許多容易有罪惡感的人一樣，認為只要她懲罰自己，就足以讓她有動力。可惜，事實恰恰相反。她的罪惡感只是榨乾了她的精力，並加深了她對自己的懶惰和不足的看法。她因為自我厭惡而做出的唯一行動，就是每晚忍不住走向冰箱，拿出冰淇淋或花生醬大吃特吃。

她陷入了一個惡性循環，我把它稱為「罪惡感循環」，如圖6所示。她的負面想法、情緒和行為相互作用，創造了一種自我挫敗的殘酷錯覺，讓她覺得自己是個「壞人」，無法控制自己。

罪惡感是不負責任的

如果你真的做了不適當或傷害別人的事，你就應該受苦嗎？如果你覺得這個問題的答案是肯定的，那麼你可以問問自己：「我要受苦多久？一天？一年？還是一輩子？」你會選擇給自己什麼樣的刑罰？你願意在刑期結束後停止受苦，不再讓自己痛苦嗎？這至少是一種有限度的自我懲罰方式，比較負責任。但你

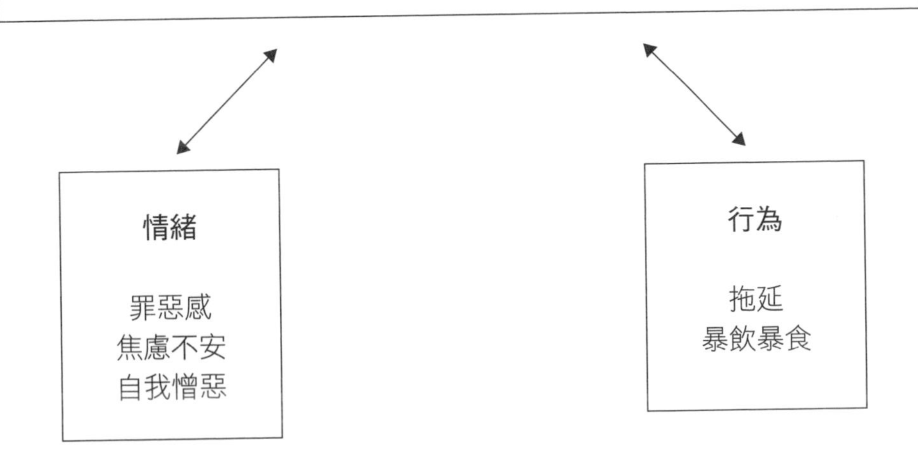

圖6 一個神經科醫師的自我批評想法，讓她產生很深的罪惡感，以致她無法好好準備專科考試。她的拖延行為又加深了她對自己的負面看法，覺得自己是個壞人，應該受到懲罰。這又進一步侵蝕了她解決問題的動力。

一開始就用罪惡感虐待自己，有什麼意義呢？如果你真的犯了錯，做了傷害別人的事情，你的罪惡感並不能神奇地消除你的錯誤。

你的罪惡感也不能幫助你更快地從錯誤中學習，減少你未來重蹈覆轍的機會。別人也不會因為你有罪惡感，就更愛你或尊敬你。你的罪惡感也不會讓你過著更有成效的生活。那麼，你這樣做有什麼意義呢？

許多人問道：「如果我沒有罪惡感，怎麼能按照道德規範行事和控制衝動呢？」這是一種把自己當成緩刑犯監護官的生活方式。顯然，你把自己看成是一個任性而無法克制的人，所以必須不斷地責罵自己，以免自己失去理智。當然，如果你的行為對別人造成了不必要的傷害，一點點痛苦的悔恨會比只是冷冰冰地承認錯誤而沒有任何情感，更能意識到你的錯誤與它對別人的影響，並避免重蹈覆轍。但是，**把自己看成是壞人，不會對任何人有幫助。往往是因為你認為自己是壞人，才會加劇你的「壞」行為。**

當你❶看出自己犯了錯誤，並且❷制定了改正錯誤的策略時，才容易開始改變並從錯誤中學到教訓。一種自愛和放鬆的態度，有助於加速這個過程，但罪惡感往往會成為絆腳石。

舉例而言，有時候患者會因為我說了一些刺激他們的話而批評我。只要患者的批評有一點道理，我就會覺得很受傷並感到內疚。而且，當我的罪惡感愈深，並給自己貼上「壞人」的標籤時，我就愈容易採取防衛性態度。我會有一股衝動，不是否認或辯解我的錯誤，就是反擊，因為被視為「壞人」的感覺太令人討厭了。這使得我更難以承認和改正錯誤。反之，如果我不苛責自己或感到自尊受損，就很容易承認錯誤。然後可以迅速改正問題並從中學習。我的罪惡感愈少，我就愈能有效地做到這一點。

所以，當你犯錯時，需要的是一個能夠看出自己的錯誤、學習（汲取教訓）和改變的過程。罪惡感能幫助你做到這些嗎？我認為不能。罪惡感不會讓你正視自己的錯誤，反而會讓你試圖掩蓋它。你想捂住耳朵對任何批評充耳不聞。你無法接受自己錯了，因為那太痛苦了。這就是為什麼罪惡感適得其反的原因。

你可能會反駁說：「如果我沒有罪惡感，怎麼知道自己犯錯了？如果沒有罪惡感的約束，我不就會肆意妄為，做出一些毫無節制的有害自私行為？」

以同理取代罪惡感的6項技巧

任何事情都有可能，但我真的不覺得會發生上述這種情況。你可以用一種更明智的道德行為準則，也就是「同理」，來取代你的罪惡感。「同理」是一種能力，可以想像你的行為帶來的好壞後果，思考你的所作所為對自己和別人造成的影響，並在不給自己貼上「天生壞人」的情況下，感受到適當而真誠的悲傷和懊悔。「同理」也能給你一種必要的心理和情感氛圍，在沒有罪惡感的驅使下，以一種道德和自我提升的方式指導你的行為。

根據下列標準，你可以輕易判斷自己的感受是正常而健康的懊悔，或是自我挫敗的扭曲罪惡感。問問自己：

1. 我是否故意做了一些不該做的「壞」事、「不公平」的事，或者沒必要地傷害他人的事？還是我不合理地期待「自己是完美、無所不知或無所不能的」？
2. 我是否因為這個行為而把自己當成一個壞人或有污點的人？我的想法是否包含了其他的認知扭曲，比如誇大化、以偏概全等？
3. 我是否感受到了一種合乎事實的悔恨或懊悔，這是源自於我同理自身行為所造成的負面影響？我的痛苦情緒反應的強度和持續時間，是否與我實際所做的事情相稱？
4. 我是否從錯誤中學到了教訓，並制定了改變的策略，還是我只是在做徒勞無益的事，獨自悶悶不樂和反覆思考自己的錯誤，甚至以一種自我毀滅的方式懲罰自己？

現在，讓我們回顧前幾章提到的一些方法，以讓你擺脫不恰當的罪惡感，並提升你的自尊。

1 失調思維日誌

前幾章介紹的這個方法，可以幫你克服低自尊和不足感，而它也適用於各種負面情緒，包括罪惡感。在「情況」欄位裡，記錄下引發罪惡感的事件。例如，你可以寫「我對同事疾言厲色」或「我把校友募款信丟進垃圾桶，沒有捐十美元」。然後，「聽取」你腦中那個專橫的廣播，找出那個引發罪惡感的指責聲音。最後，找出認知扭曲，並寫下更客觀的想法來反駁。這樣做會減輕你的罪惡感，左頁的表29展示了一個例子。

雪莉是個神經質的年輕女孩，決定搬到紐約追求演藝夢。她和母親在紐約花了一整天找公寓，然後在很疲累的情況下搭火車回費城。上車後，她們發現搭錯車了，車上沒有飲食或餐車服務。雪莉的母親開始抱怨沒有雞尾酒可以喝，雪莉感到罪惡感和自我批評湧上心頭。

當她記錄和反駁那些引發罪惡感的想法之後，感到如釋重負。她告訴我，因為克服了罪惡感，她避免了平時遇到這種令人沮喪的情況時會亂發脾氣的老毛病。

2 擺脫「應該」陳述句技巧

這裡有一些方法可以幫你減少那些不合理的「應該」陳述句。

表29・雪莉的失調思維日誌

情況	情緒	引發罪惡感的想法	認知扭曲	理性回應	結果
我的母親精疲力竭，加上因為不熟悉火車時刻表，結果我們搭乘了一班沒有提供舒適設備的火車。	極度罪惡感 沮喪 憤怒 自憐	1 唉，今天母親跟我走遍了紐約，現在她連一杯飲料都沒得喝，都怪我沒有好好解釋火車時刻表。我應該跟她說「不供應食物」不等於沒有點心。	個人化 心理過濾 「應該」陳述句	我為母親感到難過，但是我們的火車行程只有一個半小時，我以為自己已經把各方面都解釋清楚了。我想，我們偶爾都會犯錯。	如釋重負
		2 我現在的感覺很糟糕，我實在是太自私了。	情緒化推理	我比母親更心煩。我能做的都做了，事已至此，後悔也沒用。	
		3 為什麼我總是會搞砸事情？	以偏概全 個人化	我不是每件事都搞砸，這不是我的錯，是母親誤會了。	
		4 她是這麼的疼我，而我是個討人厭的人。	貼標籤 全有或全無的思考方式	一次不愉快的小插曲，不會讓我變成一個討人厭的人。	

以兩欄式技巧評估規則的利弊

首先，問問自己：「誰說我應該要怎樣？哪裡規定了我應該要怎樣？」這樣做的目的，是讓你意識到沒必要批評自己。既然你才是制定規則的人，一旦你發現某個規則沒有用處，就可以修改或刪除它。比如說，你告訴自己，應該讓伴侶一直快樂。如果你的經驗告訴你，這是不切實際或無益的，你就可以改寫這個規則，讓它更合理。你可以說：「我有時候可以讓伴侶快樂，但不可能每時每刻都做到。快樂最終取決於他自己。因此，我不會期待我做的事情總是會得到另一半的欣賞。」

在判斷一個特定規則是否有用時，可以問自己：「對我來說，這個規則有什麼好處或壞處？」「相信我應該讓伴侶快樂，對我有什麼幫助，又要付出什麼代價？」你可以用左頁的表30顯示的兩欄式方法來評估利弊。

以兩欄式技巧用其他句子取代「應該」

有一個簡單但有效的方法，可以讓你擺脫「應該」陳述句，就是利用兩欄式技巧，以其他句子取代「應該」。「要是（或如果）這樣就（太）好了」或是「我希望我可以」的句型，效果會比「應該」陳述句更好，而且聽起來更合乎實際，也比較不那麼令人煩躁不安或惱怒。例如，不要說：「我應該讓我的妻子快樂。」而是換個說法：「要是我可以讓妻子快樂就太好了，因為她看起來煩躁不安。我可以問問她，她在為了什麼事而心煩，然後看看我可以幫上什麼忙。」此外，你可以用「如果我沒吃冰淇淋就好了，但就算吃了，也不是世界末日」來取代「我不該吃冰淇淋的」說法。

證明「應該」陳述句是不合現實的

另一個擺脫「應該」陳述句的方法，是向你自己證明，「應該」陳述句是不合現實的。舉例來說，當你說

表30．相信「應該讓妻子感到快樂」的利弊

利	弊
1 當她感到快樂時，我會覺得自己做了該做的事。 2 我會很努力做一個好丈夫。	1 當她不快樂時，我會有罪惡感並怪罪自己。 2 她利用我的罪惡感來操控我。任何時候，她想要我順她的意時，就可以表現出不開心的樣子，弄得我覺得很難受，只得認輸。 3 她很多時候都不開心，所以我經常覺得自己是個失敗者。她的不快樂往往與我無關，要隨時討她開心，只是浪費精力罷了。 4 我最終會感到怨恨，因為我不想要受人控制，但又矛盾地給了她這麼大的權力來操控我的情緒。

「我不該做XXX的」時，是在假設：❶「你不應該這樣做」是一個事實，❷這樣說對你有幫助。但出乎意料的是，「現實法則」顯示了事實通常恰好相反，亦即：❶事實上，你應該做自己做的那件事，❷當你說自己不應該這樣做，會傷害你自己。

你感到難以置信嗎？讓我示範一下。假設你正在節食，而你吃了冰淇淋。所以，你心想：「我不該吃冰淇淋的」。在我們的對話中，我要你針對「你真的不該吃冰淇淋」來辯護，而我會證明你的論點是錯的。以下示範，是仿造一次實際的談話，我希望你會和我一樣，覺得這樣做是有趣又有幫助的。

大衛：我了解你正在節食，而你吃了一些冰淇淋。我認為你應該吃的。

你：哦，不會吧。怎麼可能！我不該吃的，因為我正在節食。你看到了，我正在減重。

大衛：好吧，我認為你應該吃冰淇淋。

你：柏恩斯，你傻了嗎？我不該吃的，因為我正在減重。這就是我要告訴你的。如果我吃了冰淇淋，我要怎麼減重？

大衛：但是，你確實吃了啊。

你：沒錯。這就是問題所在。我不該那樣做的。你現在明白了嗎？

大衛：你顯然是在說「事情不該是這樣的」。但事情就是這樣，木已成舟。事情會是現在的樣子，通常都有它的道理。所以，你為什會那麼做？你吃冰淇淋的原因是什麼？

你：嗯，因為我感到煩躁不安又緊張，而且我就是個貪吃鬼。

大衛：好吧，你感到煩躁不安又緊張。當你出現這種情緒時，有固定的飲食習慣嗎？

你：對，沒錯。我一直都沒有自制力。

大衛：所以，上個星期當你感到緊張不安時，按照你的老習慣去做，不是很自然的事嗎？

你：對。

大衛：那麼，既然是老習慣，你那麼做不就是理所當然的嗎？

你：我覺得你在說，我應該一直吃冰淇淋，直到變成一頭肥豬什麼的。

大衛：你是我遇過最難纏的患者！不管怎樣，我不是叫你當一頭豬，也不是鼓勵你繼續這個「一心煩就要吃東西」的習慣。我要說的是，你為這件事帶來了兩個問題。一是你破壞了節食，這會影響你減肥的速度，二是你為這件事自責不已，但第二個問題是沒必要的。

你：所以，你的意思是，由於「一緊張就吃東西」已經成了我的習慣，除非我改變這個習慣，否則我會一直這樣做。

大衛：我真希望自己也能說得這麼精闢！

你：因為我還沒有改掉這個習慣，所以我應該吃冰淇淋。只要這個習慣還在，我就會也應該在緊張的時候暴飲暴食。我明白你的意思了，我感覺好多了。醫師，只有一件事讓我困擾。我要怎樣才能停止這麼做呢？我要怎樣才能找到一些更有效的方法來改變行為呢？

大衛：你可以用鞭子或胡蘿蔔來激勵自己。當你整天對自己說，「我應該做這個」或「我不應該做那個」的時候，就陷入了一種強迫自己的生活方式。而且，你已經知道這樣會導致「情緒便祕」的結果。如果你想要讓事情有所進展，我建議你用獎勵而不是懲罰來激勵自己。你可能會發現這樣做更有效果。

以我自己為例，我用的是「圓點和甜甜圈」減肥法。圓點軟糖和糖霜甜甜圈是我最愛吃的甜食，而我最難控制自己的事，是晚上看書或看電視時總是想要吃冰淇淋。於是，我對自己說，只要我能忍住這個衝動，第二天早上就可以吃一個糖霜甜甜圈，晚上還可以吃一盒圓點軟糖來獎勵自己。接著，我就想像它們有多好吃，這樣就能讓我忘記冰淇淋了。

順便說一下，我還有一個規則，就是如果我真的沒忍住，吃了冰淇淋，還是可以吃軟糖和甜甜圈，以做為對自己嘗試過的獎勵，或者對自己破戒的安慰。

不管怎樣，這都對我有幫助，我用這種方法減了二十多公斤。

我還想了一個三段論：

1 節食的人有時會失控。

2 我是人。

3 所以，有時我失控是正常的。

下面的做法對我也很有幫助，讓我可以在週末盡情享受美食，而不會有罪惡感。我在工作日減掉的體重，通常比週末增加的多，所以最後我還是瘦了，而且很開心。每次我節食破戒，都不會責備自己或感到愧疚。我把它當作是「想吃什麼就吃什麼，想吃的時候就吃，不要有罪惡感，好好享受」的節食法，這真是太有趣了，等我達到目標體重時，還感到有點遺憾。後來，我又多減了快十公斤，因為這種節食法太讓人愉快了。我相信，正確的態度和感受是成功的關鍵。有了它們，你就能移山填海，甚至是肉山肉海。

當你想要改變暴飲暴食、吸煙或酗酒等壞習慣時，阻礙你的主要原因是，你認為自己無法控制。導致你失控的原因，則是那些「應該」陳述句。它們打敗了你。比如說，你想要戒掉冰淇淋。你坐在電視機前，說：「哎呀，我真的應該要讀書了，不應該吃冰淇淋。」現在問問自己：「當我這樣告訴自己時，我會有什麼感覺？」我想，你的答案是，你會覺得有罪惡感和緊張不安。然後你會怎麼做？你會去吃冰淇淋！這就是問題所在。你之所以吃冰淇淋，是因為你對自己說「不應該吃！」然後，你就試圖用更多的食物來掩蓋你的罪惡感和焦慮。

使用腕戴式計數器

另一個擺脫「應該」陳述句的簡單方法，是使用腕戴式計數器。一旦你意識到「應該」陳述句對你沒有好處，你就可以數一數它們。每次你說出一個「應該」陳述句，就按一下計數器。如果你這樣做了，一定要根據每天的總數來設定一個獎勵系統。你發現的「應該」陳述句愈多，應得的獎勵就愈大。幾週後，你每天的「應該」陳述句會開始減少，你也會發現自己更少有罪惡感。

關注於「你不信任自己」的事實

還有一個擺脫「應該」陳述句的方法，是關注於「你不信任自己」的這個事實。你可能認為，沒有這些「應該」陳述句，你就會變得完全失控，開始做一些毀滅性或暴力的事情，甚至是狂吃冰淇淋。評估這個問題的方法之一是，問問自己，在你的生活中是否有過一段特別快樂且感覺相當滿足、有成就感和自制力的時期。在繼續往下讀之前，請思考一下，並確保你心中有了這段時期的畫面。現在問問自己：「我在那段生活中，是不是經常用『應該』語句來逼迫自己？」我相信你的答案會是否定的。那麼告訴我，你那時候是不是在做一些瘋狂、可怕的事情呢？我想，你會意識到那時候的自己是「無應該（should-free）」的，而且很有自制力。這就證明了你可以不用那些「應該」陳述句，也能過著高效而快樂的生活。你可以用兩週的時間來試驗這個假設。嘗試用這些不同的方法，來減少你的「應該」陳述句，然後看看你的心情和自制力會有什麼變化。我相信你會很滿意。

運用強迫性阻撓技巧

另一個可以仰賴的方法，是強迫性阻撓技巧。每天安排三次，每次兩分鐘，大聲說出你所有的「應該」陳述句和自我折磨：「我應該在市場關門前去買東西」、「我不應該在鄉村俱樂部挖鼻孔」、「我是個爛人」等等。盡量說出你能想到的最刻薄的自我批評，最好把它們寫下來或錄音，然後把它們大聲讀出來或聽錄音。

我想，這會讓你看清這些話有多可笑。盡量把你的「應該」陳述句限制在這些安排好的時間裡，這樣你在其他時候就不會被它們干擾。

接受你的所知有限

另一個對付「應該」陳述句的方法，是接受你的所知有限。我在成長過程中，經常聽到人們說：「學會接受你的局限，你就會變得更快樂。」但從來沒有人解釋這句話到底是什麼意思，或是該怎麼做。而且，這聽起來總是有點貶低的意味，彷彿他們在說：「要知道你其實是個二流的廢物。」

其實，情況並沒有那麼糟糕。假設你經常回顧過去，為自己的錯誤而懊惱。比如說，當你瀏覽報紙的財經版時，你告訴自己：「我不應該買那支股票。它已經跌了兩塊錢。」要擺脫這個陷阱，你可以問問自己：「當我買那支股票的時候，我知道它會跌嗎？」我想，你會說「不」。再問問自己：「如果我知道它會跌，我還會買嗎？」你還是會回答「不」。所以，你真正想說的是，如果你當時知道這一點，就會做出不同的選擇。但要做到這一點，你就必須能夠完全準確地預測未來。你能完全準確地預測未來嗎？你的答案還是「不」。你有兩種選擇：決定接受自己是個所知有限和有缺點的人，並意識到你有時會犯錯；或是因此而厭惡自己。

問自己：「為什麼我應該？」

另一個有效對付「應該」陳述句的方法，是問你自己：「為什麼我應該？」然後你可以質疑自己提出的證據，揭露其中的邏輯錯誤，讓你的「應該」陳述句變得荒謬可笑。舉例來說，你雇了一個人來做雜務，可能是割草、油漆或其他什麼事。當他開帳單給你時，費用看起來比你預期得更高，但他說了一些冠冕堂皇的理由，你就妥協了，按他開的價錢付了錢。後來，你覺得自己被占了便宜，開始責備自己的態度不夠堅決。讓我們來做一個角色扮演，你可以假裝自己是那個被揩油的可憐蟲。

你：昨天我應該告訴那個傢伙，他的要價太高了。

大衛：你應該告訴他，他先前給了你一個較低的估價。

你：是啊。我應該要更自信堅定地表達立場才對。

大衛：為什麼你應該要這樣？我同意為你自己發聲對你有利。你也可以努力培養你的溝通技能，讓你可以更自信堅定地表達立場，如此一來，你在未來碰到類似情況時，應對方式會更好。但重點在於，為什麼你昨天應該要表現得更堅定呢？

你：嗯，因為我總是讓別人占我的便宜。

大衛：那麼，我們就來思考一下你的推理。「因為我總是讓別人占我的便宜，昨天我應該要更堅定自信地表達我的立場。」那麼，對此的理性回應是什麼？在你的陳述裡，有任何邏輯不合理的地方嗎？你的推論中有任何可疑之處嗎？

你：嗯……讓我想想。好吧，首先，「我總是讓別人占我的便宜」這句話不完全正確，那是一種以偏概全。其實，我有時候也會堅持己見，甚至有時候還會對別人吹毛求疵。還有，如果「我在某些情況下會被人占便宜」是事實，這次我被人敲竹槓也是理所當然的，因為這是我的習慣。我想，除非我能學會一些新的人際技巧，否則我的這個問題還是會繼續存在。

大衛：太棒了！我不可能說得比你更好了！我看得出來，你很認真地學習了我教你的關於「應該」陳述句的知識！我希望我的讀者都像你一樣聰明和專注！你還有其他理由，來認為你應該要有其他不同作法嗎？

你：嗯，這個怎麼樣：我應該要更堅定自信地表達立場，這樣我就不會多付了不該付的錢了？

大衛：好。那你要如何理性回應這一點？這個論點哪裡不合邏輯？

你：哦，因為我是人，所以不可能每次都做對的事情。

大衛：完全正確。事實上，下面這個三段論可能會對你有幫助。第一個前提：所有人都會犯錯，比如有時候會多付錢。到目前為止，你同意我的說法嗎？

你：我同意。

大衛：那麼，你的身分是什麼？

你：我是人。

大衛：接下來呢？

你：我會犯錯。

大衛：答對了。

這些擺脫「應該」陳述句的技巧，對你來說應該夠用了。糟糕！我自己剛剛也用了「應該」！我想說的是，希望你覺得這些方法很有用；如果你覺得這些方法很有用，那就太好了。我認為，你會發現到，透過減少這種專橫的心理支配方式，你的感覺會更好，因為你不會再指責自己。當你不再有罪惡感，就可以把精力放在做必要的改變，以及提升自制力和生產力。

3 學習堅持你的立場

容易有罪惡感的一個嚴重缺點，就是別人可以也會利用你的罪惡感來操控你。如果你覺得有義務討好每個人，你的家人和朋友就能夠有效地強迫你去做許多不見得最符合你的利益的事情。

舉一個瑣碎的例子，有多少次你只是為了不想傷別人的心，而勉強接受對方的社交邀請？

在這個情況之下，當你寧願拒絕邀請卻不得不接受時，付出的代價並不大，你只是浪費了一個晚上而已，而且，還有好處：你避開了罪惡感，還能幻想自己是一個特別好心的人。除此之外，如果你試圖拒絕邀請，失望的主人可能會說：「可是我們都在等著你耶。難道你要讓我們這些老朋友失望嗎？哎呀，快來吧。」你會怎麼回答呢？又會有什麼感覺呢？

當你深受罪惡感所支配而做出讓自己痛苦不堪的決定時，你一味地取悅他人的行為，會顯得更加可憐。諷刺的是，很多時候，**讓別人利用你的罪惡感來操控你的後果，最終不僅對自己有害，也對其他人有害。**雖然受罪惡感驅使而行動，往往源於理想主義，但屈服所帶來的必然影響，卻恰恰與理想相反。

> 二十七歲的瑪格麗特是個幸福的已婚女人，她有個弟弟，身材肥胖，是個賭徒，經常用各種方式占她便宜。他只要手頭緊會就跟她借錢，而且經常忘記還錢。當他出現在鎮上（經常一待就是幾個月），他自以為有權每天晚上與她的家人共進晚餐，把酒喝光，隨心所欲的開她的新車。
>
> 她對自己屈服於弟弟的需索無度，給了這個合理化的藉口：「如果我要求他幫忙或需要他的幫助，他也會對我做同樣的事。畢竟，相親相愛的手足應該要彼此幫忙。此外，如果我設法拒絕他，他會大發脾氣，我可能會失去這個弟弟。那麼，我會覺得自己做錯了事。」

瑪格麗特也能夠看出不斷讓步的負面後果：❶在助長弟弟依賴的、自我挫敗的生活方式和賭癮；❷她覺得自己被牽著鼻子走，也被利用了；❸他們之間的關係不是基於愛而是敲詐，她總是不得不答應弟弟的無理要求，以免惹怒弟弟和造成自己的罪惡感。她和我展開了角色扮演，並透過這種方式學會了以委婉但堅定的態度說「不」，並堅持自己的立場；我扮演瑪格麗特的角色，她則扮演弟弟：

弟　弟：（瑪格麗特扮演）今晚你要用車嗎？

瑪格麗特：（由我扮演）我現在沒打算用。
弟　弟：如果我晚點再借，你會介意嗎？
瑪格麗特：我寧願你不要這樣做。
弟　弟：為什麼？你又不開，難道就任由它閒置在那裡？
瑪格麗特：你是不是覺得我應該把它借給你？
弟　弟：如果我有車，你要用的話，我一樣會把它借給你。
瑪格麗特：我很開心你這樣想。雖然我現在沒打算要用車，但我還是希望隨時有車可用，以防我稍後決定要外出。
弟　弟：但你沒打算要用車啊！我們不是從小就一直互相幫忙嗎？
瑪格麗特：是啊。但你是否以為那表示我總是要答應你的要求？我們都為對方做了很多事情。你已經用我的車子很多次了，如果你從現在開始安排自己的交通工具，我會覺得更自在。
弟　弟：我只打算用一個小時，我會把車開回來，以防你要用車。這件事對我很重要，而且只有一公里的路程，所以我不會磨損你的車子，別擔心。
瑪格麗特：聽起來，這對你是很重要的事。或許，你可以安排其他交通工具。那樣的距離，你可以走路過去嗎？
弟　弟：哦，沒關係！如果你是那樣想的話，以後就不要跑來求我幫你任何忙！
瑪格麗特：你聽起來很生氣，因為我沒有照你的意思去做。你是不是認為我應該每次都要答應你的任何要求？
弟　弟：你和你的生活準則！見鬼去吧！我不想再聽這些鬼話！（怒氣沖沖，準備離開。）

瑪格麗特：那我們就此打住。幾天後，你可能會更願意談論這件事。我認為，我們確實有必要坐下來好好談談。

在這個對話之後，我們互換角色，讓瑪格麗特可以練習如何以更堅定自信的態度表達自己的立場。當我扮演她的弟弟時，我盡可能刁難她，而她也學會了如何應付我。這個練習增加了她的勇氣。

她覺得在面對弟弟的操控時，如果心中保有一些原則是有幫助的。這些原則包含了：❶她可以提醒他，她有權不對他的要求照單全收；❷她可以從他的論點中找到一些可信的事實（消除敵意技巧），以便先發制人，但她可以回到自己的立場，也就是「愛不代表總是讓步」；❸她會盡可能保持委婉的態度，維持自己堅定、果決和不妥協的立場；❹她不會認同他是個軟弱、能力不足的小男孩，無法自立；❺她不會被他的暴怒給惹惱，因為這樣做反而會強化他的信念，認為他是受到殘忍自私的女巫不公剝奪下的受害者；❻她必須承擔他可能會暫時拒絕溝通或聽取她的觀點，並中斷她的談話的風險。當他這樣做，她會任由他氣沖沖的離開，但她可以告訴他，等他心情好一點，更願意與她溝通時，她有些事情想要跟他好好談談。

當瑪格麗特真的面對弟弟時，她發覺弟弟根本不像她所想像的那麼難對付。當她為兩人的關係設定界限後，他確實看起來如釋重負，也開始表現得更成熟了。如果你也選擇採用這種技巧，必須下定決心堅持自己的立場，因為對方可能會設法唬弄你，讓你相信，如果你不對他們的要求讓步，會對他們造成嚴重傷害。切記，長期來看，若你不根據自己的最佳利益行事，所承受的傷害通常要嚴重得多。

預先練習是成功的關鍵。你的朋友通常會樂意與你一起進行角色扮演，並提供一些有用的回饋意見給你。如果你周圍沒有這樣的人，或者你實在羞於啟齒，你可以寫出一個如範例所示的想像對話。這對於啟動你大腦中相應的迴路大有幫助，如此一來，當實際發生這樣的狀況時，你會有勇氣和技巧，婉轉但堅定地對別人說不！

4 反制愛發牢騷者的技巧

這是本書所提出的最令人驚奇、也最令人滿意的有效方法之一。它的作用就像一個護身符，讓你在面對某人（通常是你所愛的人）對你嘀咕、抱怨和嘮叨不停，讓你感到挫折、罪咎及無助時，能夠應付自如。

這項技巧的典型運作模式如下：當愛發牢騷者向你抱怨某事或某人時，你衷心希望能幫上忙，所以你提出建議。對方馬上否決你的建議，然後又繼續抱怨。你感到緊張，覺得自己提出的建議不夠好，所以更加努力並繼續提出新的建議。你得到的回應還是一樣。每次你想要結束兩人的談話而離開，對方就暗示他（或她）被你拋棄了，你就會感到罪惡感油然而生。

席巴在研究所畢業後與母親同住。席巴愛她的母親，但她發覺母親一直在叨念關於她自己離婚、沒錢這些事情，最後她實在是受不了了，於是前來尋求治療。

我在第一次的談話治療中教導她以下的反制愛發牢騷者方法：無論她母親說什麼，席巴都必須設法同意她（消除敵意技巧），也不要提供建議，而是真心誠意地說一些讚美她的話。起初，席巴覺得這個方法令人難以置信又超乎尋常，與她平常使用的方法迥異。在以下的對話中，席巴扮演她的母親，我則扮演她，以便示範這個技巧：

席巴：（扮演她的母親）你知不知道，我們在打離婚官司期間，你爸爸賣出了他的企業股份，而我是最後一個知道的人？

大衛：（扮演席巴）你說的沒錯。直到打離婚官司，你才知道這件事，你確實值得更好的人。

席巴：我不知道我們要做什麼來賺錢，我要怎麼讓你的弟弟們完成大學學業？

大衛：那的確是個問題——我們沒有錢。

席巴：那就是你父親會做的事，他頭腦不清。

大衛：他在預算規劃上一直都不在行，你在這部分就精明多了。

席巴：他是個混帳！你看，他把我們搞到快變窮人了。萬一我生病了，怎麼辦？我們最後會落得住進貧民收容所！

大衛：你說的對！住進貧民收容所一點都不好玩，我完全同意你的看法。

席巴告訴我，她在扮演自己母親的角色時，發現抱怨並「不有趣」，因為我一直同意她的說法。我們還做了一次互換角色的扮演，以便她可以掌握這項技巧。事實上，是因為你的力勸，幫助了抱怨者維持這種單調的互動。弔詭的是，當你同意對方消極的抱怨話語，他們很快就會覺得無趣，沒有動力再繼續抱怨下去。或許，有個解釋可以說明這一點。當人們在叨念和發牢騷時，通常會覺得惱怒、被重擔壓得喘不過氣，以及缺乏安全感。當你設法幫助他們時，你的話在他們聽來就像是批評，因為那暗示了他們處理事情不當。相反的，當你同意他們的看法，並不忘給他們一點讚美時，他們通常會覺得受到支持，感到放鬆而平靜下來。

5 莫氏反制愛發牢騷者方法

史特林・莫瑞（Stirling Moorey）針對這項技巧提出了一個有用的修正版本。莫瑞是個優秀的英國醫學系學生，他與我們的團隊一起在費城進行研究，並在一九七九年夏季的談話療程中跟我坐在一起。

當時，他在治療一名重度憂鬱症患者：

五十二歲的雕塑家哈莉特有一顆慈悲心，她的困擾是朋友經常向她嘮叨訴苦，跟她說一些八卦和個人問題。她發現，由於她氾濫的同情心，朋友的問題令她煩躁不安，因為她不知道要如何幫助這些朋友，她覺得自己被困住了，她感到憤恨不平——直到她學會「莫氏反制愛發牢騷者方法」。

史特林只是指示她設法同意對方的說法，然後在對方的抱怨中找出一些正面的事情，並做出評論，以轉移對方的注意力。以下舉幾個例子：

抱怨者：我到底可以為我的女兒做些什麼？我很擔心，她又開始抽大麻了。

回　應：確實最近有許多大麻在流竄。你的女兒還在繼續進行那個傑出的藝術創作嗎？我聽說她最近獲得了一個重要獎項。

＊＊＊

抱怨者：我的老闆沒有給我加薪，我最近一次加薪已經是將近一年前的事了！我已經在這裡工作了二十年，我認為我理應得到更好的待遇。

回　應：你在這裡當然是老資歷了，對公司有巨大的貢獻。告訴我，你二十年前開始在這裡工作時，這裡是什麼樣的情況？我敢說，那時候的情況一定跟現在大不相同。

抱怨者：我丈夫在家的時間很少，每天晚上他都和那群可惡的保齡球聯盟隊友外出。

回　應：最近你不是也在打保齡球嗎？我聽說你打出了相當好的個人成績！

＊＊＊

哈莉特很快就掌握了莫氏反制發牢騷者方法的訣竅，她的心情和想法出現了戲劇性轉變，因為這給了她一個簡單有效的方法，去處理一個曾壓垮她的現實問題。當她下次回診時，重創她十多年的憂鬱已經煙消雲散、徹底消失了。她看起來精神煥發、心情愉悅，對史特林大加讚揚。如果你和母親、岳母或朋友之間也出現類似的問題，試試史特林的方法，你很快就會像哈莉特一樣笑逐顏開！

6 發展客觀理性的觀點

「個人化」是導致罪惡感的最常見認知扭曲之一，這是一種被誤導的觀念，認為你要為別人的感受和行為，或一些發生的大自然事件承擔最終的責任。一個明顯的例子就是，你為了向即將退休的社團理事長致敬，精心籌劃了一場大型野餐活動，但當日，天公不作美，突然下起雨，你的罪惡感油然而生。碰到這種情況，你可能不費吹灰之力就能擺脫你的荒謬可笑反應，因為你顯然不能控制天氣。

如果有人堅持認為，他們所承受的巨大痛苦和不安都肇因於與你的互動，那麼，你要克服罪惡感會變得困難許多。碰到這種情況，如果你能釐清自己實際上要負多少責任，會有所幫助。你的責任在哪裡結束？對方的責任開始於何處？

這種責任歸屬的釐清有個專業術語——「歸因」，但你可以把它視為從客觀理性的角度看事情。

傑德是個大學生，有輕度憂鬱症，他的雙胞胎弟弟泰德則患有重度憂鬱症，目前輟學中，像個隱士般與父母同住。傑德對於弟弟的憂鬱症有很深的罪惡感。他比弟弟外向，也更勤奮，從童年起，他的成績就優於弟弟，朋友也比他多。傑德推斷，都是因為他在社交和學業上的優異表現與樂在其中，造成弟弟覺得自己不如人和受人忽略，並斷定自己是造成泰德罹患憂鬱症的原因。根據這個不合邏輯的推論，他想到也許可以用一種反向（或反常／變態）心理學的方式來使自己陷入憂鬱狀態，進而使泰德不再憂鬱和自卑。因此，傑德返家過節時會避免社交活動、淡化他優異的學業表現，以及強調他有多麼鬱鬱不樂。傑德確信，自己已經讓弟弟明白，他也一樣沮喪、意志消沉。

我教導傑德一些心情控制技巧，但因為他非常認真看待他的計畫，很猶豫是否要採行這些方法。事實上，他一開始極力抗拒，因為他對於「病情可以好轉」有罪惡感，擔心他的康復可能會對泰德產生極度嚴重的有害影響。就跟大多數的個人化認知扭曲一樣，傑德也誤以為他要為弟弟的憂鬱症負責而倍感痛苦，這種半真半假的錯覺聽起來很有說服力。畢竟，他的弟弟可能自幼就覺得不如人而深感自卑，而且他確實對傑德的成功和幸福感到怨恨，並夾雜著一些嫉妒。然而，關鍵問題在於，這是否意謂是傑德造成弟弟罹患憂鬱症，以及傑德真的可以透過讓自己痛苦而扭轉這種情況嗎？為了幫助他以更客觀的方式評估自己的角色，我建議傑德使用三欄式技巧（見左頁的表31）。結果，這項練習幫助他認清了他的罪惡感想法是自我挫敗的、不合邏輯的。他理解到，泰德的憂鬱症和自卑感最終是泰德的扭曲想法所致。至於傑德想方設法透過讓自己痛苦來改變這種情況，就像火上加油一樣不合邏輯。當傑德領悟到這一點，他的罪惡感和憂鬱症很快就消散了，沒多久就恢復了正常的狀態。

表30．傑德的三欄式練習

自動化思維	認知扭曲	理性回應
1我是造成泰德罹患憂鬱症的部分原因。因為從幼年起，我總是更勤奮也更成功。	妄下結論（讀心術）個人化	我不是泰德罹患憂鬱症的禍首，是泰德不合理的想法和態度所致。我唯一可以承擔的責任是，我是泰德以負面扭曲方式看待其處境的一部分。
2如果我告訴泰德，我在學校過得很開心，而他卻獨自在家，無所事事，那我會感到不安。	妄下結論（算命師錯誤）	如果泰德知道我的心情愉悅，在學校過得開心，也許會鼓舞他，給他希望。如果我的表現跟他一樣悲慘，可能只會讓泰德更加沮喪，因為這會使他失去希望。
3如果泰德閒閒沒有事做，我有責任要導正這種情況。	個人化	我可以鼓勵他去做一些事情，但是我不會強迫他。這最終是他自己的責任。
4我會設法讓自己無所事事，來為泰德做一些事。事實上，如果我鬱鬱不樂，會對他有幫助。	妄下結論（讀心術）	我的行為與他的行為完全無關。我沒有理由認為自己的鬱鬱不樂會對他有幫助。他甚至曾告訴我，他不希望我也被拖垮。如果他看到我在進步，也許真的會鼓勵他。我也許可以透過讓他看到我的快樂而成為他的好榜樣。我無法透過搞砸自己的生活，來消除他的自卑感。

09

如果我的憂鬱來自現實的問題呢？

當一個真正的負面事件發生時，例如破產、殘廢、失業、失去摯愛……你的情緒反應仍完全是你的想法和感知所造成的。真正的關鍵在於，如何在正向與負向的負面感受之間劃出界線；「健康的悲傷」和憂鬱之間的分野是什麼？

「柏恩斯醫師，你似乎在主張認知扭曲是造成憂鬱症發作的唯一原因。但是，如果我的問題是真實的呢？」這是我在認知療法的講座和工作坊期間，最常碰到的提問之一。

有所謂的「現實性憂鬱症」嗎？

許多患者在治療之初就提出這樣的疑問，並列出一長串「現實的」問題，他們深信是這些問題導致了他們的「現實性憂鬱症」。這些最常見的問題有：

- 破產或貧窮。
- 老年（也有些人認為嬰兒期、童年期、青春期、年輕成人期和中年期是無法避免的危機時期）。

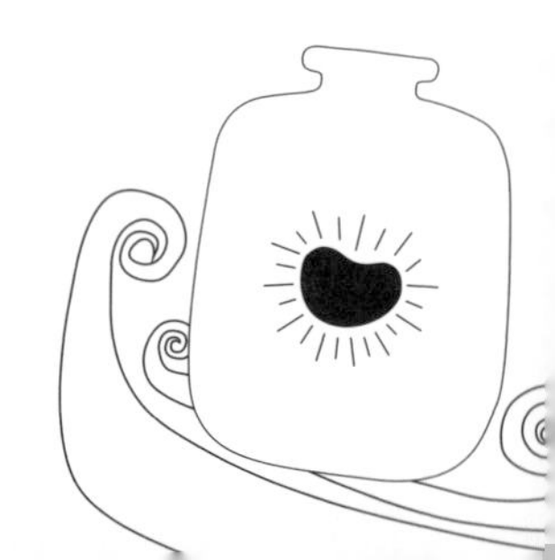

✦ 終身殘廢。

✦ 絕症。

✦ 失去摯愛。

我確信，你可以再擴增這份清單。但是，上述項目中沒有任何一項可以導致一種「現實性憂鬱症」。事實上，根本沒有這種事情！真正的問題在於，如何在正向與負向的負面感受之間劃出界線；「健康的悲傷」和憂鬱之間的分野是什麼？

兩者之間的區別很簡單。悲傷是出於一些合乎現實的看法所引發的一種正常情緒，這些看法以一種未經扭曲的方式，描述一些與失去或失望有關的負面事件。憂鬱則是一種疾病，病根總是出在扭曲的想法。例如，當摯愛的人離世，你合理的認為，「我失去了他（或她），我會想念我們相守、相愛的時光。」這種想法引發了溫柔、合乎現實與正向的感受，你的情緒會強化你的慈愛之心，拓展生命的深度。這樣一來，你就能從失落中得到成長。反之，你可能告訴自己：「因為他（或她）的過世，我永遠不會再快樂起來。這不公平！」這些想法將會引發你的自憐和無望感受——因為這些情緒完全是出自於扭曲的想法，它們會傷害你。

面對失落，或是沒有達成極為重要的目標，有可能引發憂鬱或悲傷的情緒。但是，感到悲傷不會伴隨認知扭曲。**悲傷是一種感覺的流動，因此是有期限的，悲傷絕不會減損你的自尊或自我價值感；然而，憂鬱則會讓你受困其中，難以自拔**，憂鬱往往會無限期地延續下去或反覆出現，而且總是伴隨著自尊的喪失。

當一個人在健康惡化、摯愛的親友過世或事業急轉直下這類明顯的壓力過後，所出現的一種憂鬱症，有時候被稱為「反應性憂鬱症」（reactive depression）。但有時候，要找出觸發憂鬱症的壓力事件很困難，這類憂鬱症往往被稱為「內因性憂鬱症」（endogenous depression），因為它的症狀似乎完全是空穴來風。但是，在這兩種情況裡，憂鬱症的成因都是源自扭曲的負面想法。憂鬱症完全不具有任何調適性或積極性的功能，是一種最令人難以忍受的人類痛苦之一，它的唯一救贖價值，是在你康復後所體會到的個人成長。

我要說的重點是：**當一個真正的負面事件發生時，你的情緒反應完全是你的想法和感知所造成的。**你的感受源自於你對發生的事情所賦予的意義。你受苦的主要原因來自於扭曲想法，當你擺脫了這些想法，就會發現要面對「現實的問題」就沒那麼痛苦了。

我們來看一看這是如何運作的。一個很明確的現實問題與嚴重疾病有關，例如惡性腫瘤。遺憾的是，患者的家人和朋友經常相信患者感到憂鬱是正常的，所以沒有詢問對方憂鬱的原因，但事實證明，憂鬱症通常是可以逆轉的。事實上，一些最容易解決的憂鬱症，往往發生在那些面對死亡逼近的人身上。你知道為什麼嗎？因為這些勇者往往是「超級克服者」，他們沒有把悲慘不幸變成自己的生活方式。他們通常願意竭盡所能地幫助自己。這種態度能夠幫助人在面對明顯不可逆的「真實」困境時，轉化為個人成長的機會。這也是「現實性憂鬱症」的觀念會如此令我反感的原因——**這種認為「憂鬱症是不可避免」的態度，在我看來既有破壞性又殘忍，也是對人的一種傷害。**接下來，我們會詳細說明。

情況1：即將失去生命

娜娥米在四十多歲時收到醫師的檢驗報告，表示她的胸部X光片上出現「黑點」。她一直堅信去看醫師是自找麻煩，所以拖了好幾個月才去就醫了解詳情。經過進一步檢查後，她的最壞猜測得到確認。在做了過程極其痛苦的粗針穿刺切片檢查後，結果證實是惡性腫瘤，接下來的肺切除手術，則顯示癌細胞已經擴散了。

這個消息對娜娥米和家人來說猶如一枚手榴彈。隨著時間一天天過去，她對自己虛弱的身體狀態感到愈來愈絕望。不過，她的絕望並非來自病程或化療所造成的身體不適（當然，這些情況也令人十分難受），而是因為她變得極度虛弱無力，必須放棄一些日常活動，但這些活動對她來說非常重要，因為它們代表了她的自我認同和自尊心。她無法再做家務（現在她的丈夫必須承擔大部分家務），也必須放棄兩份兼職，其中一個是唸書給盲人聽的義工。

你可能堅持認為，娜娥米的問題是真實的。她的不幸並非認知扭曲造成的，而是環境所致。但是，她的憂鬱症真是不可避免的嗎？我問了娜娥米，為什麼無法活動令她如此沮喪。我向她解釋了「自動化思維」的觀念，然後她寫了以下的負面認知：❶我會對社會沒有貢獻；❷我沒有在自己的個人領域裡達成任何目標或成就；❸我無法參與有趣的活動；❹我拖累了丈夫。這些想法所引發的情緒，包括了憤怒、悲傷、挫折和罪惡感。

一看到她寫下的內容，我的心不禁歡喜雀躍——這些想法，與我每天在門診中所接觸的身體健康的憂鬱症患者的想法並無二致！娜娥米的憂鬱症，不是她的惡性腫瘤造成的，而是用成就來衡量自身價值的有害態度！因為她一直把個人價值與成就劃上等號，癌症就像是在告訴她：「你在走下坡！你正等著被丟棄！」這給了我一個可以介入的方法來幫助她！

我建議她畫一張從出生到死亡的個人價值圖（見下頁圖7）。她把自己的價值視為一個常數，在一個假想的百分比（0至100）標度上，預估落在85%。我也要求她在相同的期間、類似的標度上，標示她對自己的生產力的預估值。她畫了一條曲線，從嬰兒期的低生產力，逐漸上升到成人期的最大值，最後又在人生末期下滑（見圖7）。

到目前為止，一切還算順利。然後，她突然領悟了兩件事。

首先，儘管生病導致她的生產力下降，但她仍用許多微小但重要和寶貴的方式，對自己與家人有所貢獻。只有

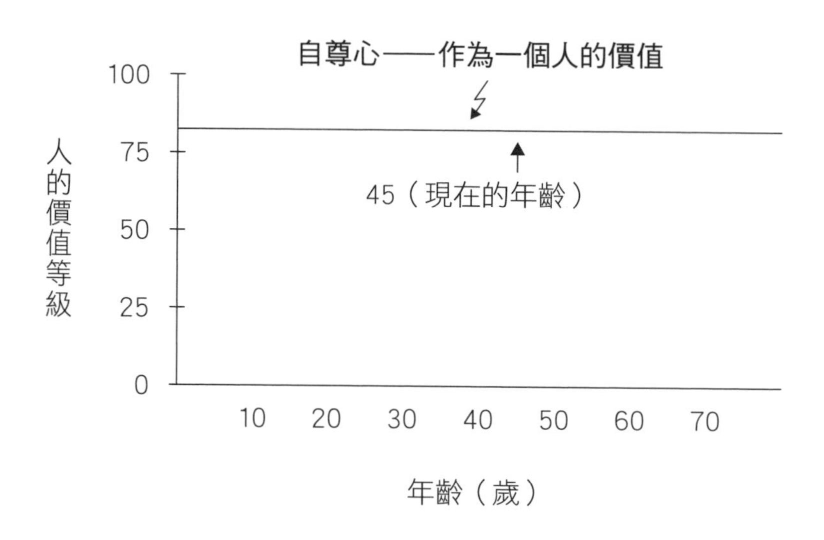

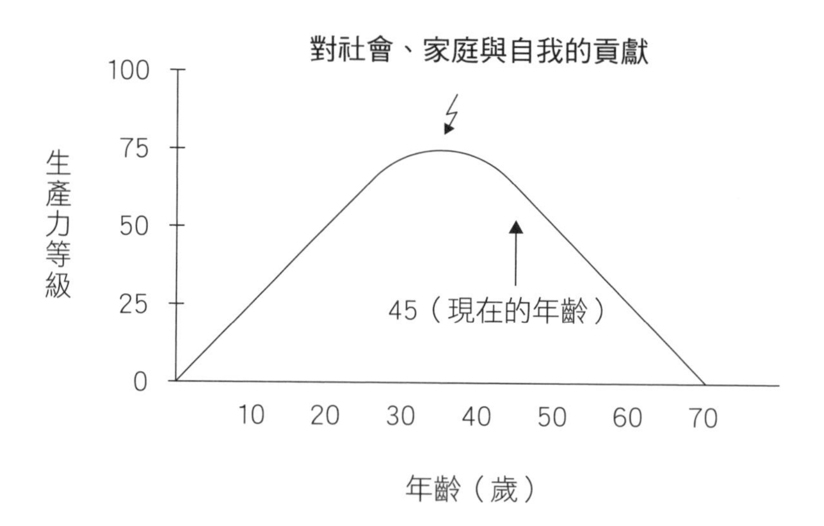

圖7 娜娥米的價值和工作圖：娜娥米在上圖標示了她從出生直到死亡，作為人的「價值」。她的預估值落在85%。在下圖，她預估自己一生的生產力和成就。她的生產力從童年的低估值開始，在成人期來到平穩的高原期，最終會在死亡那刻下降至0。這張圖幫助了她理解「價值」和「成就」互不相干，兩者沒有關聯性。

全有或全無的思考方式，才會讓她認為自己的貢獻是零。更重要的是，她意識到自己的價值是恆常不變的，顯然她的價值與其成就無關。這表示她身為一個人的價值，不必靠成就或貢獻來贏得，她在虛弱狀態也一樣珍貴。

她的臉上洋溢著笑容，她的憂鬱在那刻消融了！目睹並參與這個小奇蹟，讓我感受到了一種真實的喜悅。這並沒有消除她的腫瘤，但恢復了她失落的自尊，讓她有了與之前截然不同的全新感受。一九七六年冬季，我在家鄉加州度假期間遇到了娜娥米，那時的她不是我的患者，而是熟人。沒多久，我收到她的來信：

大衛：

這是我對前一封信一個遲來但十分重要的「附言」，也就是——你所做的那些簡單小「圖」，即生產力與自我價值、自尊諸如此類概念的關係圖。這個圖表讓我受益良多，我頻繁使用它們來提升我的心態！我不必去念一個博士學位，它就把我變成了一個心理學家。我發現，它在許多困擾人的事情上都能奏效。

我已經把這些概念應用在一些朋友身上，像是史蒂芬妮被一個年齡只有她三分之一的祕書當作是家具來對待；蘇的十四歲雙胞胎孩子一直看不起她；貝琪的丈夫才剛棄她而去；艾爾嘉被她男友的十七歲兒子弄得像個闖入者等等。我告訴他們所有人說：「你的個人價值是個常數，這個世界堆積在你身上的所有垃圾，都不會減損你的價值！」當然，在許多情況下，我都意識到它是個過度簡化的工具，不可能成為止痛的萬靈丹，但它真是太有用，太有幫助了！再次感謝您！

一如既往
娜娥米

六個月後，娜娥米在痛苦中有尊嚴的離世了。

情況2：當身體變得殘疾

身體殘疾代表了第二類讓人覺得是「符合現實」的問題。受苦的個人或其家人往往不假思索地認為，因為年老或截肢或瞎眼等這類身體殘疾所加諸的限制，必定意謂一種減損的幸福能力。朋友們則往往表達了對受苦者的理解和同情，認為這是一種人道與「切合實際」的回應。但是，這種情況可能恰好相反。情緒上的痛苦，可能是由於認知扭曲而非身體的扭曲變形所造成的。在此情況下，表達同情的回應，可能會產生不良影響，反而強化了身障者的自憐情緒，也助長了「身障者的喜悅和滿足感注定比其他人更少」的心態。反之，當受苦者與其家人學會改正扭曲的思維，往往會過著充實而滿足的情緒生活。

已婚的法蘭三十五歲，有兩個孩子。她開始出現憂鬱症狀，是在丈夫因為脊髓損傷造成右腿永久性癱瘓那段期間。她有六年時間在不同的醫院進進出出，積極尋求各種療法以釋放她愈來愈強烈的絕望感，包括吃抗憂鬱藥和電療，但都沒有用。

法蘭來找我時已陷入重度憂鬱，覺得她所面臨的問題根本無解。她哭著訴說，她為了設法因應丈夫行動不便所經歷的挫敗感：「每當我看到其他夫妻做著我們無法做到的事，淚水就不禁奪眶而出。看著他們一起散步、跳進泳池或海裡、一起騎單車，我只感到心碎。這些對我和約翰來說無比艱難，但對他們而言卻是理所當然的，就像我們過去一樣。如果我們今天能做到該有多好，但你知、我知，約翰也知道，我們做不到。」

起初，我也認為法蘭的問題「合乎現實」。畢竟，他們夫妻做不到大多數人都能做到的事情，老年人和盲人，還有聾啞人士或被截肢者也一樣。但仔細再想想，我們全都有自己的限制，難道我們都該感到痛苦嗎？當我絞盡腦汁苦思這個問題時，腦海中突然浮現了法蘭所犯下的認知扭曲。你知道是哪個嗎？沒錯，那個導致法蘭白白受苦的認知扭曲，就是「心理過濾」見48頁。法蘭現在在做的事，就是挑出每個她做不到的活動，然後一直糾結於此。同時，許多她和約翰（也許）可以一起做的事情，卻被她所忽略。難怪，她會覺得生活空虛而沉悶。

解決辦法其實很簡單。我建議法蘭：「在兩次療程的間隔期，你在家裡試著列出一份清單，寫下你和約翰可以一起做的所有事情，要學會把注意力放在你們做得到的事情上，而不是專注在你和約翰做不到的事上。比如，我想要去月球，但因為我不是太空人，很可能永遠都不會有這樣的機會，但我如果一直想著自己的職業和年齡讓我很難去月球，只會覺得很沮喪。反之，我還有其他許多做得到的事情，如果我把注意力聚焦在這些事情上，我就不會感到失望。想想看，你和約翰可以一起做哪些事呢？」

法蘭：嗯，我們到現在依舊樂於陪伴對方。我們一起外出用餐，就像好友一樣。

大衛：好的。還有嗎？

法蘭：我們一起兜風、玩撲克牌、看電影、玩賓果遊戲。他現在在教我開車……

大衛：你看，不到三十秒，你就列出了你們可以一起做的六件事。如果我讓你從現在到下次療程這段期間，繼續完成這份清單。你覺得可以想出多少活動呢？

法蘭：很多。我可以想出一些我們從未想到的事情，也許是像跳傘這類特別的活動。

大衛：對。你還可以想出更多更大膽的點子。你要記住，你和約翰可以從事許多你以為做不到的事情。例如，你告訴我，你們不能去海灘。你說，你很想去游泳，但如果你們找隱祕一點的海灘去，就不會覺得那麼不自在了，不是嗎？若是我，我在海灘看到你和約翰，一點都不會在乎他的身體殘疾。其實最近我才和妻子與她的家人到加州太浩湖北岸一處景色優美的海灘度假。我們在游泳時，不小心發現了一個天體營海灘，那裡全是沒穿衣服的裸體年輕人。我當然沒有盯著他們看，但我還是注意到有個年輕人的右腿從膝蓋以下都沒了，可是他還是在那裡跟其他人玩得很開心。所以，我絕不相信，一個人只因為瘸腿或四肢有殘缺，就不能去海灘享受歡樂時光。你怎麼想？

對於這樣「困難而現實的」問題可以如此輕易解決，或是法蘭這種難以治癒的憂鬱症，可以因為一個簡單的介入方法就扭轉了，有些人可能會嘲笑這個想法。但法蘭確實表示，她的痛苦不適完全消失了，還說在療程結束時，她感受到了這些年來心情最好的時刻。為了讓改善的狀態繼續保持下去，她顯然需要持續努力地改變思維模式，才能克服自己的惡習，不再編織錯綜複雜的心理蛛網，讓自己陷入其中。

情況3：失業、一直換工作

在西方文化裡，普遍認為一個人的價值以及能否過著幸福的生活，與他的職業生涯成功與否直接相關，因此大多數人都認為，職涯的挫敗或丟掉飯碗會對情緒造成打擊，使人陷於無法正常生活或工作的困境。基於這種價值觀，會預期憂鬱的情緒勢必與財務的損失、職涯失敗或破產相關，乃是理所當然的，也合乎現實。如果你也這麼認為，我想你會對霍爾的故事感興趣。

四十五歲的霍爾擁有帥氣的迷人外表，也是三個孩子的父親，他與岳父在一家經營有成的公司裡共事了十七年。他在轉診來到我這裡的三年前，在公司的管理上與岳父有一連串的爭執，後來他一氣之下辭職離開公司，也放棄了他在公司的諸多權益。在接下來的三年裡，他不斷轉換工作，但一直找不到滿意的工作。他似乎在任何事上都無法取得成功，他開始把自己視為失敗者。他的妻子為了維持家計，也開始全職工作，這讓霍爾更加自卑，因為他一直以自己是家庭的經濟支柱而自豪。隨著時間過去，他的財務狀況愈來愈惡化，隨著他的自尊跌落谷底，他變得愈發憂鬱。

我第一次見到霍爾時，他已經做了三個月的實習房仲。他成功出租了幾棟大樓，但尚未完成一筆出售交易。他的薪資考核是根據一個嚴格的佣金制度，因此在這段過渡時期，他的薪水相當低。他飽受憂鬱症和拖延症的折磨，有時候，他會待在家中的床上一整天，心裡想著：「有什麼用？我根本就是個失敗者。去工作有什麼意義？待在床上比較不痛苦。」

霍爾自願讓那些參與賓州大學訓練計畫的精神科住院醫師，透過一面單向鏡觀察我們的一次心理治療療程。在過程中，霍爾描述了他在所屬俱樂部的一個更衣室裡，跟一個朋友的談話。這個富豪朋友告訴霍爾，他有興趣購買某棟大樓。你可能會認為，他在得知這個消息後，會興奮得跳起來，因為從這筆交易所獲得的佣金猶如及時雨，將會為他的事業、信心和銀行帳戶帶來極大的提升。但他沒有積極聯絡對方，拖了好幾個星期都沒有行動。為什麼？因為他認為：「銷售商用不動產的過程太複雜了。我以前從未做過。反正，他有可能會在最後一分鐘打退堂鼓。這代表了我無法在這一行成功，我是一個失敗者。」

後來，我與進行觀察的住院醫師一起檢視這次療程。我想要知道，他們對霍爾消極的自我挫敗態度有什麼看法。他們認為，霍爾確實具備優異的銷售才能，以及他對自己有不切實際的苛求。我把他們的看法，當作我在下次療程中可以採用的依據。霍爾也承認，他對自己的批評一向比對其他人都更嚴苛。舉例而言，如果他的同事失去了一筆大交易，他只會說：「這又不是世界末日，繼續加油。」但如果發生在他身上，他會說：「我是個失敗者。」基本上，霍爾承認他用兩套標準在生活，對別人寬容並給予支持，卻對自己嚴厲、吹毛求疵和苛刻——你可能也有這種傾向。霍爾起初為他的雙重標準辯護，辯稱這對他有幫助。

霍爾：好吧，首先，我對其他人的責任和興趣，與我對自己的責任是不一樣的。

大衛：好的，再多說一點。

霍爾：如果他們交易不成功，並不會對我的經濟或生活有任何負面影響，我的家人也不會會因此而感到難過或氣憤等負面情緒。所以，我對他們感興趣的唯一理由，是因為看到每個人都成功是件令人開心的事，但是……

大衛：等─等！你對他們感興趣，是因為看見他們成功是件令人開心的事？

霍爾：是啊。我說……

大衛：你認為自己套用在他們身上的標準，可以幫助他們成功？

霍爾：對。

大衛：那你套用在自己身上的標準，是否也會幫助你成功呢？當你說，「一次交易失敗就代表我是個失敗者」時，你的感覺如何？

霍爾：沮喪。

大衛：這有幫助嗎？

霍爾：好吧，這沒有帶來任何好處，所以顯然是沒幫助的。

大衛：另外，「一次交易失敗，就代表我是個失敗者」這種話，是合乎現實的嗎？

霍爾：其實，並不太現實。

大衛：那麼，為什麼你要對自己採取全有或全無的標準呢？為什麼你對那些不太在乎的人採用的是有益且合於現實的標準，而對你所在乎的自己卻採取那種會帶來自我挫敗的有害標準呢？

霍爾開始明白，過一個雙重標準的生活不會對他有幫助。對於他使用從來不會套用在別人身上的嚴苛標準來評斷自己，他起初辯稱，以比較苛刻的標準來要求自己會有所幫助（許多吹毛求疵的完美主義者都會這樣做），但他很快就坦承，他對自己的標準不切實際，而且帶來了自我挫敗，因為當他設法銷售那棟大樓卻沒有成交，他就會把它當作一場災難。他的全有或全無思考方式，是導致他感到恐懼的關鍵原因，並致使他無力行動，甚至連試都不試。結果，他大部分的時間都是躺平休息，獨自悶悶不樂。

他要求我提供一些具體的指導原則，讓他採取行動消除那種完美主義者雙重標準，並採取一套統一的客觀標準來評斷所有人，包括他自己。我建議霍爾從採用理性回應自動化思維的技巧開始。舉例來說，如果他一直坐在家裡拖拖拉拉不去工作，也許是在想：「若我沒有早點出門工作，並待上一整天趕上所有的工作進度，那麼連試一試都沒必要。與其如此，我還不如躺在床上。」他把這個想法寫下來後，用一個理性回應取而代之：「這根本是一種全有或全無的思考方式，是胡扯。即使出門工作半天，也是重要的一步，也許會讓心情好轉。」

霍爾答應我，在下次療程之前，他會在覺得自己一無是處而輕看自己的時候，寫下一些令他心煩的想法（見下頁的表32）。兩天後，他收到了雇主的解雇通知，當他下次回診時，他非常確信他的自我批評想法絕對是有憑有據且合乎現實的，因為他連一個理性回應都想不出來！那張解雇通知暗示他沒有來上班，所以必須解雇他。在這次的談話療程裡，我們討論了他可以怎麼做，以學會反駁他的自我批評聲音。

大衛：好，我們來看看是否可以在理性回應欄裡寫下一些可以回應負面想法的回答。你能根據我們在上次療程中談論的內容想出任何回答嗎？想一想「我不夠好」這個陳述，是否源自你採取了一種全有或全無的思考方式和完美主義標準，來評斷自己？

如果我們進行一個互換角色的扮演，這個答案對你可能會更加清楚。有時候，客觀的談論別人會比較容易。假設我帶著你的故事來找你，告訴你，我受雇於岳父，但在三年前，我們吵了一架。我覺得自己被占便宜，離開了那裡；從那時起，我就一直有點憂鬱，不斷換工

表32・霍爾的兩欄式練習

霍爾的家庭作業是記下並質疑他的自我批評想法。他在療程當中，寫下他的理性回應（詳見內文）。

負面想法（自我批評）	理性回應（自我防衛）
我是懶惰的。	我一生大都在努力工作。
我喜愛生病。	這不好玩。
我不夠好。我是個失敗者。	我已取得一定程度的成功。我和太太養育出三個優秀的孩子，也受人羨慕和尊敬。我也參與了一些社區活動。
這種躺平的耍廢狀態，代表了真正的我。	我出現了某種疾病的不適症狀。這不是真正的我。
我本來可以完成更多事情。	至少我比大多數人完成更多事情。說「我本來可以完成更多事情」這種話沒有意義，因為任何人都可以這樣說。

作；現在，我被炒魷魚了，失去了這個完全以佣金計酬的工作，這對我是雙重打擊。一來，他們沒有支付我一毛錢，二來，他們甚至不認為我有那樣的價值，所以他們把我解雇。我已經斷定我是一個不夠好的人。現在，你會對我說什麼呢？

霍爾：好吧，我……假設你已經來到四十多歲的人生階段，顯然你已經做了一些事情。

大衛：好，把這一點寫在理性回應欄裡。列一份清單，把你在前四十年的人生裡所做過的一切良好的、令你滿意的事情都條列出來。你賺了錢、養育了出人頭地的孩子等等。

霍爾：好。我可以寫下我已經取得的一些成就。我有個美滿的家庭，我和太太養育了三個優秀孩子。人們羨慕我、尊敬我，我也參與了一些社區活動。

大衛：好，這些都是你完成的事。你要怎麼做才能讓這個事實與「你不夠好」這個信念調和？

霍爾：好吧，我本來可以完成更多事情。

大衛：好極了！我確信你一定會想出一個聰明的方法來否定你的優點。現在，把這個寫下來，當作另一個負面想法：「我本來可以完成更多事情。」太棒了！

霍爾：好的，我已經把它寫下來，當作第五個負面想法。

大衛：好，那麼這一點的答案是什麼？

（一陣長長的沉默）

大衛：是什麼？那個想法有什麼認知扭曲？

霍爾：你真是個狡猾的傢伙！

大衛：答案是什麼？

霍爾：至少，我比大多數人完成了更多事情。

大衛：對，那麼，你對這個想法有多少信心？

霍爾：百分之百相信。

大衛：好極了！把它放在理性回應欄裡。現在，讓我們回到「我本來可以完成更多事情」這一點上。假設你是霍華德・休斯（Howard Hughes），坐在他名下的高樓裡，坐擁數以兆計的資產。你可以對自己說什麼，來讓你自己不快樂呢？

霍爾：嗯，我努力想想。

大衛：你只要念一下你寫在紙上的東西就行了。

霍爾：哦，「我本來可以完成更多事情。」

大衛：你永遠都可以這麼說，對吧？

霍爾：對啊。

大衛：這就是為什麼很多名利雙收的人不快樂的原因。這只是完美主義標準的一個例子，你可以不斷地用完美主義標準要求自己，不管你有多少成就，永遠都可以說：「我本來可以完成更多事情。」這是一種隨意又不合理的懲罰自己的方式。你同不同意？

霍爾：嗯，是啊，我明白你的意思。要快樂其實需要很多因素，如果只是錢的話，那每個億萬富豪應該都很快樂才對。但是，除了錢以外，還有其他情況會影響一個人對自己的快樂或滿意度。讓我無法前進的不是金錢，我從來就沒有追求金錢的動力。

大衛：那麼，你的動力是什麼？有沒有養家育兒和建立美滿家庭？

霍爾：那對我非常重要，非常重要，而且，我也參與了養育兒女的過程。

大衛：你是怎麼養育孩子的？

霍爾：嗯，我跟他們一起學習，教導他們、陪他們玩。

大衛：他們的成長情況怎麼樣？

霍爾：我覺得他們很棒！

大衛：那你寫了「我不夠好，我是個失敗者」，但你確實達成了撫養三個孩子這個目標，你要怎麼調和兩者之間的矛盾呢？

霍爾：我又來了，我想，我沒有考慮到這一點。

大衛：那你怎麼能說自己是個失敗者呢？

霍爾：我已經有好幾年沒有固定收入，我沒有賺錢的能力。

大衛：因為這樣而稱自己是個「失敗者」，合理嗎？這個男人已經罹患憂鬱症三年，他覺得去上班有困難，因此稱他為「失敗者」，這合理嗎？難道所有憂鬱症患者都是失敗者嗎？

霍爾：好吧，如果我對造成憂鬱症的原因有更多了解，就會做出更好的價值判斷。

大衛：我們還需要一段時間，才能知道憂鬱症的根本原因，但我們已經了解導致憂鬱症的直接原因，是你用苛刻、傷害性的話語打擊自己。為什麼這種情況發生在某些人身上的頻率比其他人更高，我們還不知道，生物化學和遺傳的影響尚未得出明確的結果，但你的成長環境無疑是有影響的，如果你願意的話，我們可以在其他談話療程中處理這個問題。

霍爾：既然關於憂鬱症根本原因的決定性證據仍然懸而未決，我們難道不能把這當作一種失敗來看待嗎？我的意思是，我們不知道憂鬱症源自何處⋯⋯肯定是我哪裡有問題才造成憂鬱症⋯⋯我對自己在某些方面的表現感到失望，導致了我的憂鬱症。

大衛：你有證據支持你的想法嗎？

霍爾：沒有。只是可能而已。

大衛：好吧。但要做出那樣嚴厲的假設……任何事情都有可能發生，但是沒有這方面的證據。當憂鬱症患者康復後，他們變得和以前一樣有生產力。在我看來，如果他們的問題是出在他們是失敗者的話，那麼即使他們康復了，還是失敗者。在我的患者中，有大學教授和企業董事長，他們來找我的時候只是坐著並盯著牆壁看，但他們會有那樣的舉動是憂鬱症造成的。當他們康復後，就開始主持會議和管理企業，一如既往。所以，你怎麼可能會說他們的憂鬱症是肇因於他們是失敗者呢？在我看來，更有可能是反過來，即失敗是憂鬱症所造成的。

霍爾：我無法回答那個問題。

大衛：你說你是個失敗者，這種說法太過武斷。你有憂鬱症，有憂鬱症的人不像他們未發病時那樣有生產力，一定會降低。

霍爾：所以，我是個成功的憂鬱症患者。

大衛：對！對！要成為一名成功的憂鬱症患者，有一部分是要有所康復。我希望這正是我們現在在做的事情。想像你已經感染肺炎半年了，在這樣的情況下，你根本無法工作賺錢。這時候，你還會說：「這使我變成了一個失敗者」嗎？這樣說合乎現實嗎？

霍爾：我不明白我怎麼可能說出那種話，因為我當然不會故意讓自己感染肺炎。

大衛：好，那麼你可以把相同的邏輯應用在你的憂鬱症上嗎？

霍爾：啊，我懂了。老實說，我也不認為我的憂鬱症是我故意造成的。

大衛：當然不是。你想要這樣做嗎？

霍爾：喔，天哪，不想！

大衛：你有故意做什麼事，引發你的憂鬱症嗎？

霍爾：據我所知沒有。

大衛：如果我們知道憂鬱症的成因，就能找到問題癥結。既然我們不知道，那麼你把你的憂鬱症怪罪給自己，不是很愚蠢嗎？我們已經知道，憂鬱症患者對自己抱持負面看法，他們的感覺和行為與這種負面看待任何事情的情況一致。你不是故意這樣做，或是選擇要無能為力。如果你跟我曾經幫助過的其他患者一樣，那麼當你擺脫了那種觀念，並且恢復了一種不再用負面的憂鬱心態看事情的方式，你將會像以前一樣富有成效，甚至超越。你明白我的意思嗎？

霍爾：是，我明白。

對霍爾來說，當他意識到，雖然這幾年來他的財務狀況慘澹，但給自己貼上「失敗者」的標籤是毫無道理時，他感到如釋重負。他的這種負面自我形象，以及無法正常生活和工作的癱瘓感覺，源自於他的全有或全無思考方式。他的無價值感，則是出於往往只聚焦於生活中的負面事情上（心理過濾），忽略了他在許多方面都取得成功（輕視正面事物）。他也明白了，當他說「我本來可以完成更多事情」這句話，是在無謂的刺激自己，此外，他也意識到，財務的價值不等於一個人的價值。最後，霍爾能夠承認他所出現的症狀——無精打采和拖延——只是一個暫時性病程的表徵，並不代表他的「真實自我」。對他而言，「把憂鬱症當作是對他個人不足之處的懲罰」的看法是荒謬的，就像他不會如此看待肺炎是一樣的道理。

在療程結束之際，霍爾的貝克憂鬱量表顯示，他的病情已經改善了50％。在接下來的幾週，他繼續使用兩欄式技巧幫助自己。隨著他訓練自己反駁那些令他煩擾不安的想法，就能夠減少他在嚴厲評價自己時所出現的認知扭曲，使得他的心情持續獲得改善。他離開房地產業，開了一家平裝書書店。他能夠做到損益平衡，但儘管他投入了龐大心血，書店的利潤所得並不足以證明他有正當理由可以在第一年的試營運期過後，讓書店再繼續營運下去。因此，在這段期間裡，外在的成功憑據並沒有出現顯著的改變。儘管如此，霍爾設法不讓自己陷入嚴重的憂鬱，也努力維持自己的自尊。在他決定「認輸」，讓書店歇業的那一天，他的財務狀況還是赤字，但他對自己的尊重並沒有因此而減損。

他寫了下面這篇短文，決定在尋覓新職的每天早上讀一遍：

〈為什麼我不是沒有價值的？〉

只要我能對自己和別人的幸福有貢獻，我就不是沒有價值的。

只要我的所作所為能產生正面影響，我就不是沒有價值的。

只要我活著，即使只對一個人有意義，我就不是沒有價值的（有需要的話，這個人可以是我）。

如果給予愛、理解、陪伴、鼓勵、合群、建議、安慰有意義，我就不是沒有價值的。

如果我能尊重自己的意見和智慧，我就不是沒有價值的。

如果別人也能尊重我，那就更好了。

如果我有自尊和尊嚴，我就不是沒有價值的。

如果幫助員工的家庭生計是一件好事，我就不是沒有價值的。

如果我竭盡所能用生產力和創意，幫助客戶及供應商，我就不是沒有價值的。

如果我的存在對周圍的人有正面影響，我就不是沒有價值的。

我不是沒有價值的。

我很有價值！

情況4：失去摯愛

在我的職涯初期，凱兒是我治療過的最嚴重憂鬱症患者之一，她是一名小兒科醫師，當時三十一歲，她的弟弟在六個星期前，在她的公寓外面以一種可怕的方式自殺。讓凱兒格外痛苦的是，她深信自己要為弟弟的自殺負責，而她為了支持這個論點所提出的理由，非常具有說服力。她覺得自己面臨了一個完全真實而絕望的問題。她認為自己也該死，而且在轉診期間出現積極的自殺傾向。

成功自殺者的家人和朋友，常常會感到罪咎。你會不斷責問自己：「為什麼我沒有阻止他？我怎麼這麼笨？」即使是心理治療師和諮商心理師，也難免有這種反應，他們可能會自責：「這都是我的錯。真希望我在最後一次療程裡跟他說了不同的話。我怎麼沒有弄清楚他是否有自殺傾向？我應該更積極地幫助他。我害死了他！」更令人悲哀和諷刺的是，在絕大多數情況下，自殺發生的原因是死者有一種扭曲的信念，他們認為自己面臨著無法解決的問題，但如果從更客觀的角度來看，這些問題並沒有那麼嚴重，更不值得用自殺來結束生命。

凱兒對自己的批評特別強烈，因為她覺得自己比弟弟有更好的人生機遇，所以她盡其所能去彌補這一點，在弟弟長年為憂鬱症所苦的期間裡，凱兒給予他情感和財務上的支持。她安排他接受心理治療，支付相關費用，甚至在她住處附近找了一間公寓給他，讓他在心情低落的時候，可以隨時呼叫她。

她的弟弟是費城一所大學生理系的學生。他在自殺當天，打電話給凱兒，以要做課堂報告為理由，詢問她有關一氧化碳對血液的影響。凱兒是血液專家，對弟弟的問題不疑有他，沒多想就把相關資訊給了他。她沒有跟他聊很久，因為她正在為隔天早上要在醫院發表的一場重要演講做準備。就在她為演講做準備的時候，弟弟在她的公寓窗戶外面，利用她給的資訊，進行第四次也是最後一次自殺嘗試。凱兒堅持自己要為弟弟的死負責。

凱兒面對的悲劇讓她痛苦不已，這是可以理解的。她在最初幾次的談話療程裡，大致說明了為什麼她怪罪自己，以及為什麼自己死了反而更好，「我承擔了照顧弟弟的責任，確保他過著幸福的生活。我沒做到，所以我覺得自己要為他的死負責，他的死證明了我沒有給他足夠的支持。我應該察覺到他的情況危急，但我沒有採取任何行動及時幫助他。現在回想起來，他顯然又想自殺了；他之前曾企圖自殺三次。他打電話來的時候，我只要多問他一句，就能救他一命。在他死前的一個月裡，我常常對他發脾氣，老實說，他有時候讓我很累、很煩、很沮喪。我記得有一次我煩到受不了，心想也許他死了反倒更好，這讓我有很深的罪惡感。或許，我想要他死！我知道，我讓他失望了，所以我覺得自己也不該活下去。」

凱兒確信他的罪惡感和煎熬是合理的。凱兒是個道德高尚的人，成長於嚴格的天主教環境，覺得自己應該受到懲罰和折磨。我知道她的論證有問題，但幾次療程下來，我一直看不出她論點中不合邏輯的地方，因為她很聰明又有說服力，她也相信自己的理由。我差點就被她說服，認同她所受的情緒折磨是「合乎現實」的，但我突然靈光一閃，找到了可以把她從心理牢籠解放出來的關鍵——我發現了她的問題癥結，也就是個人化見56頁。

在第五次的談話療程中，我用這個洞見來挑戰凱兒觀點裡的錯誤想法。首先我強調，若她要為弟弟的死負責，那麼她必須是造成他死亡的原因。既然他的自殺原因成謎，連專家都查不出來，我們就沒有理由斷定她是禍首。

我告訴她，如果我們一定要猜測他的自殺原因，那會是他對自己的錯誤信念，他覺得自己是無望的、一文不值的，認為他的人生不值得再活下去。既然她沒有控制他的思想，就不可能為那些造成他結束生命的不合邏輯假設來負責。那是他自己的失誤，不是她。如果她要為弟弟的情緒和行為負責，其實是在為一些她無法掌控的事情負責。任何人對她的期望，最多就是盡力而為，換言之，她只要盡力幫他就好，就像她能做的那樣。

我跟她強調，很遺憾，她沒有防止弟弟死亡的必要知識。如果她知道弟弟要自殺，一定會想盡辦法阻止，但她沒有這方面的知識，她阻止不了。因此，怪罪自己要為弟弟的死負責，是不合邏輯的；她的這種想法，無異於以為自己能準確預測未來，而且還擁有全宇宙的知識任她取用。既然這些期望高度不切實際，她就沒有理由鄙視自己。我指出，即使是專業治療師，對人性的理解也不是完全無誤的，還是經常被想要自殺的患者所矇騙。

基於這些理由，她堅持認為自己要為弟弟的行為負責，其實是犯了大錯，因為她根本控制不了他。我強調，她要為自己的人生和幸福負責。她恍然大悟，意識到她的行為並不負責任，不是因為她「讓弟弟失望」，而是她任由自己陷入憂鬱，甚至想一死了之；拋開罪惡感和憂鬱，追求一個幸福、心滿意足的生活，才是負責任的表現。

這次談話過後，她的心情很快就好轉了。凱兒認為，這是因為她的態度有了根本性的改變。她意識到，我們已經揭露了那些讓她想自殺的錯誤念頭。接下來，她選擇繼續接受治療來改善自己的生活品質，以及消除那些早在她弟弟自殺前就困擾她多年的壓抑感。

如何悲傷但不痛苦？

那麼問題來了，完全沒有受到錯誤想法所扭曲的「健康的悲傷」的本質是什麼？或者，換另一種說法，悲傷一定伴隨著痛苦嗎？雖然我不能說自己知道這個問題的確切答案，但我想要分享一個經驗，那發生在我還是個惶惶不安的醫學生時期，當時我在加州史丹佛大學醫學院的附屬醫院的泌尿科巡視病房。

我被指派照護一名年長患者，他做了一次成功的腎腫瘤切除手術，醫護人員預期他很快就會出院，但他的肝功能突然開始惡化，檢查後發現癌細胞已經擴散到肝臟。這個併發症無藥可醫，他的健康狀況在幾天內急遽下滑。隨著肝功能惡化，他變得愈來愈昏沉無力，逐漸陷入無意識狀態。他妻子意識到他病情的嚴重性，夜以繼日地坐在病床邊超過四十八小時，累了，就把頭趴在他的病床上，從未離開他的病榻。她有時候會輕撫他的頭說：「你是我的男人，我愛你。」因為他被列入病危名單中，他的家人，包括孩子、孫子和曾孫，開始從加州各地趕到醫院。

到了晚上，住院醫師要我留下來照顧這名個案。當我進入病房，便知道他已陷入昏迷。他的身旁圍繞著八到十個親人，有些已經老邁，有些還很年輕。儘管他們隱約意識到他的狀況危急，但院方還沒有告知他們，即將發生的情況有多嚴峻。其中一個兒子察覺到這位溫和的老人家正走向終點，問我是否可以拔除他身上的導尿管。我知道這無異是告訴他的家人，他快死了，於是，我徵詢護理人員這樣做是否妥當。護理人員告訴我，可以，因為他確實快死了。他們向我示範如何拔除導尿管後，我回到病房，移除他身上的導尿管，他的家人則在一旁等候。我一拔完導尿管，他的兒子就跟我說：「謝謝你，我知道尿管讓他很不舒服，我想他會很感激你這樣做。」然後，他的兒子轉向我，好像要確認這個動作的意義，他問：「醫師，他的狀況怎麼樣？我們還能期待什麼？」

我突然感受到一股強烈的悲傷。這個溫和有禮的男人讓我想起了祖父，淚水從臉頰滑落。我必須決定是要讓他的家人看到我邊哭邊說話，還是離開。我選擇留下來並告訴他們：「他是一個美好的人，雖然他幾乎陷入昏迷狀態中，仍然聽得見你們，今晚是你們靠近他，跟他說再見的時候。」說完後，我便離開病房，潸然淚下。

他的親人也放聲哭泣，坐在病床上跟他話別。接下來不到一個小時，他的昏迷狀況惡化，直到完全失去意識，離開人世。儘管他的死亡令他的家人和我都感到深沉的悲傷，但是，我從這次經歷所感受到的溫柔和美好，讓我永難忘懷。失落感和淚水提醒我：「你可以愛人，你可以關懷人。」這使得悲傷昇華，使我免受痛苦的折磨。從那時候起，我有許多類似的潸然淚下的經歷。對我而言，悲傷意謂一種昇華，一種感受最強烈也最深刻的重要經歷。

當時我還是一個醫學生，擔心自己的舉動在醫院工作人員看來並不恰當。後來系主任告訴我，患者的家屬請他轉達對我的感謝之意，謝謝我願意陪伴他們，讓長輩的離世時刻變得溫馨而美好。他告訴我，他也一直對這名特別的患者懷有強烈的情感，還把這個老人所畫的一匹馬指給我看，那幅畫就掛在他辦公室的牆壁上。這個故事關乎放手、關乎一種一切要結束和揮別道再見的感受。這一點都不會讓人覺得可怕或恐怖，事實上，反而令人感到安詳而溫馨，也豐富了我的人生閱歷。

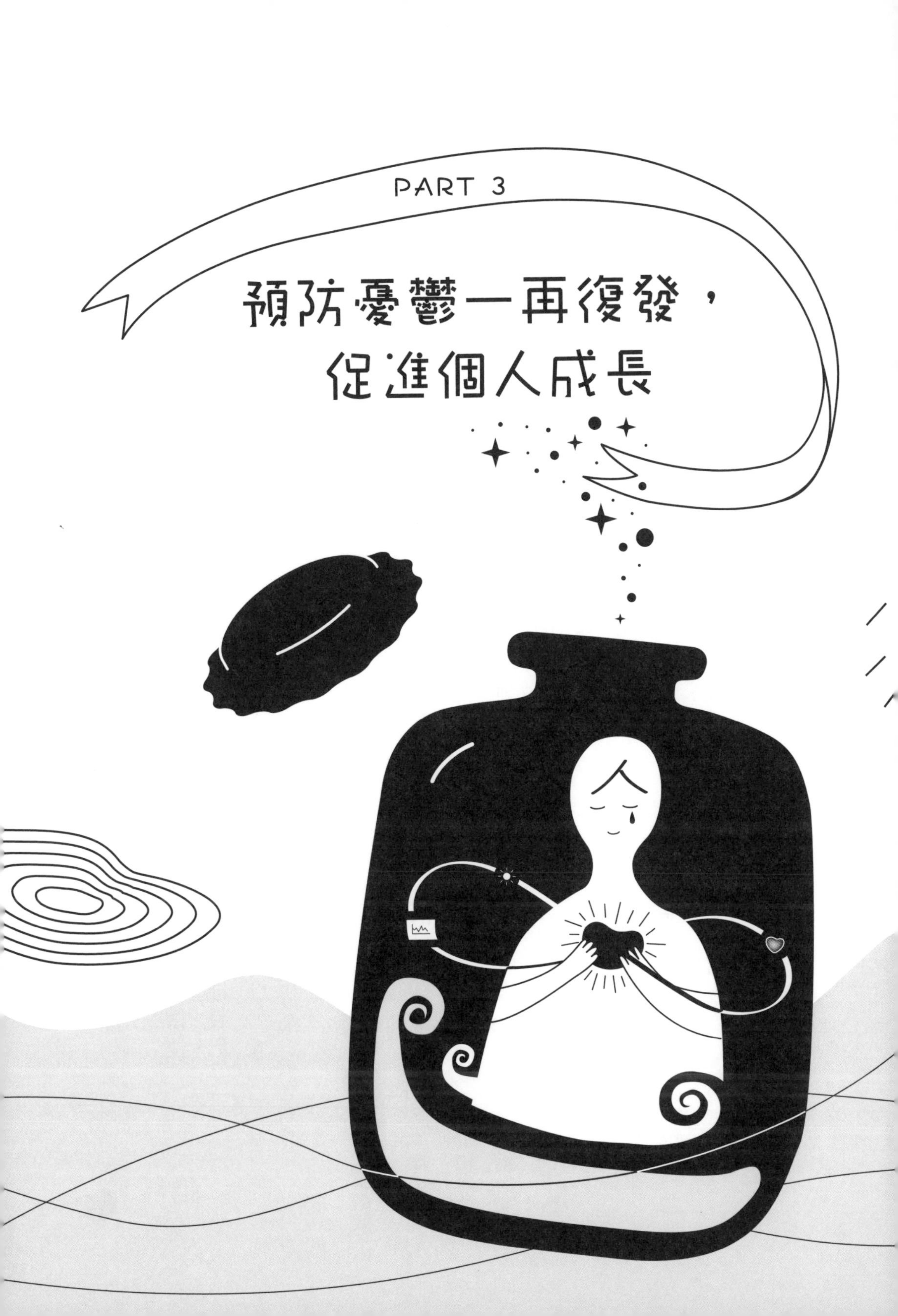

PART 3

預防憂鬱一再復發，促進個人成長

10 挖掘憂鬱症更深層的根本原因

沉默假設是一個方程式，你藉此來定義個人價值。它代表了你的價值觀、個人哲學，也是你建立自尊的依據。不合邏輯的假設會讓你自討苦吃，它們造成了一個弱點，讓你容易陷入令人不適的情緒起伏。

當你的憂鬱症狀消退，可能會想要盡情享受和放鬆。你當然有權這樣做！隨著治療接近尾聲，許多患者都會告訴我，他們的感覺比以往任何時候都好。有時候，憂鬱症愈是無望、愈是嚴重和難治，一旦憂鬱消散，快樂和自尊的滋味就愈非凡和美妙。隨著你開始覺得心情變好，消極思維模式就像春天來了、冬雪融了，自然也會大幅減少。你甚至會好奇自己當初究竟是怎麼相信如此不切實際的想法的。這種深刻的人類精神轉變，一直讓我驚訝。我不斷有這樣的機會，在每天的診所中觀察到這種神奇的蛻變。

由於你的看法出現戲劇性轉變，你可能以為憂鬱症永遠消失了。但是，有個看不見的情緒障礙殘渣殘留下來。如果這部分沒有加以改正和消除，將來你還是很容易受到憂鬱症的侵擾。事實上，「心情變好」與「病情好轉」之間有一些差異。心情變好只是表示令人痛苦的症狀暫時消失了。病情好轉則意謂：

1 理解為什麼你會憂鬱。

2 知道你是怎麼好轉的，包含你掌握了那些對你特別有效的自助技巧，你可以隨時運用它們，並讓它們發揮作用。

3 獲得自信和自尊。自信是基於你相信自己有可能在人際關係和事業生涯上取得合理的成功；自尊則是一種能力，讓你無論在人生的任何階段，都能充分地愛自己和感到快樂。

4 探究憂鬱症的深層根源。

本書第一、二部的宗旨，是為了幫助你達到前兩個目標，後面幾章則會幫助你達到第三和第四個目標。雖然你從某次憂鬱症發作中康復後，扭曲負面想法會大幅降低或全面消除，但有一些「沉默假設」可能仍舊潛伏在你心中徘徊不去。這些沉默假設大致解釋了你起初陷入憂鬱的成因，也有助於你預測何時可能又會復發。因此，它們包含了預防復發的關鍵。

沉默假設——不合理的核心信念

那麼，究竟什麼是沉默假設？沉默假設是一個方程式，你藉此來定義個人價值。它代表了你的價值觀、個人哲學，也是你建立自尊的依據。

一些例子如下：

1 如果有人批評我，我會覺得很痛苦，因為這表示我有什麼問題。

2 要成為一個真正感到滿足的人，我一定要被愛。如果我孤身一人，必然會覺得孤單寂寞和痛苦。

3 我身為一個人的價值，與我的成就成正比。

4 如果我沒有表現（或感覺或行動）得足夠完美，我就失敗了。

你會了解，這些不合邏輯的假設，絕對會讓你自討苦吃。它們造成了一個弱點，讓你容易陷入令人不適的情緒起伏。

探尋沉默假設的2大方法

我會帶領你學習辨識和評估你的沉默假設。你可能會發現，對於被認同、愛情、成就或完美的執迷，是造成你情緒波動的根本原因。隨著你學會揭露和質疑你的自我挫敗信念系統，將為一個有效且自我提升的個人哲學奠定基礎。那麼，你將踏上通往喜悅和情緒啟蒙之路。

大多數的精神科醫師和大眾都認為，為了找出你的情緒波動的根源，一個漫長且緩慢的治療過程（需要幾年時間）是必要的，但大多數的患者在療程過後會發現，這種治療方式難以解釋是什麼原因造成了他們的憂鬱症。認知療法的最大貢獻之一是避免了這種情形。你會在本章學到兩種方法，來辨識你的沉默假設。

垂直箭頭法

第一種方法成效驚人，被稱為「垂直箭頭法」，藉此來探究你的內心世界。垂直箭頭法是兩欄式方法的延伸，我們在此要把令你煩躁不安的自動化思維寫在左欄，而用更客觀的理性回應來取代。利用這種方法可以幫助你改善心情，因為你消除了思維模式中的認知扭曲。一個簡單的例子顯示在左頁的表33，這是我們在第七章所描述的那位精神科住院醫師亞特見139頁的書面練習，他在上司試圖給予他一個具有建設性的批評後感到焦慮。

在那些令他心煩的想法被證明是謊言後，亞特的罪惡感和焦慮都降低了，但他想要知道，自己起初是如何又為何會做出這種不合邏輯的解釋。或許，你也開始問自己，在我的負面想法中，是否存在一個固有模式？在我的內心深處，是否存在一些心理扭曲？

亞特使用了垂直箭頭法回答這些問題。首先，他直接在自動化思維下方畫了一個向下的短箭頭（見下頁的表34）。這個向下箭頭是一種速記符號，告訴亞特要問自己：「如果這個自動化思維確實是真的，這對我意謂著什麼？為什麼它會令我感到煩躁不安？」然後，亞特寫下立刻浮現在腦海中的下一個自動化思維。如你所見，他寫下了：「如果X醫師認為我是個差勁的治療師，這意謂我真的是個差勁的治療師，因為他是專家。」接下來，亞特在他的自動化思維畫了第二個向下箭頭，以便產生另一個自動化思維，如表34所示。他每產生一個新的自動化思維，就立刻在下方畫一個垂直箭頭，並問問自己：「如果那是真的，為什麼它會令我煩躁不安？」隨著他一再重複這個過程，就能夠得出一個自動化思維鏈，並導出造成問題的沉默假設。

向下箭頭方法類似於剝洋蔥，每剝去一層，就暴露出下一層。如同你在表34所見，這個方法相當簡單明瞭。

你將會注意到，垂直箭頭法與你在記錄自動化思維時，所採用的策略恰恰相反。

表33・X醫師的兩欄式練習

自動化思維		理性回應
X醫師告訴我，患者覺得我的評論粗暴。他可能認為，我是一個差勁的治療師。	→	・**認知扭曲**：讀心術；心理過濾；貼標籤。 只因為X醫師指出了我的錯誤，不代表我是個差勁的治療師，我得問問他，以便了解他到底是怎麼想的，但他在許多場合裡都稱讚我，表示我的才幹出眾。

表34．垂直箭頭法

應用垂直箭頭法，能揭露了那些導致你的自動化思維的沉默假設。向下箭頭是一種速寫符號，表示以下問題：「如果那是真的，為什麼它會令我煩躁不安？這對我意謂著什麼？」在範例中，每一個箭頭所代表的問題用引號標示，箭頭則標記在旁邊。如果你寫下了自動化思維，就可以問問自己這個問題。這個過程會導出一個自動化思維鏈，揭露你的問題的根源。

自動化思維		理性回應
1 X醫師可能認為，我是個差勁的治療師。 ↓「如果他真的這麼認為，為什麼這會讓我感到煩躁不安？」	→	
2 這意謂著我真的是個差勁的治療師，因為他是專家。 ↓「假設我是個差勁的治療師，這對我又意謂著什麼呢？」	→	
3 這意謂著我真的是個徹底的失敗者，我一無是處。 ↓「假設我一無是處，為什麼這對我會是個問題？這對我意謂著什麼？」	→	
4 然後消息會傳開，每個人都會發現我是一個多麼糟糕的人。因此，沒有人會尊敬我。我會被醫學協會開除，我不得不搬到其他州去。 ↓「這對我意謂著什麼？」	→	
5 這意謂我是一文不值的，我會感到痛苦不堪。我會想去死。	→	

你之前是用一個理性回應來取代，這顯示了你的自動化思維為什麼受到扭曲，是不合理的。這有助於你改變思維模式，因此更客觀地思考生命，讓你的心情變好。反之，在垂直箭頭法裡，你認為你的扭曲自動化思維絕對是合理的，並尋找其中的可信事實。這使你得以看清問題的癥結所在（見右頁的表34）。

現在，檢視一下亞特在表35（見下頁）的自動化思維鏈，並問問你自己，他有哪些沉默假設導致他容易焦慮、有罪惡感和憂鬱？以下是其中一些：

1 如果有人批評我，他們一定是對的。
2 我的價值取決於我的成就。
3 一個錯誤就毀了全部；如果我無法一直都保持成功，就是個一文不值的人。
4 別人無法接受我的不完美。我必須是完美的，才能讓別人尊重我、喜歡我。當我犯錯，我會遭到其他人嚴厲的反對並受到懲罰。
5 不被認同，意謂著我是個糟糕、一文不值的人。

一旦你得出了自己的自動化思維鏈，也釐清了你的沉默假設，之後的關鍵在於你要找出其中的認知扭曲，並以理性回應取而代之（見下頁的表35），就像你平時所做的那樣。

向下箭頭法的美妙之處在於，它兼具歸納法和蘇格拉底反詰法，也就是：透過一個思考周密的盤問過程，你自己就能發現那些打敗你的信念。你透過反覆質問以下問題，發掘你的問題根源：「如果那個負面想法是真的，那對我意謂著什麼？為什麼它會讓我感到煩躁不安？」不必引入某些治療師的主觀偏見、個人信念或理論傾向，你自己就可以客觀且有系統地追溯到自己的問題根源所在。

表35．亞特的垂直箭頭加兩欄式練習

亞特在引出其自動化思維鏈，以及使用向下箭頭法後，辨識出他的認知扭曲，並以更客觀的回應取而代之。

自動化思維		理性回應
1 X醫師可能認為，我是個差勁的治療師。 ↓「如果他真的這麼認為，為什麼這會讓我感到煩躁不安？」	→	只因為X醫師指出了我的錯誤，不代表我是個差勁的治療師，我得問問他，以便了解他到底是怎麼想的，但他在許多場合裡都稱讚我，表示我的才幹出眾。
2 這意謂著我真的是個差勁的治療師，因為他是專家。 ↓「假設我是個差勁的治療師，這對我意謂著什麼？」	→	專家只能指出我身為治療師的特定強項和短處。無論何時、無論是誰給我貼上「差勁的」標籤，他們只是在做一個全盤否定、毫無意義的聲明而已。我的大多數患者經過我的治療後，病情都有了很大的進步，所以無論是誰說的，我絕不可能是「差勁的」。
3 這意謂著我是個徹底的失敗者，我一無是處。 ↓「假設我一無是處，為什麼這對我會是個問題？這對我意謂著什麼？」	→	以偏概全。即使我身為治療師相對缺乏技巧和效果，這並不表示我是個「徹底的失敗者」或「一無是處」。我有許多與職涯無關的其他興趣、長處和理想的人格特質。
4 然後消息會傳開，每個人都會發現我是一個多麼糟糕的人。因此，沒有人會尊敬我。我會被醫學協會開除，我不得不搬到其他州去。 ↓「這對我意謂著什麼？」	→	這實在荒謬。如果我犯了錯，我可以改正。「這個消息」不會只因為我犯了錯，便如野火燎原般傳遍全州！他們會怎麼做？在報紙刊登頭條新聞〈著名的精神科醫師犯下錯誤〉？
5 這意謂我是一文不值的，我會感到痛苦不堪。我會想去死。	→	即使全世界的人都不認同我，也不會使我變得一文不值，因為我不是一文不值的。如果我不是一文不值的，我一定是相當有價值的。所以，這究竟有什麼好讓我感到痛苦的？

這樣做，能夠避開一個始終困擾著精神病學史的難題。來自各思想學派的治療師，用他們一些未經實驗證明的站不住腳的成見，來解釋患者的經歷。如果你不「接受」治療師對你的問題根源的解釋，你的行為很可能被解釋成「抗拒」真相。透過這種不易察覺的微妙方式，無論你說什麼，你的問題都被治療師型塑成他要的樣子。想像一下，如果你尋求一個宗教諮商師（靈性因素）、一個共產主義國家的精神科醫師（社會－政治－經濟環境）、一個佛洛伊德追隨者分析師（內化憤怒）、一個行為治療師（給予低比例的正增強）、藥物導向的精神科醫師（遺傳因素和腦化學物質不平衡）、一個家庭治療師（人際關係障礙）等的協助，你會聽到許多有關受苦的令人困惑解釋！

你在應用垂直箭頭法時，我要提醒一句。如果你在寫下想法時，也描述了你的情緒反應，就會中斷這個過程的進行。你要寫下導致情緒反應的負面想法。這裡有個錯誤應用的範例：

第一個自動化思維：我的男友沒有遵守他的承諾，在這個週末打電話給我。

↓「為什麼那會令我煩躁不安？那對我意謂著什麼？」

第二個自動化思維：喔，那實在是太糟糕了，因為我受不了那樣的事。

你這樣寫一點幫助都沒有。我們已經知道你的感覺很糟糕。真正要問的是，你的腦海中自動閃過哪些想法，才會造成你如此煩躁不安？如果你的男友忽視你，那對你意謂著什麼？以下是正確的作法：

我的男友沒有遵守他的承諾，在這個週末打電話給我。

↓「為什麼那會令我煩躁不安？那對我意謂著什麼？」

那意謂著他忽視我，他根本不愛我。

↓「假設那是真的。那對我意謂著什麼？」
那意謂著我有問題，否則他會對我更體貼。
↓「假設那是真的。那對我意謂著什麼？」
那意謂著我會被拒絕。
↓「如果我真的被拒絕，然後呢？那對我意謂著什麼？」
那意謂著我是不可愛的，將永遠被拒絕。
↓「如果它真的發生了，為什麼那會讓我感到煩躁不安？」
那意謂著我會孤獨終老並落得悲慘收場。

透過追究那件事對你的意義而非感受，沉默假設便會浮出檯面：❶如果我沒有被愛，就是沒有價值的；❷如果我孤獨終老，一定會很悲慘。這並不表示你的感受不重要。更重要的是，要經歷一個真實有效的情緒轉變。

失功能態度量表

第二種引出導致你產生情緒波動的沉默假設的方法為「失功能態度量表」（Dysfunctional Attitude Scale），這是我們的團隊成員亞琳．魏茲曼（Arlene Weissman）開發出來的工具。她整理了一百種常見於情緒障礙者的自我挫敗態度，其研究顯示，儘管負面自動化思維在憂鬱症發作的間隔期大幅減少，但有一種自我挫敗信念系統在憂鬱症發作和緩解期間幾乎不會改變。此研究證實了──你的沉默假設代表了一種你隨時攜帶的情緒波動傾向。

要完整呈現冗長的失功能態度量表會超出本書的篇幅，我只挑選其中一些較常見的態度，再增加幾項有助評量的態度。你在填寫問卷時要勾選你對每種態度同意與否的程度，填寫完後，有個答案解析會讓你計算分數，並且產生一份個人價值系統的分析，這會顯示你心理上的強項和弱點。這份問卷有三十五個關於態度的敘述，請在每個敘述後面勾選最符合你多數時候的思考方式的欄位，每種態度只能選一個答案。每個敘述並沒有哪個答案一定是對或錯。若要判斷一個特定的態度是否反映你典型的生活哲學，不妨試著回想你通常是如何看待事物的。

範例

	非常同意	有點同意	中立	有點不同意	非常不同意
1 擁有成功特質，如出眾的外貌、社會地位、財富或名望的人，一定比沒有的人更快樂。		✓			

範例裡勾選的答案是「有點同意」這一欄，表示這個敘述有點符合回答者典型的態度。現在，開始吧。

失功能態度量表*

	非常同意	有點同意	中立	有點不同意	非常不同意
1 批評明顯會讓受到批評的人感到煩躁不安。					

	非常同意	有點同意	中立	有點不同意	非常不同意
2 為了取悅別人，我最好放棄自己的利益。					
3 我需要獲得別人的認同，來讓自己快樂。					
4 如果有個對我很重要的人期望我做什麼事，我就應該要去做。					
5 我身為一個人的價值主要取決於別人怎麼看我。					
6 除非我得到另一個人的愛，否則我無法幸福。					
7 如果別人不喜歡你，你肯定不那麼快樂。					
8 當我在乎的人拒絕我，這表示我有什麼問題。					
9 如果我愛的人不愛我，這表示我是不可愛的。					
10 與別人不相往來，肯定不會快樂。					
11 若要成為一個有價值的人，我必須至少在一個重要方面非常優秀。					
12 只有成為一個有用、有成效、有創意的人，我的人生才有意義。					
13 有創意的人比沒有創意的人更有價值。					
14 如果我的表現不如人，這表示我低人一等。					
15 如果我在工作上一無所成，就是個失敗者。					

16 如果你無法把事情做好，就沒必要去做了。					
17 一個人展現自己的弱點，是很丟臉的。					
18 一個人應該把他所做的每件事做到最好。					
19 如果我犯了錯，應該感到難過。					
20 如果我不給自己設定最高標準，可能會淪為二流的平庸之輩。					
21 只要我堅信有什麼東西是我應得的，就有理由期望我應該會得到它。					
22 當你發現有東西攔阻你得到想要的東西，就一定會覺得很挫折。					
23 如果我以別人的需求而非自己的為優先，那麼當我有需要從他們那裡得到一些東西時，他們理當幫助我取得。					
24 如果我是個好丈夫（或好妻子），另一半肯定會愛我。					
25 只要我對別人好，他們就會尊敬我，並像我對待他們那樣善待我。					
26 我應該要為那些關係密切的人的感受和行為，負起責任。					
27 如果我批評一些人做某事的方式，他們就感到生氣或沮喪，這表示我惹惱了他們。					

	非常同意	有點同意	中立	有點不同意	非常不同意
28 要成為一個有價值、有道德的人，我必須盡力幫助每個需要幫助的人。					
29 如果一個孩子有情緒或行為方面的問題，就表示他的父母在一個重要的方面失敗了。					
30 我應該能夠取悅每個人。					
31 當壞事發生時，我無法預料自己會如何控制我的感受。					
32 令人煩躁不安的情緒是日常生活中合理的一部分，無法避免，試圖改變它們是沒意義的。					
33 我的心情主要是由那些我大多無法控制的因素所造成的，例如往事、人體化學機制、荷爾蒙週期、生理節律、機遇或命運。					
34 我的快樂與否，很大程度上取決於發生在我身上的事。					
35 擁有成功特質，如出眾的外貌、社會地位、財富或名望的人，一定比沒有的人更快樂。					

接下來，請按照以下方式計算分數：根據以下的標準，為你在三十五個態度上選擇的每個答案評分：

非常同意	有點同意	中立	有點不同意	非常不同意
-2	-1	0	+1	+2

現在，把前五種態度的得分加總。這些問題是在評量「你是否習慣用別人的看法，以及你得到的認同或批評的多寡，來評估你的價值」。假設你在前五題的分數分別是+2、+1、-1、+2、0。那麼，你在這五題的總分是+4。

請用相同的方法分別加總一至五題、六至十題、十一至十五題、一六至二十題、二十一至二十五題、二十六至三十題，以及三十一至三十五題的分數，然後記錄下來，如下面範例所示：

計分範例

價值系統	態度題號	每題得分	總分
I 認同	1-5	+2、+1、-1、+2、0	+4
II 愛情	6-10	-2、-1、-2、-2、0	-7
III 成就	11-15	+1、+1、0、0、-2	0
IV 完美主義	16-20	+2、+2、+1、+1、+1	+7

價值系統	態度題號	每題得分	總分
VI 權利	21-25	+1、+1、-1、+1、0	+2
VII 無所不能	26-30	-2、-1、0、-1、+1	-3
VIII 自主性	31-35	-2、-2、-1、-2、-2	-9

把你的實際得分記錄在此：

價值系統	態度題號	每題得分	總分
I 認同	1-5		
II 愛情	6-10		
III 成就	11-15		
IV 完美主義	16-20		
VI 權利	21-25		
VII 無所不能	26-30		
VIII 自主性	31-35		

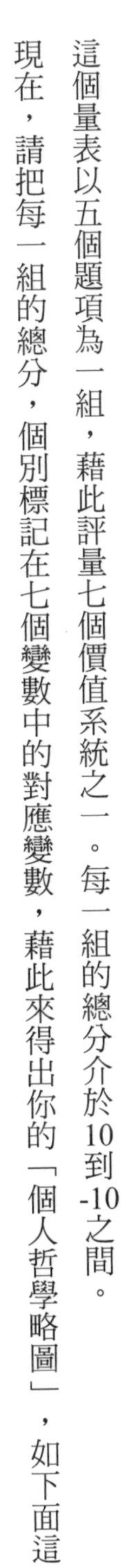

這個量表以五個題項為一組，藉此評量七個價值系統之一。每一組的總分介於10到-10之間。

現在，請把每一組的總分，個別標記在七個變數中的對應變數，藉此來得出你的「個人哲學略圖」，如下面這個範例：

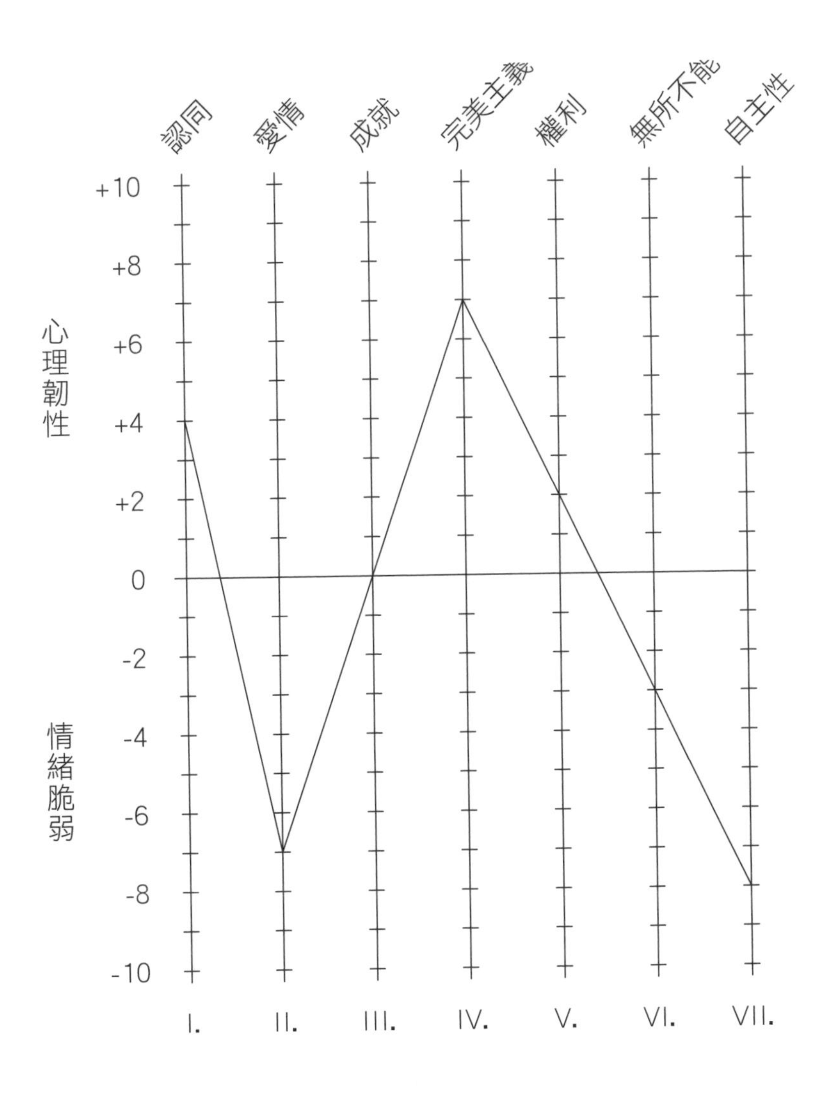

如你所見，正分代表了那些你具有強大心理韌性的面向。負分則代表了那些你表現出脆弱情緒的面向。

這張圖表呈現出這個人在認同、完美主義和權利等面向上，表現強大韌性。他的脆弱面則落在愛情、無所不能和自主性上。這些概念的意義會在後面解釋。首先，在這裡標記你個人的哲學略圖。

你的個人哲學略圖

認同　愛情　成就　完美主義　權利　無所不能　自主性

心理韌性

+10
+8
+6
+4
+2
0
-2
-4
-6
-8
-10

情緒脆弱

I.　II.　III.　IV.　V.　VI.　VII.

解析失功能態度量表

I 認同

失功能態度量表測驗的前五個題目，是探索你是否會根據別人對你的反應和看法，來衡量自己的自尊。

如果你在這部分得到0到10分之間的正分，表示你是個心智獨立的人，即使面對批評和不認同，也能保持健康的自我價值感。

如果你得到0到-10分之間的負分，表示你過度依賴別人的眼光來評價自己。如果有人辱罵或貶低你，你往往會不假思索地看輕自己。由於你的情緒幸福感（emotional well-being）對你想像中的他人看法非常敏感，所以很容易被操控，而且當別人批評你或對你生氣時，你容易感到焦慮和憂鬱。

II 愛情

這個測驗的第二組題目，是評估你是否會根據「自己是否被愛」來衡量自己的價值。

正分表示你認為「被愛」是很好的事情，但你也有其他廣泛的興趣讓你感到滿足和有成就感。因此，「被愛」對你而言不是幸福或自尊的必要條件。人們可能會覺得你有魅力，因為你散發出一種健康的自愛意識，並且對生活中各種面向都感興趣。

負分表示你是個「愛情成癮者」。你把愛情看成是「必需品」，沒有愛情就活不下去，更不用說幸福了。分數越接近-10，表示你愈依賴愛情。在與你在乎的人相處時，你可能會扮演低人一等、被貶低的角色，因為你害怕失去他們。結果往往是他們對你失去尊重，覺得你是個負擔，因為你表現出沒有他們的愛就會崩潰。當你察覺到人們漸漸遠離你時，就會陷入一種痛苦可怕的戒斷症候群。你意識到自己可能無法「滿足」每天對愛和關注的需求。於是，你被一種強烈想要「得到愛」的衝動所控制。就像大多數成癮者一樣，為了得到想要的「東西」，你甚至可能採取脅迫、操控等手段。諷刺的是，正是你貪婪需索的愛情成癮行為，讓許多人遠離了你，使你更加孤寂。

III 成就

你在第十一題到第十五題的分數，可以幫你測量另一種類型的成癮。

負分表示你是個工作狂。你對自己的人性有一種狹隘的認知，把自己當成是市場上的一種商品。負向分數表示你的自尊和快樂依賴於生產力。如果你去度假、事業走下坡、退休或生病而無法活動，就有情緒崩潰的危險。經濟和情緒的低迷在你看來是同一回事。

相反的，正分表示你喜愛創造和生產，但不認為它們是自尊和滿足的唯一或必要途徑。

IV 完美主義

第十六題到第二十題是在評量你的完美主義傾向。

負分表示你迷戀於尋找聖杯。你對自己要求苛刻，認為「錯誤是禁忌，失敗比死亡還可怕」，甚至「負面情緒也是災難」。你覺得你的外表、感受、想法和舉止，在任何時候都應該表現得無懈可擊。你認為，不夠出色就等於受到地獄的折磨。雖然你以高強度的節奏驅策自己，但得到的滿足卻微乎其微。一旦你達成了一個目標，馬上就有另一個更遠的目標取而代之，所以你永遠體驗不到登上山頂的喜悅。最終，你開始懷疑為什麼所有的努力從未帶來所期待的回報。你的生活變得沒有歡樂，而且單調乏味。你正生活在不切實際、不可能達成的個人標準之下，你需要重新評估它們。你的問題不在於你的表現，而在於你用來衡量它們的尺度。如果你能讓期望與現實相符，就會經常感到開心和有成就感，而不是沮喪。

正分則表示你有能力設定有意義、靈活、適當的標準。你從過程和經驗中獲得極大的滿足感，而不是只著眼於結果。你不必在每件事上都表現出色，也不必總是「盡力而為」。你不害怕錯誤，而是把它們視為學習和「確認自己只是凡人」的事實的絕佳機會。諷刺的是，你可能比那些完美主義的同事更有生產力，因為你不會強迫自己過分關注於細節和正確性。與那些僵化的完美主義朋友相比，你的生活像是一條流動的河流或一道噴泉，他們更像是冰冷的冰川。

V 權利

第二十一題到第二十五題是在評量你的「權利意識」。

負分表示你覺得自己有權獲得成功、愛、幸福等事物。你自認為具有與生俱來的美德或辛勤的工作，就期待並要求別人和整個世界都要滿足你的需求。如果事情沒有按照你的意願發生（這是常有的事），你就會陷入兩種反應之一，你會感到沮喪和自卑，或是感到憤怒。因此，你把大量的精力浪費在感到挫敗、悲傷和生氣上。你在大部分的時間裡都覺得人生是一場苦難，令人厭惡。你經常大聲抱怨，卻很少採取行動去解決問題。畢竟，你認為自己有權讓別人來解決你的問題，為什麼你要付出任何努力呢？結果，你刻薄、苛刻的態度，使得你從生活中得到的東西，遠遠低於你想要的。

正分則表示你不會理所當然地認為，你有權得到想要的東西，所以你會努力去爭取和協商，而且通常能夠達成目標。因為你明白，其他人都是獨一無二和不同的；你也意識到沒有固定的理由可以保證事情總是順你的意發展。當你遇到不理想的結果時，雖然會失望，但不會視之為悲劇或災難，因為你是一個用合理標準來衡量風險與收益的人，而不是期待每次都能得到完美的回報或「公平」。你有耐心和毅力，也有高度的挫折忍受度。因此，你往往能夠超越其他人，取得成功。

VI 無所不能

第二十六題到第三十題是在評量你是否把自己視為個人世界的中心，並認為你要對周圍發生的很多事情負責。

負分表示你常常犯下第三章和第六章所討論的「個人化」錯誤。你不當地為那些不受你控制的人的負面行為和態度而自責。因此，你被罪惡感和自我譴責所困擾。矛盾的是，你這種認為「自己應該是無所不能」的態度，反而削弱了你，讓你感到焦慮和無力。

相反的，正分表示你知道了「接受自己不是世界的中心」一事所帶來的快樂。既然你無法控制其他成年人，就不需要為他們負責，只需要為自己負責。這種態度並不會讓你與他人隔絕。事實上，情況恰恰相反。你能夠以一個友好的合作者身分，有效地與人建立關係，當他們不同意你的想法或不遵從你的建議時，你也不會感到被威脅。矛盾的是，由於你的態度給予人們一種自由和尊嚴的感覺，你反而成了一個吸引人的人。別人常常想要靠近你，因為你完全放棄了試圖控制他們的企圖。人們常常聽取和尊重你的想法，因為你不會用生氣的方式堅持他們必須同意你，進而造成對立。當你放棄了對權力的渴求，人們就會讓你成為一個有影響力的人，來回報你。你與孩子、朋友和同事之間的關係，以互助而非依賴為特徵。只要你不試圖支配別人，他們就會欣賞、愛戴和尊敬你。

VII 自主性

第三十一題到第三十五題是在評量你是否能夠在自己內心找到幸福。

正分表示你的所有情緒最終都是由你的思想和態度所決定。你對自己的感受負責，因為你認識到它們最終都是你自己創造出來的。這聽起來好像你可能很孤獨和孤立，因為你意識到所有的意義和感受都只是你頭腦裡的產物。但矛盾的是，這種對自主性的理解，能讓你從狹隘的思想束縛中解放出來，把世界呈現在你面前，也讓你充分感受到它所能提供的滿足、神祕和刺激。

負分則表示你仍然陷在「你的快樂和自尊來自於外界」的這種信念裡。這讓你處於一個極大的劣勢，因為外在的一切最終都是超出你的控制範圍。你的情緒最終會淪為外部因素的受害者。你想要這樣嗎？如果不想，你可以像蛇蛻皮一樣，從這種態度中解脫出來，但你必須運用本書介紹的各種方法，努力改變自己。當你終於實現了自主性和個人責任感的轉變，你會對這種變化感到驚奇或震撼或高興或欣喜若狂。這絕對值得你全心全意投入。

接下來，我會用幾章篇幅詳盡探討其中一些態度和價值系統。當你學習每一種態度時，請問問自己：

1 保持這個特定的信念，對我有益嗎？
2 這個信念真的正確和合理嗎？
3 我可以採取哪些具體步驟，讓我摒棄那些自我挫敗和不切實際的態度，而採用更加客觀和自我提升的態度？

11

擺脫「認同成癮」的勒索

得到認同讓人感覺很好，這是事實，也是很自然的健康反應；得不到認同和被拒絕的滋味苦澀又令人不快，也是事實。這是人之常情，可以理解。但是，如果你繼續相信，「得到認同與否」是用來衡量你的價值的適當終極標準，那麼你就像是在洶湧的深水裡游泳。

讓我們來檢視一下你的這種信念：如果有人不認同你，你會覺得那是很可怕的事。為什麼不被認同會讓你感到如此恐懼？也許，問題出在你的這種推理：「如果有一個人不認同我，那就表示所有人都不認同我。這就代表我有什麼問題。」如果這些想法也適用於你，那麼每當你受到讚美時，你的心情就會非常好。你的推理是這樣的：「我得到了一些正面回饋，所以可以對自己感到滿意。」

為什麼這種想法不合理？因為你忽略了一個事實，就是只有你的想法和信念才能提振你的心情，別人的認同或讚美無法影響你的心情，除非你相信對方所說的話是真的。但是，如果你確信自己贏得了別人的讚賞，那麼使你感覺良好的其實是你自己的信念。換言之，你必須先認可外界對你的認同，你才會感到心情愉悅或滿足，這種認可行為代表了你對自己的肯定。

假設你正在參觀一家精神病院。有個神情茫然、產生幻覺的患者朝你走來，說：「你太棒！神給了我一個異象。祂告訴我，第十三個走過這道門的人，就是那位特別的信使。你就是那第十三個人，所以我知道你是神

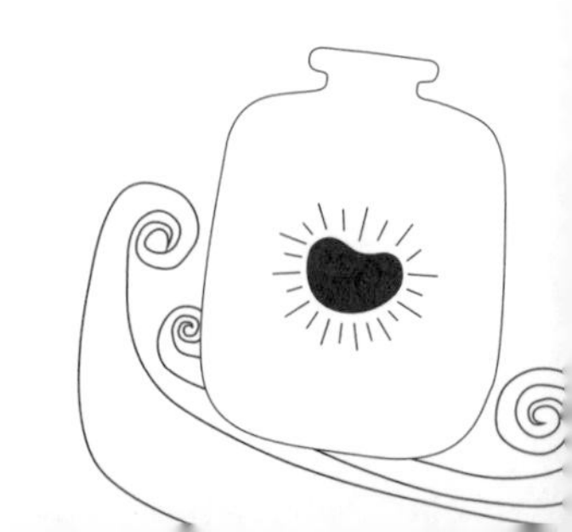

所揀選的人、是和平君王、是至聖所。讓我親吻你的鞋吧。」這種極端的讚美會讓你的心情高昂嗎？你可能會感到緊張不安和不舒服。那是因為你不相信這名患者所說的是真的，你不相信他的話。只有你對自己的看法，才能影響你的感受。**別人要怎麼評論你或看你，無論好壞都是他們的自由，但只有你的想法會影響你的情緒。**

你對讚美的上癮所付出的代價，就是你會變成耳根子特別軟的人，容易受到別人的意見的影響。與任何癮頭一樣，你會發覺自己必須不斷用認同來滿足這個習慣，以逃避戒斷的痛苦。一旦你重視的人不認同你，你會痛苦到崩潰，就像毒蟲再也拿不到他的「東西」一樣。其他人會利用你的這個弱點來操控你，使你不得不經常屈從於他們的需索，因為你害怕他們會拒絕你或瞧不起你。你讓自己陷入了情緒勒索的陷阱。

你可能看出了，你對認同的上癮對你並沒有好處，但你仍然相信別人確實有權評斷你，不僅評斷你的所言所行的價值，也評斷你身為一個人的價值。想像一下，你再度參訪了那家精神病院。這次，另一個產生幻覺的患者走向你說：「你穿了一件紅襯衫。這證明你是個魔鬼！你是邪惡的！」你會因為這種批評和反對而難過嗎？當然不會。為什麼這些批評不會讓你難過？很簡單，因為你不相信這些話是真的。**你必須「相信」其他人的批評，並相信你確實沒有任何可取之處，才會自我感覺不良，不滿意你自己。**

你是否想過，有人不認同你，可能是那個人的問題？「不認同」往往反映了別人不理性的信念。舉一個極端例子，希特勒令人憎惡的信條——「猶太人是低等人」，並沒有反映出他企圖毀滅的那個民族所具有的內在價值。

當然，有很多時候，別人不認同你的確是因為你犯了錯。但那是否意謂你是一文不值、一無是處的人呢？當然不是。**別人的負面反應，只能針對你所做的某件事，而不是針對你的價值**。作為一個人，不可能永遠都不會犯錯！

我們來看看事情的另一面。許多惡名昭彰的罪犯，無論罪行多麼可惡，都有一群狂熱的崇拜者。想想查爾斯·曼森（Charles Manson，註：美國連續殺人犯、前音樂人和邪教領袖）。他鼓吹凌虐和謀殺，但許多追隨者卻視他為救世主，對曼森的建議言聽計從。我要在此大力澄清，我不是在鼓吹邪惡的行為，也不是曼森的崇拜者。但如果連曼森都沒有因為他的所作所為而被所有人徹底唾棄，那麼你曾做過什麼可怕的事，會讓每個人都排斥你呢？所以，你還相信「認同＝價值」這套公式嗎？畢竟，曼森很享受他的「家人（信眾）」對他的大力吹捧。但他得到的認同使他成為一個特別有價值的人嗎？這顯然是一派胡言。

得到認同讓人感覺很好，這是事實，也是很自然的健康反應；得不到認同和被拒絕的滋味苦澀又令人不快，也是事實。這是人之常情，可以理解。但是，如果你繼續相信，「得到認同與否」是用來衡量你的價值的適當終極標準，那麼你就像是在洶湧的深水裡游泳。

你是否曾經批評過別人？你是否曾經不贊同朋友的意見？你是否曾經因為孩子的行為而責罵他（或她）？你是否曾在心煩時，對所愛的人發脾氣？你曾經因為看不慣一些人的行為，選擇與他們斷絕往來嗎？然後，問問你自己，當你不同意、批評或不認同時，是在做終極的道德評斷，認定對方是個一文不值、一無是處的人嗎？你有權對別人做出如此以偏概全的判斷嗎？還是，你只是在表達你有不同的意見，並對對方的言行感到不滿？

舉例而言，當你在氣頭上，可能會對另一半脫口說出：「你真是個廢物！」但是，過了一、兩天後，你氣消了，難道你沒有承認自己誇大了他（或她）的「糟糕」程度嗎？你所愛的人可能有許多缺點，但認為你的不認同或批評會讓他從此變得一無是處，難道不荒謬嗎？如果你承認你的不認同並沒有足夠的強大道德力量，可以摧毀別人的生命意義和價值，那麼為什麼你要給予別人的不認同這種力量，讓它摧毀你的自我價值感呢？是什麼讓它們如此特別？

當你因為有人不喜歡你而感到恐慌時，其實是誇大了對方所擁有的智慧和見識，同時也因為無法對自己做出健全的判斷，低估了自己。當然，有些人可能指出了你在行為或想法上的缺失。我希望他們會這樣做，因為你可以從中汲取教訓；畢竟，我們都不完美，別人有權偶爾指正我們。但是，每次有人對你大發雷霆或貶低你時，你就得讓自己感到痛苦並厭惡自己嗎？

認同問題的根源

你一開始是從哪裡染上了認同的癮？我們只能推測，答案可能出在童年時期你與那些對你很重要的人之間的互動中。當你出現不當行為時，父親或母親可能對你過度苛責，有時候你根本沒有做什麼特別的錯事，也會把他（或她）惹惱。你的母親可能大罵：「你那樣做很糟糕！」或是你的父親脫口說出：「你老是搞砸事情，你永遠都學不會教訓。」

當你還小的時候，可能把父母當作神來敬仰。他們教導你怎麼說話、怎麼繫鞋帶，在你看來，他們告訴你的話絕大部分都是對的。如果你父親說：「只要你跑到馬路上，就會被車撞死。」這句話就是聖旨。就跟大多數小孩一樣，你想當然的認為無論父母說什麼，他們幾乎都是對的。所以，當你聽到他們說「你一無是處」、「你永遠都學不會教訓」這些話時，便深信不疑，但這會對你造成很大的傷害。你還太小，不理解「爸爸說得太誇張了，他是在以偏蓋全」。你的情緒還不夠成熟，看不出父親那天心情煩躁又疲累，或是喝了酒，想要一個人靜一靜。你無法判斷他爆怒的原因，究竟是他的問題還是你的問題。如果你已經長大到能夠指出父母的不合理，那麼當你試圖理性的表達看法時，可能很快就會被打斷或被責罵，而不得不放棄你的想法，這讓你感到沮喪。

難怪你會養成這種壞習慣，只要每次有人不認同你，你就會自動地看輕自己。你從小就有這種傾向，並不是你的錯，也不能責怪你在成長過程中有這種盲點。但是，你身為成年人，有責任以實事求是的態度把這個問題想清楚，並採取具體的步驟來克服這個弱點。

那麼，這種害怕得不到認同的傾向，是如何造成你容易陷入焦慮和憂鬱的呢？

約翰是個未婚、說話溫和的五十二歲建築師，他長期活在擔心被批評的恐懼中。他因為一次嚴重的憂鬱症復發被轉診給我，儘管他接受了好幾年的治療，但病情一直未見起色。有一天，他的自我感覺特別良好，於是去見老闆並提了一個重要專案的新構想。沒想到老闆怒回道：「晚點再說，約翰。你沒看到我在忙嗎？」約翰的自尊瞬間崩潰，他拖著沉重的步伐回到辦公室，沉溺在絕望和自我憎惡的情緒中，認為自己一無是處。「我怎麼會如此莽撞呢？」他在心中問自己。

當約翰訴說這段經歷時，我問了他一個簡單明瞭的問題：「誰的行為可笑？是你還是你的老闆？你的行為真的不恰當嗎？還是你老闆情緒不穩，表現出暴躁不悅的態度？」他想了一會兒後，指出了真正的罪魁禍首。由於他習慣不假思索地怪罪自己，從未料到上司也可能會出現粗魯無禮的行為。他意識到那天自己沒有任何該覺得羞愧的行為後，感到如釋重負。他的老闆當時表現得冷淡不友善，可能是因為他也承受著壓力，才會暴怒。

約翰接著提出了一個疑問：「為什麼我總是如此努力要贏得別人的認同？為什麼我會像那樣崩潰？」然後，他記起了一個發生在十二歲時的事件。

約翰唯一的手足，他的弟弟，長期罹患白血病，後來不幸去世。在葬禮過後，他無意中聽到了母親和外婆在臥室的談話。他的母親痛哭流涕說：「我現在完全沒有活下去的理由了。」他的外婆回答她：「噓，約翰就在大廳！他會聽到的！」

當約翰告訴我這個故事後，他開始哭泣。他聽到了這些談話，對他而言，這些話意謂著：「這證明了我沒有什麼價值。我的弟弟才是她的寶貝。我的母親根本不愛我。」他一直沒有跟其他人透露，他其實聽到了他們的談話，而且這些年來他一直告訴自己：「她愛不愛我，根本不重要。」試圖用這些話把這段記憶從腦海中抹去。

但事實是，他拚了命用自己的成就和事業討母親的歡心、拚了命要贏得她的認同。在他內心深處，不相信自己有任何真正的價值，他覺得自己低人一等、不討人喜歡。他設法贏得別人的讚賞和認同，來補償失去的自尊。他的人生就像是不斷地在替一個破了洞的氣球，費力打氣。

回想起這段經歷，讓約翰看出了他對小時候無意間聽到的談話的反應，有多麼不理性。他母親的悲痛和空虛感，是任何父母在經歷喪子之痛時很自然的情感流露。他母親的想法與約翰無關，她只是暫時陷入了憂鬱和絕望中。當約翰換了新的視角重新檢視這段記憶之後，看清了把自己的個人價值建立在別人的看法上，有多麼不合邏輯，而且會導致自我挫敗的結果。歸根究柢，只有你能夠讓自己持續感到快樂，別人無法替你做到。現在，讓我們回顧一些簡單的步驟，以使你可以把這些原則付諸實踐，把對自尊和自我尊重的渴望，轉化成一種真實的情緒。

通往獨立和自我尊重的途徑

步驟１：進行利弊分析

要克服你在「失功能態度量表」見260頁測驗中所發現的任何一種自我挫敗假設，第一步是進行利弊分析。問問你自己，「得不到別人的認同就會減損我的價值」的這個想法，有哪些利弊得失？在列出了這種態度對你造成的傷害和幫助後，你就能做出明智的決定，去發展出一個更健康的價值系統。

蘇珊三十三歲，已婚。她發覺自己過度投入教會與社區的活動，由於她在工作上富有責任心，能力又好，因此經常被推選參與各種委員會。每次被挑選參與新工作時，她都感到非常開心，而且她對任何請求都害怕說不，因為這表示她可能會冒著失去別人認同的風險。她很怕讓別人失望，所以愈來愈深陷於「放棄自己的興趣和渴望，以取悅別人」的惡性循環中。

透過「失功能態度量表」測驗與「垂直箭頭法」，揭露了她潛在的一個沉默假設，那就是：「我必須永遠做到別人期望我去做的事。」她似乎不太願意放棄這個信念，所以做了一個利弊分析（見左頁的表36）。分析結果顯示，她的認同成癮對她的影響弊遠大於利，因此她對於改變自己的個人哲學一事，變得開放許多。你也可以用有關不被認同的一個自我挫敗假設，來試試這個簡單的技巧。這可以成為你邁向個人成長重要的第一步。

步驟2：改寫假設

如果你根據利弊分析，發現你對於得不到認同的擔心和害怕而造成的傷害遠超過益處，那麼第二步就是改寫你的沉默假設，使其變得更切合現實，也更有助於自我提升（請從「失功能態度量表」測驗中列出的三十五個態度中，找出任何一種代表你的心理弱點的態度來進行改寫）。蘇珊則決定修正她的信念如下：「有人認同我固然令我感到快樂，但我不需要為了成為一個有價值的人或是讓我可以尊重自己，而設法取得別人的認同。得不到認同也許令人難受，但這並不表示我不夠好。」

步驟3：自我尊重藍圖

接下來，撰寫一篇標題為「為什麼活在得不到認同或被批評的恐懼中，既不合理也沒必要」的短文，可能會對

表36・對沉默假設的利弊分析

這裡評估的沉默假設是：「我必須永遠做到人們期望我去做的事。」

相信的好處	相信的壞處
1 如果我能滿足人們的期望，我會覺得一切都在掌控之中。這讓我感覺良好。 2 當我取悅他人的時候，會覺得有安全感。 3 我可以避開嚴重的罪惡感和困惑。我不必仔細斟酌，因為我要做的事，就是別人要我做的事。 4 我不用擔心會惹惱他人，或讓人看不起。 5 我可以避免衝突，也不用展現堅定自信來為自己發聲。	1 我有時會妥協，做一些我根本不想做，也不符合我最大利益的事情。 2 這種假設使我無法考驗自己的人際關係。我從來都不知道人們是否會只因為我這個人而接受我。因此，我總是透過做人們要我做的事，來贏得他們的愛，以及博取與他們親近的權利。我變得像個奴隸。 3 這給了人們過多的權力來支配我，他們可以用不認同我來脅迫我。 4 這使我很難知道自己要什麼。我不習慣設定自己的優先事項，以及根據自己的想法和判斷做出決定。 5 當我無可避免地得不到別人的認同時，會認定是自己做了不討他們歡心的事，並出現嚴重的罪惡感和憂鬱沮喪。這使我的心情受別人擺布，而不是受我控制。 6 別人要我做的事，不一定對我是最好的，因為他們往往有自己的利益要考量。他們對我的期望不一定切合實際，也不一定是正確的。 7 我把其他人看得如此軟弱和脆弱，以致要倚賴我，若我讓他們失望了，他們會受到傷害並陷入痛苦。 8 我害怕承擔風險、害怕惹惱別人，這讓我的生活變成一灘死水，我沒有動力要改變、成長或採取不同的做事方式，以擴大我的經驗範圍。

你有幫助。這篇短文可以成為你達成自力更生和獨立自主之生活的個人藍圖。準備一份清單，列出為什麼得不到認同令人不快、但並非致命傷害的所有理由。本章已經提及一些，你在開始寫之前，也許可以複習一下。在你的短文裡，只包含那些令你信服且對你有幫助的觀點。要確保你真的相信自己所寫下的每個論點，這樣你新建立起來的獨立意識才會是切合實際的。**不要試圖找藉口將本來就錯誤的想法合理化！**例如，「如果有人不認同我，我沒必要感到心煩或生氣，因為他們根本不是我想與之為友或相處的那種人。」這樣寫不會有效果，因為這是一種扭曲的陳述。你試圖把別人抹煞成一無是處，以維護你的自尊。請堅持你所知道的事實。

只要你有新想法就加入到清單裡。連續幾週，每天早上都讀一讀這份清單。這是幫助你把別人對你的負面看法和評論，修剪到合理大小的第一步。

下面列出了一些對許多人都大有裨益的想法供參考，你在撰寫時可選用其中一些。

1 記住，當有人對你做出負面反應時，可能是他的非理性思維造成他對你的不認同。

2 如果別人的批評是對的，你可以不被它們所打倒。你可以找出自己的過失，然後採取行動加以改正。你可以從自己的過錯中汲取教訓，不必為此感到丟臉。只要你是人，有時候必定會犯錯。

3 如果你搞砸了，不表示你是天生的失敗者。一個人不可能一直、甚至大部分時間都在犯錯。想一想你這一生已經做對的千百件事情！而且，你可以改變和成長。

4 別人無法論斷你身為一個人的價值，只能針對你的具體作為或言論的合理性或價值進行評斷。

5 無論你做得有多好或表現得有多糟糕，每個人自有不同的評斷。「不被認同」不會像野火燎原般蔓延，而且被拒絕一次，不會導致一系列永無止盡的拒絕。所以，即使最壞的情況發生了，你真的被某人拒絕了，也不會孤獨以終。

6不被認同和遭人批評，通常令人難受，但這種不適感終究會過去。不要再悶悶不樂了。投入到一個你曾經樂在其中的活動，即使你覺得這樣做肯定無濟於事。

7只有在你「接受」別人對你的指責時，批評和不被認同才會讓你感到煩躁不安或覺得惱怒。

8得不到認同很少是永久性的。只因你受到批評，並不表示你和不贊同你的人之間的關係一定會結束。爭論是生活的一部分，在大多數情況下，你們之後會達成共識。

9如果你在批評別人，這不會讓對方成為一無是處的壞人。那麼，為什麼你給別人有這樣的權力和權利來評斷你呢？我們都只是普通人，不是最高法院的大法官。不要把別人放大到超乎常理的程度。

你還能再想出更多內容嗎？在接下來的幾天裡，好好思考這個主題，把你的想法迅速寫下來。你會驚訝地發現，這麼做對於改變你的觀點及提升獨立意識，有多麼大的幫助。

步驟4：言語技巧

除了學習對「不被認同」採取不同的思考方式外，學習對不認同你的人採取不同的應對方式也會大有助益。首先，我們要複習第六章提出的「消除敵意技巧」見126頁這種堅定自信的應對方式。接下來，我們會再探討一些方法來幫助你建立相關技巧，讓你在不被認同時有能力因應。

當你擔心某人不認同你時，是否問過對方是不是真的看不起你？你可能會驚喜地得知，你所擔心的不認同只存在於你的頭腦裡。雖然這樣做需要一些勇氣，但回報卻是巨大的。

還記得第六章提到的亞特見139頁嗎？

亞特當時正在賓州大學接受精神科醫師訓練。他沒想到他的一名患者會自殺，這名患者沒有憂鬱症的病史或表現，但他覺得自己被困在一段無法忍受的婚姻裡而絕望無助。有一天早上，亞特接到一通電話，說這名患者被發現頭部中彈身亡。雖然有人懷疑是凶殺案件，但這名患者應該是自殺。

亞特從未遇過這種事，他的反應包括了悲傷和焦慮，因為他喜歡這名患者，也擔心主管和同事會因為他的錯誤和沒有先見之明，責備他並看不起他。在與主管開誠布公談過之後，他坦承問道：「你覺得我讓你失望了嗎？」主管的回應令他倍感溫暖，他能夠同理亞特，而不是拒絕他。當他告訴亞特，自己也曾有過一次類似的失望經驗時，讓亞特覺得如釋重負。主管強調，這給了亞特一次機會，學習如何去因應這種精神科醫師的職業風險。

藉著討論這名個案並拒絕向他的不被認同恐懼症投降，亞特明白自己犯了「錯」：他輕忽了絕望感所導致的自殺，有可能發生在那些沒有臨床憂鬱症的患者身上。但他也了解到，沒有人要求他一定要做到完美無錯，也沒有人要求他能確保每名患者都能成功康復。

步驟5：被拒絕不是你的錯！

除了身體傷害或財產損失之外，別人能夠對你造成的最大傷害，就是拒絕你。這種威脅是你在被貶低或被批評時，感到恐懼的原因。以下簡述幾種拒絕方式：

青少年的拒絕

最常見也最明顯的一種被稱為「青少年的拒絕」，雖然它不僅限於青少年族群。假設你想與一個約會對象或認識的人交往，結果你不符合對方的喜好。問題也許出在你的長相、種族、宗教或個性，又或者是你太高、太矮、太胖、太瘦、太老、太年輕、太聰明、太遲鈍、太有侵略性、太被動等等。由於你不符合對方心目中的理想伴侶形象，所以他（或她）才拒絕你的追求，對你冷淡以對。

這是你的錯嗎？當然不是！這個人拒絕你，只是因為他個人主觀的喜好和品味。有人可能喜歡蘋果派更甚於櫻桃派，但這是否意謂蘋果派本身就不好吃呢？男歡女愛的喜好千變萬化，如果你屬於牙膏廣告裡的俊男美女，這種美國文化定義為擁有「好看外貌」和吸引人的個性的幸運兒類型，那麼你會更容易吸引到可能的約會對象和伴侶。但你會明白，這種相互吸引與發展出一個永恆的愛情關係大相逕庭，甚至連俊男美女有時候也會被拒絕。沒有人能夠吸引他們所遇到的每個人。

如果你的外表和個性都不太出眾，甚至有些缺陷，你一開始就必須更努力吸引人們的目光，可能還得更常應付被人拒絕的情況。那麼，你有必要培養自己的社交技能並掌握一些有效的訣竅，讓別人被你所吸引。這些祕訣有：

1 **不要輕看自己**。拒絕貶低你自己。採用第四章介紹的方法全力提升你的自尊。如果你愛自己，人們就會感受到你所散發出的快樂氣息，進而想要靠近你。

2 **真誠讚美別人**。與其神經緊張的枯等答案揭曉，得知別人究竟是喜歡你或拒絕你，不如先主動表明你喜歡他們。

3 **透過了解別人對什麼事物感興趣，表現出你對他們的關心**。讓他們說一說最感到興奮的事物是什麼，並用一種積極愉快的方式回應他們的談話。

如果你堅持遵行這些原則，最終會發現，有些人會注意到你的魅力，這又反過來使你發現自己擁有巨大的幸福能力。青少年的拒絕固然令人不舒服，但這不會是世界末日，也不是你的錯。

憤怒拒絕

「啊哈！」你反駁道：「但是，如果很多人是因為你的粗魯舉止而對你敬而遠之，怎麼辦呢？假設你很自大又自私自利，那當然就是你的錯，不是嗎？」這是第二種拒絕，我稱之為「憤怒拒絕」。再次，我認為，如果別人是因為你個人的缺點而憤怒拒絕你，那不是你的錯。

首先，別人不一定只因為他們不喜歡你的一些事情就拒絕你，他們還有其他選擇。他們可以果決地指出不喜歡你的某些行為，或者學會不讓你的行為嚴重干擾他們。當然，如果他們想要，也有權避開你和拒絕你，他們有自由去選擇任何喜歡的朋友，但這不表示你本質上是個「壞」人；那種每個人都會對你有負面反應的想法，並非事實。你會很自然地與一些人擦出化學反應，而與另一些人則容易發生衝突。這不是任何人的錯，這就是生活的現實。

如果你有一些讓人反感的個性缺點，像是過於挑剔或經常發脾氣，導致你可能會失去比想像中更多的人，那麼改變你的行事作風肯定對你有好處。但如果有人因為你的這種缺點而拒絕你，你就怪罪自己，這就有些荒謬了。我們都不完美，因此你的這種自我挑剔傾向或「接受」別人對你的敵意，不僅是一種自我挫敗行為，也無濟於事。

操控式拒絕

第三種拒絕類型是「操控式拒絕」，這是指對方用冷戰或拒絕的威脅，來操控你做某事。不快樂的配偶，甚至是受挫的心理治療師，有時候會用這種手段來強迫你改變。他們的邏輯是：「要麼你就按照我說的做，要麼我們就完了！」這是一種高度不理性，而且往往適得其反的影響別人的方式。這種利用拒絕來操控對方的行為，只是一種文化教育出來的人際應對模式，而且通常沒有效果。它很難改善人際關係，因為它會造成緊張和怨恨；而且反映了威脅方對挫折的低忍受度和拙劣的人際關係技巧。他們這麼做，當然不是你的錯，你也沒必要受到這種對自己沒有任何好處的操控。

理論部分我們就先談到這裡。現在，我們來探討當你真的在現實生活中被人拒絕時，可以怎麼做？你要學習的一個方法就是角色扮演。為了讓對話更有趣和具挑戰性，我會扮演拒絕的一方，用我能想到的有關你的最糟糕事情來質問你。既然我的言行刻薄無禮，你就從我最近對待你的方式，詢問我那是否代表我在拒絕你，開始吧：

你：柏恩斯醫師，我注意到你最近表現得有些冷漠和疏離。你好像在逃避我；當我試圖跟你說話時，你不是不理我，就是對我發脾氣。我想知道你是否對我不滿，還是你有意拒絕我。

評論：你不要一開始就指責我拒絕你。這會讓我處在防衛狀態。還有，我可能不是在拒絕你，而是因為沒有人買我的書而苦惱著，所以整個人變得易怒。純粹基於練習的目的，讓我們假設最糟的情況：我試圖甩掉你。

大衛：我很高興我們可以打開天窗說亮話，我其實已經決定不再與你來往。

你：為什麼？顯然我讓你大倒胃口。

大衛：你是個一無是處的廢物。

你：我看得出你對我大為光火，只是我到底做錯了什麼事？

評論：你避免為自己辯護。既然你知道自己不是「廢物」，就沒必要跟我堅持說你不是。這樣做只會讓我更加火大，我們的對話很快就會惡化為大聲爭吵的場面。（這個「同理方法」前文已經詳述過了 見142頁。）

大衛：關於你的每件事都臭得令人厭惡。

你：你可以說得更具體一些嗎？我忘了用除臭劑嗎？你被我說話的方式、最近的言論、我的衣服，還是什麼東西，給惹毛了嗎？

評論：你又再次避開了捲入令人不快的爭論中。透過要求我明確指出究竟不喜歡你的什麼地方，逼我拿出最強大的武器對付你，要我說出一些有意義的強力理由，否則我最後會像個笨蛋一樣。

大衛：好吧，前幾天你在奚落我的時候，讓我感覺很受傷。你一點都不在乎我。我對你來說只是一個「東西」，而不是一個人。

評論：這是很常見的批評，暗示了拒絕者在乎你，但覺得被忽視，也擔心失去你。拒絕者決定猛烈的攻擊你，以保護他搖搖欲墜的自尊，拒絕者也許還會說你太笨、太胖、太自私等等。無論批評的內容是什麼，你的策略有兩個步驟：❶從批評中發現一些事實，並讓拒絕者知道你部分同意他（參見「消除敵意技巧」見144頁）；❷為你真正犯過的錯誤道歉或提出改正的方法（詳見「意見回饋與協商」見148頁）。

你：我真的很抱歉，我說了一些冒犯你的話。可以告訴我，我說了哪些讓你不開心的話嗎？

大衛：你告訴我，我是個沒出息的廢物。所以，我受夠你了，我們就到此結束。

你：我看得出我說的那句話有多輕率、多傷人。我還說了哪些讓你覺得很受傷的話？就這些嗎？還是，我這樣的行為其實已經很多次了？繼續說吧，把我的所有惡行劣跡都說出來。

大衛：你是個反覆無常的人。你可以這會兒甜言蜜語，下一刻就突然變臉，用你的尖銳毒舌把我撕成碎片。當你抓狂時，就會搖身一變成滿口酸言酸語的豬。我再也受不了你了，我可以看出其他人都在忍受你。你這個自大狂，除了你自己，對所有人都不在乎。你這個惹人厭的自私鬼，你該醒醒了，也該學到教訓了。我很抱歉，我必須成為那個羞辱你的人，但這是讓你學到教訓的唯一辦法。除了你自己之外，你對任何人都沒有真感情，我們之間徹底結束了！

評論：接下來，你要繼續設法從拒絕的一方引出負面話語。你不做辯駁，繼續從拒絕者的話裡挖出一些真相。在引出並同意所有批評（無論真實與否）後，你準備好用最鋒利的箭矢，直接射穿拒絕者的汽球。在表明你已經承認自己的不完美，也願意努力改正過錯後，問問對方為什麼還是拒絕你。這個巧妙的方法會幫助你明白，為什麼被拒絕從來都不是你的錯！你為自己的過錯負責，也願意負責改正它們。但如果有人因為你的缺點而拒絕你，那是他們愚蠢，而不是你！下面就是它的運作方式。

你：我可以看出我做了也說了一些讓你不高興的事，我願意努力把這些問題盡可能改正到好。我不能保證會有奇蹟出現，但如果我們一起努力，事情一定會有所改善的。即便只是像現在這樣談話，我們之間就有了更好的溝通。所以，為什麼你還要拒絕我呢？

大衛：因為你大大激怒了我。

你：好吧，人與人之間偶爾會有意見相左的時候，但我不認為這一定會毀了我們之間的情誼。你拒絕我是因為覺得被激怒還是其他原因？

大衛：你是個沒出息的廢物，我拒絕再和你說話。

你：我很抱歉你有這樣的感受。儘管你覺得很受傷，我還是希望繼續我們之間的友誼。我們非得弄到徹底決裂嗎？也許這樣的討論正是我們需要的，讓我們可以更了解彼此。我真的不明白為什麼你要拒絕我，可以告訴為什麼我嗎？

大衛：別想騙我。你已經搞砸太多次了，就到此為止吧！你不會再有第二次機會了！再見！

評論：現在，是誰的行為顯得愚蠢？是你？還是拒絕你的那個人？拒絕是誰的錯？畢竟，你表示了自己會努力改正錯誤，並透過坦誠的溝通和妥協來改善你們之間的關係。因此，怎麼能把拒絕一事歸咎於你呢？顯然，這不能怪罪你。

應用上述的方法，也許無法防止所有實際被拒絕的情況，但你會提升最後得到正面結果的可能性。

步驟6：從不被認同或被拒絕中恢復

儘管你努力要改善你和對方的關係，但事實是你依舊得不到對方的認同或遭到拒絕。那麼，你要怎麼做才能讓自己盡快克服那種可理解的難過情緒呢？首先，你必須了解，生活仍然在繼續，沒必要一直讓失望的情緒減損你的幸福品質。伴隨拒絕或不被認同而來的，會是一些有害情緒的想法，只要努力對抗這些想法，堅決不讓自己陷入扭曲的自責思維中，你的難過情緒終究會過去。

有個方法可能很有用，它已經幫助了那些長期走不出失去摯愛之痛的人們。如果失去親友的人，每天可以安排一些時段，盡情讓自己沉湎在對已逝摯愛親友的痛苦回憶和思念中，這將會加速完成哀悼的過程。如果你能在孤單無伴時這樣做，會帶給你最大助益。

別人的同情往往產生反效果，一些研究已經指出，這樣做反而會延長整個哀悼期。

你可以在面對遭拒或是不被認同時，使用這個「哀悼法」來應對。每天排定一或多個時段，每個時段只要五到十分鐘就夠了，思考所有你想到的悲傷、憤怒和絕望想法。如果你感到悲傷難過，就哭吧。如果你感到怒火難消，就捶打枕頭或靠墊出氣吧。在你預留的整個時段裡，不斷用那些令你痛苦的回憶和思念淹沒你自己。不停地抱怨、呻吟、發牢騷！當你預定的悲傷時段一結束，就停止這一切，然後繼續生活，直到下一個預定的哭泣時段到來。如果你在這段時間裡冒出負面想法，就把它們寫下來，找出其中的扭曲之處，並用理性回應取而代之。你會發現，這有助於你取得對失望的部分掌控權，而且比你所預期的更快恢復完整的自尊。

啟動「內在之光」

情緒啟蒙的關鍵，在於你明白只有自己的想法可以影響你的心情。如果你對認同上癮，表示你有一種不良習性，也就是只有在別人先給你讚美或肯定時，才會啟動你的內在開關。而且，你錯把他們的認同與你的自我認同混淆在一起，因為兩者幾乎是同時發生。

你錯誤地認定別人讓你感到快樂！你確實有時很享受別人對你的讚美或恭維，這個事實證明了你知道如何認同自己的價值。但如果你有認同成癮，表示你已經養成一種自我挫敗的習性，也就是只有在你尊敬的人先認同你時，你才會認同自己。

為了打破這種不良習性，這裡提供一個簡單的方法——「腕戴式計數器」。取得前幾章提到的腕戴式計數器，至少配戴兩、三週。每天都要留意你做了哪些正面的事情，也就是那些你做得好的事情，無論你是否因此得到外界的獎賞。

每次你做了自己肯定的事情，就按下計數器。例如，你在某天早上對一個同事露出溫暖的笑容，無論他是愁眉以對或是報以微笑，都要按下計數器；當你打了那通遲遲未回覆的電話，也按下計數器。你可以因為重大的事情「認同」自己，也可以因為芝麻小事「認同」自己。

你甚至可以只因為想起了過去所做的正面事情，就按下計數器。例如，你想起了考到駕照或是得到第一份工作的那一天。無論這是否激起你產生正面情緒，都按下計數器。起初，你可能必須強迫自己留意一些有關自己的事情、一些讓你感到開心或滿意的事情，似乎顯得機械化。但無論如何都要堅持下去，因為經過幾天後，我想你會注意到你的內在之光開始發光，一開始只發出微弱光芒，之後就會愈來愈明亮。

每晚檢視一下計數器上的數字，然後把你的個人認同總數記在日誌上。經過兩、三週後，我猜想你會開始學會自我尊重之道，你對自己的感覺也會改善許多。這個簡單的作法是邁向達成獨立自主和自我認同的第一步。這聽起來很簡單，也確實如此，但成效驚人，它所帶來的回報絕對值得你付出少量的時間和努力去投入其中。

12

從「愛情成癮」中復原，好好對待自己

當你夠獨立，不表示你一定是孤單無伴的，而是有能力在獨處時感到快樂。當你愈獨立，便會愈有安全感，你的心情不會任由別人的擺布而上下起伏——畢竟別人對你的愛意是多或少往往是不可預測的，他們可能不會欣賞你的一切，也不會一直表現出對你的愛。

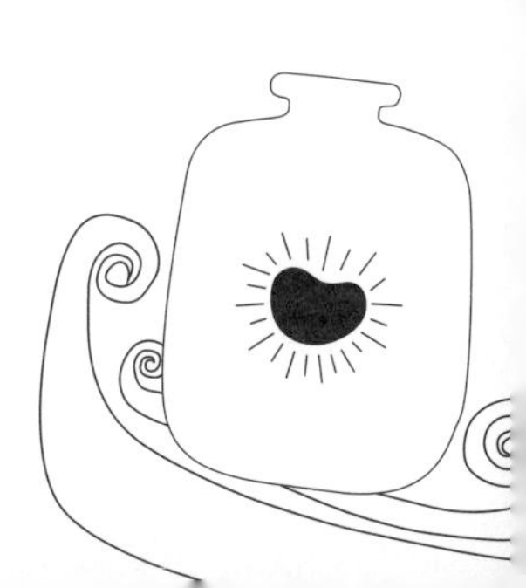

一個經常伴隨著害怕得不到別人認同而來的「沉默假設」是：「除非有個異性愛我，否則我無法成為一個真正幸福快樂和感到滿足的人。真愛是終極幸福的必要條件。」

在你能感受到幸福之前，對愛的索求或需求被稱為「依賴」。依賴意謂著你無法對自己的情緒生活負責。

成為愛情成癮者的壞處

被愛是絕對不可或缺的必需品，還是一個值得擁有的選項？

羅貝塔是個三十三歲的單身女子，在夜晚和週末期間，她無精打采地在公寓四周閒晃，因為她告訴自己：「這個世界是兩人世界。沒有男人，我就是一文不值的人。」她來到我的辦公室時，乾淨俐落的外表很吸引人，但她的言論滿是苦毒。她充滿怨恨，因為她確信被愛就像她所呼吸的氧氣一樣至關重要。但她是如此黏人和具有強烈的占有慾，往往把人從她身邊推開。

我建議她可以準備一份清單，把「要是沒有男人（或女人）愛我，我就是個一文不值的人」這個信念的利弊逐一條列。羅貝塔列出的壞處非常明確：「❶這個信念讓我感到沮喪，因為我沒有情人。❷它奪走了我做任何事和外出的動力。❸它讓我覺得提不起勁，什麼事都不想做。❹它引起一種自憐感。❺它奪走了我的自豪感和自信，讓我對別人感到忌妒和苦澀。❻它激起了自我毀滅的感受和對孤單無伴的極度恐懼。」

然後，她又列出「被愛是幸福快樂的必需要素」這個信念的好處：「❶它會帶給我伴侶、愛和安全感。❷它會賦予我人生目的和活下去的理由。❸它會帶給我一些憧憬。」這些好處反映了羅貝塔堅信的「她沒有男人就活不下去」的想法，會幫助她以某種方式找到人生伴侶。

她列出的這些好處是真有其事，還是她想像出來的？雖然羅貝塔有許多年都相信「她沒有男人就活不下去」，但這種心態並沒有為她帶來一個理想的伴侶。她承認，把男人看得如此重要，並不是能讓她找到伴侶的魔法咒語。她承認，這種黏人、喜歡依賴人的人，往往會向別人索求大量關注，他們看起來如此需要別人，導致他們不僅一開始很難吸引異性，也很難維繫一個持久的關係。因此，羅貝塔可以理解「那些在自己身上找到快樂的人，通常最能吸引異性」的概念，那種人就像磁鐵一樣充滿吸引力，因為他們內心平靜安穩，散發出一種喜樂的感覺。諷刺的是，通常是依賴性強的女人，也就是「男人狂」（manaholic），往往會孤獨終老。

這一點都不讓人驚訝。如果你抱持的立場是你「需要」有個人讓你覺得自己是有價值的，等於是在放送這樣的訊息：「選我！我生來就一文不值！我受不了我自己！」難怪接受你的人寥寥無幾！當然，你沒有明說的要求：「你有責任愛我，如果你不愛我，你就是個大混蛋」，也無法使你獲得人們的喜愛。

你可能因為一個錯誤的想法而緊抱依賴行為不放，這個想法就是：如果你真的達到獨立自主，別人會把你看成是拒絕求愛的人，所以你會孤獨終老。如果這是你所擔心害怕的事，就是在把依賴與溫暖劃上等號。沒有比這更離譜的事了。如果你感到孤單寂寞又喜歡依賴人，那麼你的憤怒和怨恨，則源自於認為「自己被剝奪了有權從別人那裡得到的愛」。這種態度又進一步把你推向孤立的處境。

如果你更加獨立，不表示你一定是孤單無伴的，而是有能力在獨處時感到快樂。當你愈獨立，會愈有安全感。而且，你的心情不會任由別人的擺布而上下起伏。畢竟，別人對你的愛意是多或少，往往是不可預測的。他們可能不會欣賞你的一切，也不會一直表現出對你的愛。如果你願意學習去愛自己，就會有一個穩定而持久的自尊來源。

首先要確定你是否渴望獨立。如果所有人都了解自己的目標是什麼，達成目標的機會就大得多。這讓羅貝塔體認到，是她的依賴行為把自己推向了空虛的生活。如果你仍然緊抱著「依賴是可取的行為」這種觀念，那麼請使用兩欄式技巧列出相關的好處，先清楚說明如果你讓愛情決定你的價值，要如何從中獲益。接著，為了客觀評估你的處境，在右欄寫下相反論點或是理性回應。你可能會由此了解，你所認為的愛情成癮之好處，有一部分甚至全部是你的錯覺罷了。

下頁的表37顯示了一個和羅貝塔有類似問題的女人，如何評估這些問題。這個書面練習激勵了她轉向自己的內心，去尋找她一直設法從別人身上尋求的事物，這使得她最終看出依賴才是她的真正敵人，因為這造成她對自己的生活無能為力。

區分孤獨感和孤單之間的差異

你在讀上一節時，可能已經得出這個結論：如果你能學會調控自己的心情，並在自己內心尋找幸福，這對你是

表37・反駁愛情成癮者所假設的好處

幸福取決於愛情的好處	理性回應
1 當我受到傷害的時候，會有人呵護我。	這對獨立的人來說也是如此。如果我遇到車禍，人們會把我送到急診室。醫師會照顧我，不管我是不是依賴的人。認為「只有依賴別人的人，在受傷時才會得到幫助」的想法，完全是胡說八道。
2 但如果我是個依賴別人的人，就不必做決定。	但是，作為一個依賴別人的人，我對自己生活的控制權就會限縮許多。依賴別人為我做決定，是不可靠的。例如，我想要別人告訴我，今天要穿什麼，或晚餐吃什麼嗎？他們的選擇可能不是我的第一選擇。
3 但作為一個獨立的人，我可能會做出錯誤的決定。如此一來，我就必須承擔後果。	那就承擔後果吧。如果你能獨立，就會從錯誤中學習。沒有人是完美的，生活中也沒有絕對的必然之事。不確定性也可以是生活的調味料。自我尊重的基礎，是我如何因應，而非我是否總是對的。此外，當事情順利時，我才能得到功勞。
4 但如果我是個依賴別人的人，就不用動腦。我只要對事情做出反應就好了。	個性獨立的人如果想要，也能選擇不動腦。沒有規定說，只有個性依賴的人才有權停止思考。
5 如果我依賴別人，就會覺得滿足。這就像吃糖果一樣。有人照顧我和支持我的感覺很好。	吃太多糖果會讓人覺得噁心。我選擇依賴的那個人，可能不願意一直愛我、寵我和照顧我。他可能過了一段時間就會對我厭煩。如果他因為生氣或不滿而離開我，我就會很悲慘，因為我沒有別的依靠。如果我依賴別人，他們就能像控制奴隸或機器人一樣控制我。

幸福取決於愛情的好處	理性回應
6 但如果我是個依賴別人的人，我會被愛。沒有愛情，我會活不下去。	作為一個獨立的人，我可以學會愛自己，這可能會讓我更受別人的歡迎，而且如果我能學會愛自己，就能一直被愛。過去，我的依賴性反而讓別人更容易離開我，而不是更吸引他們。嬰兒沒有愛和支持是無法生存的，但我不會因為缺乏愛而死去。
7 但是，有些男人在尋找喜歡依賴別人的女人。	這話不無道理，但是建立在依賴基礎上的關係往往容易破裂，並以離婚告終，因為你要求對方提供他們無法給你的東西，也就是你的自尊和自重。只有我能讓自己快樂，如果我依賴別人來實現這一點，最終可能會深感失望。

有益的。這會讓你有能力在孤單一人時，就跟你與所愛的人在一起時一樣生氣蓬勃。但是，你可能在想：「柏恩斯醫師，這一切聽起來是很好，只是不切實際。事實是，無可否認地，孤單一人的情況在情感上就是不如人。我一直認為愛情就是幸福，我的所有朋友也都同意這一點。你可以高談闊論，但最終還是徒勞無功。總而言之，關鍵就是，愛情才是幸福之本，孤單一人是咒詛！」

事實上，許多人堅信愛情是推動世界運轉的力量。你可以在廣告、流行歌曲和詩歌中，看到、聽到及讀到這樣的訊息。但你可以有力地反駁「必須先有愛情，才能感受到幸福」的假設。讓我們仔細檢視這個等式：孤單無伴＝孤獨。

首先，我們來思考我們自己就能獲得許多基本的生活滿足感。比如，當你攀登一座山、摘一朵花、閱讀一本書，或吃一份聖代時，你不需要別人作伴，就能體驗其中的樂趣。

醫師可以享受治療患者的滿足感，無論他和患者之間是否有深刻的個人關係。作家通常是獨自寫作。正如大多數學生都知道的，你獨自學習時，會學到更多東西。這份你在獨處時所享受到的愉悅和滿足清單，可以一直再列下去，沒有窮盡。

這表明了，無論你是否有人陪伴，都有許多滿足感的來源供你取用。你能否擴增這份清單？你可以享受哪些獨處的樂趣呢？你有沒有用音響聆聽美妙的音樂呢？你喜愛園藝嗎？慢跑呢？木工呢？健行呢？

孤獨寂寞的珍妮特是個銀行櫃員，最近剛與丈夫分居，她報名參加了一個創意舞蹈班，她驚訝地發現，當她在家裡獨自練習時，也能得到極大的快樂。當她沉浸在舞蹈的節奏中時，覺得自己與自己和諧相處，儘管她沒有情人。

你現在可能在想：「哦，柏恩斯醫師，這就是你要說的嗎？好吧，那沒什麼難的，小事一樁。當然，我可以在獨自一人時做些事情暫時讓自己分心。這樣做或許可以減輕我的憂鬱，但這些只是餐桌上的麵包屑，使我不至於挨餓。我要的是豐富的盛宴，真正的東西！愛！真實而完整的幸福！」

這正是珍妮特在報名參加舞蹈班之前，對我說的話。她認為，孤單無伴是很悲慘的，因此在與丈夫分居期間，她沒有想到要做一些讓自己開心的事，也不疼愛自己。她一直過著雙重標準的生活，如果她與丈夫在一起，就會盡力安排有趣的活動，但當她獨自生活時，就只是鬱鬱寡歡，無所事事。這種生活模式顯然發揮了自我實現預言的作用，她確實覺得一個人生活很不開心。為什麼呢？只因為她沒有好好對待自己。她從未想過要去質疑她的這個終身假設，那就是：除非有人陪伴她，否則她的所有活動都不會讓她感到快樂及滿足。

有一次，珍妮特下班後，沒有一邊看電視一邊吃晚餐，而是精心安排了一頓特別的晚餐，就像她要招待一個非常在乎的男人一樣。她精心準備了晚餐，用蠟燭布置餐桌。她先喝了一杯好酒。晚餐後，她讀了一本好書，還聽了最喜歡的音樂。她驚訝地發現，她一整晚都很開心。隔天是星期六，珍妮特決定獨自去美術館看展覽。她驚喜地發現，比起過去拖著心不甘情不願、興致索然的丈夫一起去，她從這趟小旅行中得到了更多樂趣。

當珍妮特採取了積極主動且疼愛的態度對待自己，第一次發現到自己不僅能獨立生活，還能真正享受生活。

珍妮特開始散發一種深富感染力的生活喜悅，讓許多人被她所吸引，她也開始約會。於此同時，她的丈夫開始對女友感到失望，想要妻子回到他身邊。他注意到，珍妮特沒有他時，就像一隻雲雀一樣快樂。這時局勢開始逆轉。當珍妮特告訴他，她再也不想與他復合後，他陷入了重度憂鬱。最終，珍妮特和另一個男人建立了一段令人滿足的戀愛關係，並再次走入婚姻。

她成功的關鍵很簡單，第一步，她證明了她可以與自己建立關係。在這之後，其他的都很容易了。

你可以和自己建立關係

我不希望你只憑我的話或是其他人的經驗談，例如珍妮特學會了如何體驗到獨立自主的喜悅，就相信這個話題。反之，我建議你像珍妮特一樣，做一系列試驗來檢視你的信念：「孤單無伴是一種詛咒」是否正確。如果你願意這樣做，就能以一種客觀的科學方式找出真相。

用「愉悅預測表」找出真相

為了幫助你，我設計了左頁的表38「愉悅預測表」。這張表分成幾個欄位，讓你預測並記錄從獨自或結伴進行的各種工作和娛樂活動中，獲得的實際滿足度。

在第一欄，記下每次實驗的日期。在第二欄，寫下你計畫當天要實驗的幾項活動。我建議你在兩到三週內做四十到五十次實驗。選擇一些通常能給你帶來成就感或快樂，或者有學習或個人成長的潛力的活動。在第三欄，記下你和誰一起做這項活動。如果你自己做，就在這欄寫「自己」。（這個詞會提醒你，你永遠不會真正孤單，因為你總是有自己陪伴！）在第四欄，預測你認為會從這項活動中得到多少滿足度，用0%到100%的比例來估計，數字愈高，預期的滿足度愈高。在做每項計畫好的活動之前，而不是之後，填寫第四欄！當你填好這些欄位後，再展開你規劃的活動。一旦完成，在最後一欄記下實際的滿足度，一樣使用0%到100%的評分系統。

在你做了一系列這樣的實驗之後，就可以分析收集到的數據。你可以從中學到很多東西。首先，透過比較預測的滿足度（第四欄）和實際的滿足度（第五欄），你可以知道自己預測的準確度有多高。你可能會發現，自己通常低估了滿足度，特別是當你一個人做這些活動的時候。你也許會驚訝地發現，和別人一起做的活動，不一定會像預期中那麼令人滿意。事實上，你甚至可能發現，有些獨處的時光反而更令人享受，而且獨自活動得到的最高評分，與結伴進行活動時相當，甚至更高。比較一下你從工作和消遣娛樂中獲得的滿足度，也很有幫助。這些資訊可以幫助你在繼續計畫活動時，在工作和休閒之間達到最佳的平衡。

現在，你心中可能浮現這樣的疑問：「假設我做了某件事，但它帶給我的滿足度不如預期？或是，我提出了一個偏低的預期值，結果一如預期，怎麼辦？」碰到這樣的情況時，請設法找出那些澆你冷水的負面自動化思維，然後駁斥那些想法。

表38・愉悅預測表

以下頁的瓊妮為例。

日期	帶來滿足感的活動（成就感或快樂）	同伴是誰？（若是獨自活動，就寫「自己」。）	預測滿足度（0-100%，在活動之前填寫。）	實際滿意度（0-100%，在活動之前填寫。）
08/18	參觀美術工藝中心	自己	20%	65%
08/19	去聽搖滾演唱會	自己	15%	75%
08/26	電影	雪倫	85%	80%
08/30	派對	許多受邀的客人	60%	75%
09/02	閱讀小説	自己	75%	85%
09/06	慢跑	自己	60%	80%
09/09	到精品店購買襯衫	自己	50%	85%
09/10	去市場	媽媽	40%	30%（吵架）
09/10	走路去公園	雪倫	60%	70%
09/14	約會	比爾	95%	80%
09/15	唸書準備考試	自己	70%	65%
09/16	去考駕照	媽媽	40%	95%（通過）
09/16	騎腳踏車出去買冰淇淋	自己	80%	95%

有個孤單的六十五歲婦人，兒女都已經長大成人、成家立業，她決定報名參加一個夜校課程。她的同班同學都是大學新鮮人的年紀，她在上課的第一週感到緊張不安，因為她心裡想著：「他們可能把我當成一個無趣的老太婆，無權出現在這裡。」

當她提醒自己，她根本不知道其他學生對她的看法時，便稍微鬆了一口氣。在與一個學生談過後，她得知有些學生很敬佩她的上進心。這讓她的感覺好多了，她的滿足度也開始往上升。

現在，我們來看一看愉悅預測表如何被用來克服依賴行為。

瓊妮是個十五歲的高中生，自從她跟父母搬到一個新城鎮後，有好幾年都飽受慢性憂鬱症之苦。她在新的高中很難交到朋友，而且就和許多青少女一樣，她相信自己必須有個男朋友，而且必須加入學校裡「最受歡迎的團體」，才能感到快樂。她幾乎把所有空閒時間都耗在家裡獨自活動，自己一個人唸書並自怨自艾。她對別人建議她「外出活動」，感到抗拒和不滿，因為她堅稱獨自做這些事情根本沒有意義。除非有一群朋友神奇地突然出現在她眼前，否則她似乎決定要像現在這樣，獨自坐著悶悶不樂。

我說服了瓊妮使用愉悅預測表。前頁的表38顯示了瓊妮安排許多不同的活動，像是她在星期六參觀了工藝美術中心，還去聽了一場搖滾演唱會等。因為是自己一個人活動，她原本預期這些活動徒勞無益，如同她在第四欄所表明的，她對它們的期望很低。但她在事後卻驚訝地發現，自己確實度過了一段相當不錯的時光。隨著這種情況不斷發生，她開始意識到，自己一直以一種不切實際的負面方式預測事情的發展。

隨著她獨自活動的次數愈來愈多，她的心情開始獲得改善。她仍然渴望有朋友，但當她獨處時，不再覺得自己注定要過悲慘的生活。因為她證明了自己可以自立自強，因此當她與同儕在一起時，變得更有主見，還邀請了幾個人參加派對。這幫助她建立了一個朋友圈，而且她發現，班上的男女同學都對她有興趣。瓊妮繼續使用愉悅預測表來評估她在約會和與新朋友一起活動時，所感受到的滿足程度。她驚訝地發現，它們與她獨自活動時所感受到的快樂程度相當。

「想要」和「需要」某樣東西之間有所不同。氧氣是一種必需品，但愛情是一種渴望。我要重申：愛情不是成年人的必要條件！想要與另一個人有愛情關係，並沒有錯，這很正常。與你所愛的人享受美好的關係，非常美妙又愉悅。但你不需要得到外界的認同、愛情或關注，才能活下去或感到幸福無比。

調整對愛、友情和婚姻的態度

愛情、友情和婚姻不是幸福與自尊的必要條件，也不是幸福與自尊的充分條件。有證據嗎？數百萬已婚男女的痛苦生活，就是明證。如果愛能治癒憂鬱症，那麼我很快就會關門歇業，因為在我治療的自殺患者當中，大多數都受到配偶、子女、父母和朋友的珍愛。愛不是一劑有效的抗憂鬱藥；就像鎮靜劑、酒精和安眠藥，愛往往讓病情更加惡化。

除了用更有創意的方式安排你的活動之外，還要質疑你在獨處時心裡浮現的令人沮喪的負面想法。

這對瑪麗亞很有幫助，她是個討人喜歡的三十歲單身女子，她發現當自己獨處時，會告訴自己「孤單無伴是一種詛咒」而不必要地破壞了活動的興致。為了對抗這種想法所造成的自憐和怨恨情緒，她還寫了一份反駁清單（參見下頁的表39）。她說，這對於打破她的孤獨和憂鬱循環非常有效。

表39・反駁「孤單無伴是一種詛咒」

「孤單無伴是一種詛咒」。反駁的理由：獨處的好處。

1 獨處讓人有機會探索自己真正的想法、感受和所了解的事物。
2 獨處給人機會去嘗試各種新事物，在有同居人、配偶時，可能比較難嘗試這些新事物。
3 獨處迫使你培養出個人能力。
4 獨處使你能夠拋開藉口，而能為自己負責。
5 與其有個不合適的男性伴侶，作為一個單身女性更好。這一項也適用於男性。
6 身為單身女性，有機會發展成一個完整的人，而不是成為一個男人的附屬品。
7 身為單身女性，有助於對不同處境下的女性所面對的問題，有更多的理解。這可以幫助你學習去更加支持其他女性，而能使你與她們發展出更有意義的關係。相同的道理也適用於男性，以及他們對各式各樣男性問題的理解。
8 身為單身女性，可以向其他女性示範，即使她們後來與一個男人一起生活，也不必一直擔心及害怕伴侶會離開或去世。她明白自己可以獨立生活，擁有從自己身上找到幸福的潛能，因此伴侶之間可以是互相成長，而非互相依賴和苛求的關係。

在她結束治療後一年多，我寄了本章的初稿給她，她回信說道：「昨晚，我非常仔細的讀了這一章……這證明了，關鍵不在於孤單無伴有多好或多壞，而是一個人如何看待獨處或其他任何處境。想法的威力是如此強大！它們能造就你，也可以毀掉你，不是嗎？……說來有些好笑，但我現在反而有點怕『交男朋友』。我現在過得很好，甚至比以前更好，雖然沒有男人陪伴……大衛，你曾想過會聽到我這麼說嗎？」

兩欄式技巧在幫助你克服那些造成你害怕獨立自主的負面思維模式上，特別有用。

有個離婚女人，育有一個孩子，考慮要自殺，因為她的情人（一個已婚男人）跟她分手了。她有一個強烈的負面自我形象，不相信自己能夠維持一個長久的關係。她確信自己總是會落得被拋棄，以致孤身一人的下場。

她考慮自殺時，在日記裡寫著：「我身旁空蕩蕩的床位默默地嘲弄著我。我孤獨得無以復加，這是我最害怕的事，也是我最不願面對的命運，卻是真實的。我是一個孤單的女人，在我的心裡，這就等於我一無是處。我依循的邏輯大概是這樣的：❶如果我是個有魅力、有吸引力的人，那麼我的身邊會有個男人。❷事實是，我身邊沒有男人。❸所以，我既沒有魅力也沒有吸引力。❹所以，活著沒有意義。」

她在日記裡繼續問自己：「為什麼我需要一個男人？因為他會解決我的所有問題。他會照顧我。他會給我的人生一個方向，最重要的是，他會讓我每天早上有起床的動力，而我現在只想把自己的頭埋在被窩裡，被人徹底遺忘。」

接著，她運用兩欄式技巧來挑戰心中令人不安的想法。她把左欄標記為「我的依賴自我的控訴」，右欄標示為「反駁我的依賴自我」。隨後，她與自己對話，以釐清事情的真相究竟是什麼（見下頁的表40）。

在做了這個書面練習後，她決定每天早上把它讀一遍，以培養起床的動力。她在日記裡寫了以下結果：

「我學會了區分想要和需要之間的巨大差異。我想要一個男人，但我不再認為自己一定要有個男人才能活下去。透過維持一個更切合實際的內在自我對話、審視自己的長處，以及羅列並反覆讀那些我獨力取得的成就，我開始慢慢發展出對可能發生之事的處理能力的自信感。

「我發現，我把自己照顧得更好。我就像過去對待一個摯愛的朋友一樣對待自己，有善意和憐憫、寬容缺失和欣賞優點。現在，我能夠不把困境視為特意來折磨我的洪水猛獸，而是把它視為機會，可以練習我所學的技巧、挑戰我的消極負面想法、重新確認我的優點，提升我對生活的處理能力的信心。」

表40・反駁「依賴自我的控訴」

我的依賴自我的控訴	反駁我的依賴自我
1 我需要一個男人。	為什麼你需要一個男人？
2 因為我自己應付不來。	到目前為止，你是否一直在應付生活中的大小事？
3 好吧。但我感到孤單寂寞。	沒錯，但你有個孩子，而且你確實有朋友，你很喜歡跟他們在一起。
4 對，但他們不算數。	他們不算數，是因為你把他們排除在外。
5 但人們會認為沒有男人要我。	人們會相信他們想要相信的。重要的是你的想法。只有你的想法和信念，可以影響你的心情。
6 我認為，沒有男人，我就是一文不值的。	那麼，有了一個男人，你完成了哪些自己無法獨力完成的事呢？
7 其實並沒有。我自己獨力做了所有重要的事情。	既然如此，為什麼你需要一個男人呢？
8 我想，我並不需要一個男人，我只是想要而已。	想要一些東西，這是沒問題的。只是它們不能變得重要到你沒有了它們，生活就失去了意義。

13

認清「工作不等於你的價值」

大多數人都過著被愛和幸福的生活，但他們大多是成就非常平凡的普通人——快樂和愛不一定只能透過傑出成就取得；另一方面，憂鬱症就和瘟疫一樣，不分貴賤，它侵襲那些住在豪華社區的人們的頻率，比起成就平凡或更低者，即使沒有更頻繁，至少也程度相當——快樂和傑出成就之間並不存在必然的關聯性。

第三個導致焦慮和憂鬱的沉默假設，是「我身為人的價值，與一生中的成就成正比」。這種態度也是西方文化與基督新教工作倫理的核心，聽起來無害，實際上卻會帶來自我挫敗，是一種極不正確的有害思想。

奈德醫師最近在一個星期日晚上打電話到我家裡。他整個週末都陷於恐慌中，他因為打算出席第二十屆的大學同學會（他畢業於常春藤聯盟名校），感到焦慮不安。他受邀向校友們發表專題演講。為什麼奈德會如此焦躁？因為他擔心在同學會中碰到一些比他更有成就的同學。他解釋了為什麼這會讓他感到坐立難安：「那表示我是個失敗者。」

奈德過度關注他的成就，這種情況在男人當中特別普遍。雖然女性也免不了會擔憂自己的職涯發展，但她們可能更容易因為失去愛情或得不到認同，而感到憂鬱沮喪。相反的，男人對於事業失敗的擔憂特別敏感，因為他們從小就被灌輸，他們的價值取決於成就。

根據成就來衡量你的價值，會帶來自我挫敗

要改變任何個人價值觀，第一步是先確定你的價值觀對你是利大於弊或弊大於利。首先確定這種「根據成就來衡量你的價值」的價值觀實際上對你並無助益，是改變價值觀的關鍵第一步。讓我們先從實用的利弊分析法開始。

顯然，把你的自尊和成就相提並論有一些好處。首先，當你取得一些成就時，可以說「我很好」，而且自我感覺良好。舉例而言，如果你贏得了高爾夫球比賽，可能會讚賞自己，並有點洋洋得意地覺得自己比搭檔優越，因為他在最後一洞失手了。當你和一個朋友一起慢跑時，如果他比你先耗盡力氣，氣喘吁吁，你可能會得意洋洋地告訴自己：「他肯定是個好人，但我就是技高一籌。」當你在工作上完成一筆大交易，可能會說：「今天我大有斬獲，我的表現優異。我的上司會很高興，我能夠尊重自己。」基本上，你的工作倫理觀讓你覺得自己贏得了個人價值和感到快樂的權利。

這種信念系統可能使你大受激勵，而格外積極投入於創造性活動中。你可能會更努力在事業上，因為你相信這會賦予你更多的價值，讓你覺得自己是一個更優秀的人——你可以避開成為一個「普通人」的惡夢。簡言之，你可能會更努力工作以取得成功，當你成功時，可能會更滿意自己。

讓我們來看看事情的另一面。你的「價值等於成就」的價值觀，有哪些缺點？首先，如果你的生意或事業進展順利，你可能會過度埋首於工作中，但是當你從清晨忙到深夜，也在不知不覺間忽略了其他可能讓你感到滿足與快樂的事物。當你愈來愈像個工作狂，會感到極大的壓力，因為如果跟不上工作節奏，你就會陷入空虛和絕望的戒斷

反應。如果沒有成就感，你會覺得自己一文不值，也沒有生活的樂趣，因為除了工作，你沒有其他能夠建立自尊和成就感的方式。

假如你因為生病、生意失敗、退休或其他無法控制的因素，發現你已經有一段時間無法像以前那樣高效率的工作了。那麼，你可能付出了陷入重度憂鬱的代價，因為你認為自己的生產力下降了，就表示你是一文不值的人。你覺得自己就像用過即丟的錫罐，如今被當作垃圾，隨時等著被丟棄。由於缺乏自尊，你甚至會企圖自殺以結束生命，這是你只用市場的標準來衡量自己的價值，所付出的終極代價。你想要這樣嗎？你需要這樣嗎？

你可能還有其他代價要付出。如果你的家人因為被你忽略而蒙受痛苦，可能累積了對你的怨恨。他們可能隱忍了很久，但你遲早要為此付出代價。你的妻子外遇，要求離婚。你的十四歲兒子因為偷東西被捕。當你試圖跟他溝通，但他故意冷落你：「爸爸，這些年你都在哪裡呢？」即使這些令人遺憾的後果並未發生在你身上，你還是會有一個嚴重的問題：缺少真正的自尊。

最近我開始治療一個非常成功的企業家。他自稱，他是那一行全球排名頂尖的億萬富豪之一。但他經常為恐懼和焦慮所苦。萬一他從巔峰跌落，怎麼辦？萬一他必須放棄豪華轎車改開平價轎車，怎麼辦？他無法忍受發生那樣的事情！他還能活下去嗎？他還能愛自己嗎？他不知道要是自己沒有了魅力或輝煌的成就，是否還能夠找到快樂。他因為無法回答這些問題，總是處於神經緊繃狀態。如果是你，你的答案會是什麼呢？如果你遭遇了一次重大失敗，還會尊重自己、愛自己嗎？

就和任何癮頭一樣，你會發現自己需要愈來愈高劑量的「興奮劑」，好讓自己變得「亢奮」。這種耐受性現象發生在海洛因、「速度」（或安非他命）、酒精和安眠藥上，但這也發生在財富、名望和成功上。為什麼？或許是因為你一旦取得了一定程度的成就，便會自動把你的期望設定得愈來愈高。不過，這種興奮感很快就會消失。為什麼光環無法持久？為什麼你要的愈來愈多？答案很明顯：成功不保證一定快樂。成功不等於快樂，也沒有必然的因果關係，因此，你所追求的最終是海市蜃樓。由於影響你情緒的真正關鍵，是你的想法而非成功，勝利的快感自然很快就會消退。以前的成就很快就會過時，當你凝視著獎盃櫃時，開始感受到一種令人不禁唏噓的無聊和空虛感。

如果你不明白「快樂不一定來自成功」這個道理，可能會更加努力工作，試圖重拾在巔峰時期的感覺。這就是你對工作上癮的緣由。

許多人在進入到中晚年後，因為開始對人生感到幻滅，便去尋求指引或治療。這些問題最終也可能會困擾你：「我的人生是什麼？這一切有什麼意義？」你可能認為是你的成功創造了你的價值，但你期待的回報卻似乎遙不可及。

讀了上述段落後，你可能會懷疑成為一個成功上癮者是否弊大於利。但是，你可能仍然相信著：「超級成就者更有價值」的看法，基本上是事實，因為那些大人物看起來就是「與眾不同」；你可能相信真正的快樂和得到別人的尊敬，主要取決於成就。但事實真的是這樣嗎？

首先，我們來思考這個事實：大多數人都沒有出類拔萃的成就，但感到很快樂，也很受人尊敬。事實上，我們可以說，大多數人都過著被愛和幸福的生活，但根據定義，他們大多是成就非常平凡的普通人。因此，「快樂和愛只能透過傑出成就取得」一事並非事實。憂鬱症就和瘟疫一樣不分貴賤，它侵襲那些住在豪華社區的人們的頻率，比起成就平凡或更低者，即使沒有更頻繁，至少也程度相當。顯然，快樂和傑出成就之間不存在必然的關聯性。

工作＝價值嗎？

假定你認同「把工作與你的價值連結在一起，對你無益」，也承認「成就無法保證會帶給你愛、尊敬或快樂」。但你可能還是相信，在一定程度上，取得許多成就者就是優於其他人。我們現在就來仔細檢視這種想法。

首先，你會只因為他們的成就，就認為每個有成就的人都特別有價值嗎？希特勒在人生的巔峰時期，顯然成就不凡。但你會因此就說「那使得他特別有價值」嗎？當然不會。希特勒可能會堅稱自己是偉人，因為他是成功的領袖，也因為他把自己的價值與成就劃上等號。事實上，他或許相信自己和納粹同夥是超人，因為他們有很多成就。你會同意他們的看法嗎？

或許，你可以想一個你很不喜歡的鄰居或某人，他（或她）有許多成就，但很貪心又好鬥。現在，你會只因為他有成就，就認為他特別有價值嗎？反之，你也許認識一個你關心或尊敬的人，但他沒有任何傑出的非凡成就。你仍然認為他是有價值的嗎？如果你的回答是肯定的，那麼問問你自己：如果他們沒有偉大成就卻仍然是有價值的，為什麼你不能呢？

我們再看第二種方法。如果你堅持自己的價值取決於成就，就是在建立一個自尊方程式：價值＝成就。你建立這個方程式的依據是什麼？你有什麼客觀證據可以證明這個方程式是正確的？你可以用實驗衡量人們的價值與成就，以證實兩者的確可以劃上等號嗎？你會用什麼單位去衡量這個方程式？這整個想法都是胡扯。你無法證明這個方程式，因為它只是一種約定俗成的說法，一種價值系統。你把價值定義為成就，成就就是價值。為什麼要把它們定義為彼此呢？為什麼不說價值就是價值，成就就是成就？「價值」和「成就」是不同的詞彙，有不同的意思。

即使有上述論證，你可能仍然堅信那些有更多成就的人更優秀。果真如此，我現在要用一個最有效的方法讓你恍然大悟，它就像炸藥一樣，會粉碎這種看似不可動搖的固執觀念。

首先，我要你扮演我的高中老友索妮雅（或鮑伯）的角色。你有家庭，在學校教書。我則追求一個更雄心勃勃的事業生涯。在對話裡，你會認為一個人的價值由成就決定，我則會把這種觀點的含意推到它最明顯、最合理、也最令人反感的結論。你準備好了嗎？我希望你已經做好心理準備了，因為我會用一種最令人不快的方式、一個你仍然深信不移的信念來攻擊你。

大衛：索妮雅（或鮑伯），你最近怎麼樣？

你：（扮演我的老朋友）還不錯，大衛。你呢？

大衛：喔，我非常好。高中畢業後，我就沒再見過你。你都在忙些什麼呢？

你：哦，我結婚了，我現在在帕克斯高中教書，還有一個幸福的小家庭。一切都很美好。

大衛：喔，天哪！聽到你這樣說，我真是難過。我的情況比你好多了。

你：你說什麼？你能再說清楚一點嗎？

大衛：我進了研究所，拿到博士學位，我的事業也很成功。我賺了很多錢。其實，我是這個鎮上最富有的人之一。我有許多非凡的成就，遠遠超越了你。我無意要羞辱你或什麼的，但那表示我比你更有價值，對吧？

你：啊，大衛，我不知道該怎麼說。在跟你談話之前，我以為我是個很快樂的人。

大衛：我可以理解。你無言以對，但你一定要面對事實。我有成功的本事，而你沒有。不過，我還是為你感到高興。平庸、平凡之輩也有權擁有一些小確幸。畢竟，我不會小氣得只給你一些盛宴上的碎屑。可惜，你沒有把握好你的人生。

你：大衛，你似乎變了。你在高中時是那麼和善，我覺得你現在對我有敵意了。

大衛：哦，不是的！只要你承認你是低等的平庸之輩，我們就還是朋友。我只是想提醒你，從現在起你要尊敬我，我也要你知道，我會看不起你，因為我比你更有價值。這是根據我們的這個假設：價值等於成就。還記得這個觀點嗎？這是你所重視的啊！既然我比你更有成就，我當然比你更有價值。

你：好吧，大衛，我希望不會很快又再見到你。跟你談話真讓人不舒服。

這段對話讓大多數人很快就平靜下來，因為它說明了「低等人－優越者」系統是如何合乎邏輯地從「價值等於成就」這種價值觀中推導出來。實際上，許多人真的覺得自己是低等人。角色扮演可以幫助你看清楚這種假設有多麼荒唐可笑。在上述對話中，誰的言行讓人反感？是快樂的家庭主婦／學校教師，還是試圖說服人們相信他比別人更優秀的傲慢企業家？我希望這個虛構的對話，能幫助你清楚看出這整個系統有多荒謬。

如果你願意的話，我們可以互換角色來做最後的步驟。這次你扮演一位成就斐然的成功人士，我要你盡可能像虐待狂般地貶低我。你可以假裝自己是知名時尚雜誌總編輯海倫。我和你是高中同學，而我現在只是一個平凡的高中老師，你的任務就是證明你比我更好或更有價值。

你：（扮演海倫的角色）大衛，你最近過得怎麼樣？好久不見了。

大衛：（扮演高中老師）哦，我很好。我有一個幸福的小家庭，我目前在這裡的一所高中教書，我是體育老師。我對現在的生活很滿意，我知道你取得了巨大成就。

你：是啊。嗯，我真的有點幸運。我現在是時尚雜誌的總編輯。你一定聽說了。

大衛：當然。我在電視脫口秀上看過你很多次。我聽說，你的收入很高，甚至有自己的經紀人。

你：生活很美好。是啊，棒極了。

大衛：我聽說了一件有關你的事，只是我對那件事真的很困惑。你告訴我們的一個共同朋友說，你比我優秀多了，因為你現在事業有成、聲名大噪，而我在事業上的表現只是普通而已。你說這些話到底是什麼意思？

你：大衛，我的意思是，只要想想我這一生所取得的成就——我現在可以影響數百萬人，但有誰聽過費城的大衛．柏恩斯？我現在和大明星往來密切，你則是和一群小孩在球場上拋球投籃。不要誤會我的意思，你當然是個不錯、誠實但平凡的人，只是你從未成功過，所以你就別自欺欺人了！

大衛：你產生了巨大的影響力，是一個有影響力、享有名望的女性。我很佩服你這一點，這似乎讓你感到非常有成就和興奮。不過，如果我說了蠢話，請你見諒。我不了解這怎麼會使你成為一個更好的人，這又怎麼會使我不如你，或是使你更值得尊敬？我的眼界一定太狹窄了，看不到一些明顯可見的事情。

你：面對現實吧，你只是閒著沒事，跟別人互動也沒有什麼目標或志向。我有魅力，我是一個有影響力的人，這讓我比你更有優勢，不是嗎？

大衛：嗯，我不是沒有目的的跟別人互動，只是我的目標可能比你的低調一些。我教體育，也訓練本地的足球隊之類的。你的生活圈確實比我的大得多，也更精彩，但我不明白這怎麼就讓你比我更好，或者說這怎麼就證明了我比你差？

你：我比你更聰明、更能幹、行事思考也更周到。我思考的是更重要的事情，我到處演講，成千上萬的人慕名來聽我說話，知名作家都為我效勞。你演講給誰聽？當地的家長教師會嗎？

大衛：沒錯，你在成就、金錢和影響力上都遠遠超過我，你做得很好。你天賦異稟，也很勤奮，你現在是個成功人士，但這怎麼就讓你比我更有價值？請原諒我，但我還是不懂你的邏輯。

你：我比你更有趣。這就像是變形蟲和高等生物的差別。變形蟲很快就會讓人感到厭倦——我的意思是，你的生活一定就像變形蟲一樣。你只是漫無目的地混日子！我是一個更有趣、更有活力、更受歡迎的人；你只是個二流的庸才。你是烤焦的吐司；我是魚子醬。你的生活太無聊了。我不知道該怎麼說得更清楚了。

大衛：我的生活並不像你想的那麼無聊。我很驚訝你會這麼說，因為我覺得我的生活一點也不乏味。我所做的事情，對我來說是很有意義且重要的。我教的學生，對我來說就跟你接觸的那些光鮮亮麗的明星一樣重要。但即使我的生活真的比你的單調、刻板和沉悶，那又怎麼能證明你比我更好或更有價值呢？

你：嗯，我想這最終還是取決於這個事實，就是如果你過著變形蟲般的生活，那你就只能用變形蟲般的心態來判斷它。我可以評價你的處境，但你不能評價我的。

大衛：你評價我的依據是什麼？你可以叫我變形蟲，但我不知道這有什麼意義，你似乎降低到了人身攻擊的程度。這只能說明我的生活對你來說並不特別有趣罷了。當然，我沒有你那麼成功或迷人，但這怎麼能證明你比我更好或更有價值呢？

你：我快要放棄了。

大衛：不要在這裡放棄。繼續下去。也許你真的是一個更好的人！

你：嗯，至少社會更看重我，這就是讓我更好或更有價值的原因。

大衛：那使你更受到社會高度重視，這無疑是事實。我的意思是，強尼．卡森（Johnny Carson）最近都沒有聯絡我上節目。

你：我注意到了。

大衛：但是，更受社會高度重視，怎麼會使你成為一個更有價值的人？

你：我賺了一大筆錢。我的身價高達數百萬美元。你呢，教師先生，你值多少錢呢？

大衛：你顯然有更高的財富價值，但這怎麼就讓你成為一個更有價值的人呢？商業上的成功怎麼就讓你成為一個更好的人呢？

你：大衛，如果你不願意崇拜我，我就不想跟你說話了。

大衛：嗯，我也不覺得這會讓我變得沒有價值。除非你覺得可以根據誰崇拜你來決定誰有價值！

你：當然啊！

大衛：那跟擔任時尚雜誌的總編輯有關嗎？如果是的話，請告訴我，你是怎麼做這些決定的。如果我沒有價值，我很想知道為什麼，這樣我就能放棄自信和自尊了。

你：好吧，那肯定是因為你的生活圈太小太乏味了。當我坐著私人飛機飛往巴黎時，你則擠在擁擠的校車裡去希博伊根。

大衛：我的生活圈小卻充實。我喜歡教書和孩子們。我喜歡看他們成長、學習。我會負責指正他們的錯誤。這裡充滿了真摯的愛和人性，也有精彩的故事，這些很枯燥乏味嗎？

你：嗯，這樣的生活沒有什麼可學的，也沒有什麼挑戰。在我看來，生活在你這樣的小圈子裡，很快就會學完所有的東西，然後就一直重複同樣的事情。

大衛：你的工作確實很有挑戰性，但我怎麼可能知道每個學生的一切呢？他們每個人在我眼中都是複雜而有趣的。我不覺得我能完全了解任何一個人，你能嗎？和一個學生打交道，就是對我的能力的一個複雜考驗。和這麼多年輕人一起工作，是一個超乎我所求的挑戰。我不明白為什麼你說我的世界小而乏味，而且沒有什麼新鮮事。

你：嗯，我只是覺得你不太可能在你的世界裡遇到很多像我一樣發展得很好的人。

大衛：我不確定。有些學生智商很高，可能會像你一樣有很好的發展；有些學生智力較低，只能達到一定水準。大部分學生都是普通的，但他們每個人都吸引著我。你說他們無聊，是什麼意思？為什麼只有那些偉大的成就者才能引起你的興趣？

你：我投降了！求求你別再問了！

我希望，你在扮演那個成功的傲慢者時，是真的「認輸」了。我用來反駁「你比我更好或更有價值」之主張的方法很簡單。每次你因為智商、影響力、地位這些具體特質，而聲稱你是個更好的人時，我立刻同意你在那個特質（或一組特質）上比我更優越，接著就問你：「但這怎麼使你成為一個更好（或更有價值）的人呢？」這個問題讓人回答不出來。它會使任何一種導致一些人自視高人一等的價值觀系統失去說服力。

這種方法的專有名稱是「操作化」（operationalization）。採用這個方法時，你必須具體說明是什麼特質使得任何一個人比另一個人更有價值或更沒有價值，而你做不到這一點！

當然，其他人很少會像上述對話中那樣，對你說出那些侮辱性的話。真正的貶低言行發生在你的頭腦裡，只有你才會對自己說：「因為你沒有地位、成就、人氣或愛情等這些條件，所以不夠有價值和受歡迎。」所以你必須停止迫害自己。你可以與自己進行一個類似的對話，停止迫害自己。你想像中的對手，我們就叫他「迫害者」，他會設法針對你的一些缺點或不足之處，辯稱你是個天生的低等人，或者沒什麼價值。你只要果斷地承認他的批評中有一點道理，但你要質問他，怎能因此就說你是個沒價值的人呢？以下是幾個範例：

迫害者：你不是一個很棒的情人。有時你連勃起都做不到，這表示你不夠男子漢、是個低等人。

你：這確實表示我對性很緊張，也不是一個技巧高超或自信的情人，但這怎麼會讓我不夠男子漢或是成為一個低等人呢？既然只有男人才會對勃起感到緊張，這似乎是一種特別能體現男子氣概的經驗；做得好會讓你更像個男子漢！而且，做一個男人不是只靠性能力，還有很多其他條件。

迫害者：你不如大部分朋友那麼努力或成功。你懶惰而無能。

你：這只表示我沒那麼有野心或勤奮或有才華，但怎能因此就說我「懶惰而無能」呢？

＊＊＊

迫害者：你沒什麼價值，因為你在任何事上都不夠傑出。

你：我承認我沒有拿過任何一個世界冠軍，甚至在任何事情上連第二名都不是——事實上，我在大部分事情上的表現都很普通，但怎能因此就說我沒什麼價值呢？

＊＊＊

迫害者：你不受歡迎，甚至沒有多少親密的朋友，也沒有人真正關心你。你沒有家庭，也沒有任何臨時情人。所以，你是個失敗者、低等人，你顯然有什麼問題。

你：我現在確實沒有情人，我的親密好友也寥寥無幾，但要有多少朋友才能成為「表現可取的人」？我不受歡迎可能是因為社交技巧不夠好，但怎能因此就說我是個「失敗者」呢？

我建議你試試看前面介紹的方法。寫下你針對自己所能說出的最惡毒的貶低話語，然後一一回應它們。

一開始可能很困難，但你最終會明白——或許你不完美、不成功或沒有人愛，但絕不是沒有任何價值的。

通往自尊的4條途經

你可能會問：「如果我的價值不是來自我的成就，也不是來自愛情或別人的認同，我要怎麼建立自尊呢？」這裡有四條通往自尊的途徑，請選擇最適合你的一條。

1 承認沒有「人類價值」這回事

第一條途徑兼具實用性與哲學性。

基本上，你必須承認人類的「價值」只是一種抽象概念，並不存在。因此，實際上並沒有「人類價值」這回事；你不可能有價值或沒有價值，也無法去衡量價值。價值不是一種「實體」，它只是一種普遍性的概念。價值是如此籠統，並沒有任何具體的實際意義。它也不是一種有用的、增益的概念，只會帶來自我挫敗；它不會給你帶來任何好處，只會折磨你，讓你痛苦。

所以，你要立刻放棄任何要求自己是「有價值」的主張，這樣你就不用再努力達到任何的價值標準，或是擔心自己是「沒價值的」。

要了解，一個人「有價值」和「沒價值」，只是空洞的概念，沒有任何意義。如同你的「真我」概念，你的「個人價值」只是毫無意義的空話而已。把你的「價值」丟進垃圾桶裡吧！（如果你願意的話，也可以把你的「真我」丟進去。）你會發現，這樣做不會讓你有任何損失！如此一來，你就能好好地活在當下。

你要如何解決生活中的問題才是真正重要的事，而不是把精力和時間虛擲在難捉摸的「價值」幻影上。你可能會害怕放棄你的「自我」或「價值」。你在害怕什麼呢？會發生什麼可怕的事情嗎？不會！以下的虛構對話或許會讓這一點變得更清楚。假設我是個一文不值的人，我要你盡量羞辱我，想辦法惹惱我。

你：柏恩斯，你一文不值！

大衛：我當然是一文不值的。我完全同意你說的話。我了解，我的一切都不會使我「有價值」。愛情、認同和成就，都不能賦予我任何「價值」，所以我接受我沒有價值的事實！這對我有什麼問題嗎？還是會有什麼不好的事情要發生？

你：哦，你肯定很悲慘。你就是個「廢物」！

大衛：就算我真的是個「廢物」，那又怎麼樣？我到底有什麼理由要感到悲慘？難道「一文不值」會讓我處於不利的境地嗎？

你：算了吧，你怎麼可能尊重你自己呢？有誰會尊重你呢？你就是個人渣！

大衛：在你眼中我是個人渣，但我真的尊重自己，也有很多人尊重我。我實在看不出我有任何理由不尊重自己。你也許看不起我，但這對我來說不是問題。

你：但是，一個一文不值的人怎麼可能是快樂或享受生活的呢？你應該是沮喪和可鄙的。我的專家小組經過討論後，判定你就是個窩囊廢。

大衛：那麼，趕快通知媒體吧。我可以想像報紙上出現斗大標題——「費城醫師被發現一文不值」。如果我真的那麼糟糕，反倒讓我安心，因為我現在沒什麼可失去的，不用再擔驚受怕。而且，我很快樂，很享受生活，所以做個「窩囊廢」也不錯。我的座右銘是：「一文不值，美好無比！」我打算把那句話印在T恤上。但是，我也可能錯失了什麼。顯然，你是有價值的，而我不是。這種「價值」對你有什麼好處？使你比我這樣的人更優秀嗎？

你可能會冒出這樣的疑問：「如果我放棄了『成功會增加我的個人價值』這個信念，那麼我做任何事情還有什麼意義呢？」如果你整天躺平休息，能遇到讓你的一天更美好的事情或人物的機率，可說是微乎其微。此外，你可以從日常生活中獲致巨大的滿足感，而這種滿足感與個人價值的概念完全不相干。例如，我在寫這本書的時候，感到非常興奮，但我並不是因為自己是作者而相信自己特別「有價值」。我的興奮來自於創作過程：整合各種想法、修改、看著拙劣的句子變得流暢、好奇著當你讀到本書時會有什麼反應。這個創作過程是一場令人興奮的冒險。參與、投入和冒險都可以帶來刺激。在我看來，這樣的回報就足夠了。

你可能也想知道：「如果沒有價值的概念，生活的目的和意義是什麼呢？」答案很簡單。與其汲汲追求「價值」，不如追求滿足、快樂、學習、精通、個人成長，以及在每天的生活中與人進行交流。為你自己設定一個務實的目標，並努力實現它們。我想，你會發現這樣做將帶給你極大的滿足感，就會忘了「價值」這回事，畢竟，「價值」跟假金子一樣沒什麼用處。

2 承認每個人都有「固有價值」

你可能會辯稱：「但我是一個人本主義者（或是一個注重精神層面的人），一直被教導所有人都有價值，我不想拋棄這種觀念。」好吧，如果你要這樣想，我也不反對，這就把我們帶到了通往自尊的第二條路，即承認每個人從出生起到死亡那刻，都有一個「固有價值」。

當你還是小嬰孩時，幾乎沒什麼成就，但你仍然是珍貴的、有價值的。當你年老或生病、放鬆或睡覺，還是徹底「耍廢」，仍然是有價值的。你的「固有價值」無法被衡量，而且永遠不會改變，這適用於每個人。在你的一生中，可以透過積極有效的生活方式，提升你的快樂和滿足感，或是以一種有害的方式讓自己陷入悲慘處境，但你的「固有價值」，還有你獲得自尊和喜悅的潛能始終存在。既然你無法衡量或改變你的「固有價值」，就沒必要理會或擔心它了，就把它交給上帝決定吧。

弔詭的是，這個解決之道得出了與前一個解決方法一樣的結論，那就是：處理你的「價值」既無意義，也不負責任，不如致力於過一個有成效的生活！你今天碰到了什麼問題？你會如何解決它們？像這一類的問題是有意義的，也是有用的，但是反覆思考你的個人「價值」，只會讓你白費力氣。

3 認清「只有想法能讓你失去自我價值感」

這裡是第三條通往自尊的途徑：認清只有一種方法可以讓你失去自我價值感，那就是：透過不合理、不合邏輯的負面想法折磨你自己。自尊可以被定義為一種狀態，也就是你不會任意地抨擊和辱罵自己，而是選擇用有意義的理性回應，來反駁自己的自動化思維。當你做到這一點時，會感受到一種油然而生的喜悅與自我肯定。基本上，你不必刻意去追求自尊，就像不必刻意讓河水流動，只需要避免築起水壩來阻擋水流。

既然只有你的扭曲想法可以剝奪你的自尊，這表示在「現實」中沒有任何人事物可以奪走你的價值感。有許多人處於極度被剝奪的貧困處境中，卻沒有喪失自尊，就可以證明這一點。在第二次世界大戰期間，有些人被納粹囚禁，卻拒絕貶低自己，或是屈從於他們的迫害。他們表示，儘管自己承受了難以想像的痛苦，自尊反而得到了增強，有些人甚至還描述了他們的靈性覺醒經歷。

4 把自己當成好友來對待

還有第四條解決途徑：自尊可以被視為「你決心要像對待一個鍾愛的朋友那樣對待自己」。想像一下，你尊敬的一個大人物突然來造訪你，你會如何招待他？你會穿上最好的衣服、用最好的美酒珍饌款待他，你會竭盡所能地讓他感到舒服自在，而且對他的來訪感到開心。你肯定會讓他知道，你對他的評價有多麼高，以及他選擇與你共度一段時間，你有多榮幸。那麼，為什麼你不這樣對待自己呢？可以的話，隨時這樣做！總而言之，無論你有多麼仰慕這位最喜愛的大人物，對你而言，你比他更重要。既然如此，為什麼你不對自己好一點呢？你會用惡毒的、扭曲的損人話語，來侮辱及抨擊這位客人嗎？你會不斷挑剔他的弱點和缺失嗎？那麼，為什麼你要這樣對待自己呢？當你如此看待你的自我折磨時，它就顯得非常愚蠢。

你是否得經過一番努力，才能掙得這種以充滿關愛的方式對待自己的權利？當然不用，因為這種自尊態度是你基於對自己的優缺點有充分認識且接納它們，所做出的決定。你會毫不掩飾地承認自己的優點，而不必故作謙虛或覺得優越；你會毫不猶豫地承認自己的錯誤和不足之處，而不會有任何自卑感或自我貶抑。這種態度體現了自愛和自我尊重的本質。你不需要努力去掙得這種自尊態度，它也無法被掙得。

跳脫「成就陷阱」

你可能會想：「所有這些關於成就和自我價值的哲學思維當然很好。畢竟，柏恩斯醫師有個發展不錯的事業，還出了一本書，所以對他而言，告訴我不要太在意成就，是輕而易舉的事。這聽起來就像一個有錢人試圖向一個乞丐解釋『錢不重要』一樣。但真相是，當我表現不好時，我仍然對自己感到不滿，我相信如果我更有成就，生活將會更加精彩和有意義。真正快樂的人是那些大人物、公司的高階主管。我只是一個平凡人。我從未有任何傑出成就，所以肯定沒那麼快樂和滿足。如果我的想法錯了，那麼向我證明我錯了！告訴我，我可以做什麼來改變感受，只有這樣，我才會心服口服。」如果你覺得自己一定要有傑出表現，才有權覺得自己是有價值和快樂的話，讓我們來看看幾個你可以採取的步驟，以協助你從這個陷阱跳脫出來。

記得要反駁

第一個有用的方法是持續操練以下這個習慣：反駁那些造成你覺得自己不夠好的負面扭曲想法。這會幫助你明白，**問題不是出在你的實際表現，而是你貶損自己的批評方式**。當你學會了用務實方式評價自己的表現，就會更滿足也更能接受自己。以下是萊恩如何透過這個方法成功幫助自己。

萊恩是個年輕人，以追求成為搖滾樂團的吉他手為職志。他尋求治療，因為他覺得自己像個平庸的「二流」音樂人。他從小就深信自己必須是個「天才」，才能獲得人們的讚賞。他很容易因為別人的批評而受傷，還經常拿自己與一些更知名的音樂家比較而陷入痛苦中。當他告訴自己，「與X相比，我是個無名小卒」時，只覺得沮喪。他很確定朋友和粉絲也認為他是個平庸之輩，斷定他這輩子永遠都不可能有好運，獲得讚賞、仰慕、愛情等等。

萊恩利用兩欄式技巧，揭露了他對自己所說的話，有多麼荒謬與不合邏輯（見左頁的表41）。這幫助他看出了問題的癥結不在於他缺少音樂才華，而是他不切實際的思維模式。當他開始改正這種扭曲的思維模式後，他的自信

表41・萊恩的兩欄式練習

自動化思維	理性回應
1 如果我不是「最棒的」，這表示我不會得到任何人的關注。	（全有或全無的思考方式）。無論我是否是「最棒的」，人們都會聆聽我的音樂、看我的表演，而且有許多人會對我的音樂有正面回應。
2 但不是每個人都喜歡我演奏的那種音樂。	這適用於所有音樂家，即使是貝多芬或巴布・狄倫亦然。沒有任何一位音樂家可以取悅所有人。有許多人確實對我的音樂有所回應。只要我喜歡自己的音樂，那應該就足夠了。
3 但是，如果我不是「最棒的」，怎麼能喜歡自己的音樂？	那就透過演奏讓我感到興奮的音樂，一如我一直以來所做的那樣！而且，根本不存在「世界上最偉大的音樂家」這種事情。所以，別再試圖那樣做了！
4 但是，如果我更有名也更有才華，會有更多粉絲。當迷人的知名表演者成為眾人矚目的焦點時，被冷落在一旁的我怎麼會感到快樂？	我需要多少粉絲和女友，才會感到快樂呢？
5 但我覺得不會有女孩真的愛我，除非我成為知名藝人。	其他有人愛的人，在工作上的表現也是「普通」而已。我真的一定要成為一個大人物，才會有人愛我嗎？我認識的許多泛泛之輩，他們一樣有許多約會。

就提升了。他描述了這樣做的效用：「寫下我的想法並回應它們，幫助我看出了我對自己有多麼嚴厲，這樣做讓我意識到自己可以採取一些行動來改變這種情況，而不再只是枯坐著，任由自我批評轟炸自己，我突然有了高射砲可以展開反擊。」

聚焦於令你興奮的事物

一個讓你一直執著於成就的假設，來自於你認為「只有在事業上取得成功，才有真正的快樂可言」。這是不切實際的想法，因為生活中大多數令人感到滿足的事物，根本不需要有卓越成就。若要在秋天享受一次森林漫步所帶來的樂趣，你不需要擁有特殊才能。你不必成為「傑出」的人，才能享受年幼兒子深情的擁抱。即使你只是個表現普通的球員，也可以樂在精彩的排球賽裡。有哪些生活樂趣讓你感到快樂和興奮？音樂？健行？游泳？美食？旅行？聊天？閱讀？學習？運動？性？你不必是名人或是頂尖的表演者，才能盡情享受這些樂趣。以下就是你可以如何調高音量，讓這類音樂變得更加嘹亮清晰。

喬許五十八歲，有嚴重的躁狂情緒波動，以及讓他無法正常生活與工作的嚴重憂鬱症病史。從小，喬許的父母就一再強調他注定會在事業上有傑出成就，因此他一直覺得自己必須成為頂尖人物。最後，他確實在自己所選擇的電機工程領域裡做出卓越貢獻。他贏得了許多獎項，被任命為多個總統委員會成員，還獲得了許多專利。但是，隨著他的週期性情緒障礙變得愈來愈嚴重，喬許的病情開始頻繁發作。他在發病期間，判斷力嚴重損耗，行為變得異常古怪而混亂，以至於他有好幾次都必須住院接受治療。

令人難過的是，他在某次發作後發現自己失去了家庭和聲望顯赫的事業。他的妻子已經申請離婚，他也被迫從服務的公司退休。二十年的成就付諸東流。在接下來的幾年裡，喬許服用鋰鹽控制病情，並成立了一家小型顧問公司。最後，他被轉診給我，因為他就算接受鋰鹽藥物的治療，仍然會出現不適的情緒波動。

他的憂鬱症癥結清楚而明確。他因為自己現在的事業在金錢與聲望上，都無法再與過去相比，而對自己的人生感到沮喪。儘管他在年輕時，很享受身為一個有魅力的「發電機」所帶來的快感，如今，年近六十歲，他感到孤單並感慨自己「年老不中用」了。他仍舊相信，要得到真正的幸福和個人價值，唯有取得非凡的創造性成就；他也確信，自己受限的職涯發展與簡樸的生活方式，讓他淪為二流的平庸之輩。

由於喬許在骨子裡仍然是個優秀科學家，便決定使用愉悅預測表測試這個假設：他注定要過一個平凡無奇的人生。他答應要每天安排各種可能帶給他愉悅感、滿足感或個人成長的活動。這些活動可以是他的顧問事業，也可以是他的嗜好與休閒活動。他在展開每項活動前，會先寫下他對這個活動的愉悅預測值，用0%（沒有任何滿足感）到99%（一個人可以經歷到的最大愉悅）的百分比標示。

喬許在連續幾天填寫這些表格後，驚訝地發現，生活還是有可能像以前一樣，讓他感受到巨大的快樂和滿足（見下頁的表42）。

他發現，有時候工作會帶給他相當大的成就感，其他許多活動也可以帶給他同樣甚至更多的樂趣，這個發現對他是一個新的啟發。一個星期六晚上，他跟女友一起去滑冰，這次的體驗讓他大感驚喜。當他們隨著音樂滑動時，喬許發覺他開始配合著節奏和旋律移動，當他沉醉在音樂的韻律裡時，體驗到一種狂喜的感覺。他從愉悅預測表上收集到的數據顯示，他不必到斯德哥爾摩領取諾貝爾獎，才能獲得極致的滿足感，他只要去滑冰場就夠了！他的實

表42・喬許的愉悅預測表

日期	帶來滿足感的活動	同伴是誰？（若是獨自活動，就寫「自己」。）	滿足度預測（0-100%，在活動之前填寫。）	實際滿意度（0-100%，在活動之前填寫。）
4/18	投入諮詢專案	自己	70%	75%
4/19	早餐前的長時間散步	自己	40%	85%
4/19	準備書面報告	自己	50%	50%
4/19	對一個潛在客戶進行「傳教式拜訪」	自己	60%	40%（沒有得到新業務）
4/20	溜冰	女友	50%	99%!

驗證實了，如果他不再只埋首於工作中，而是敞開自己去體驗生活的豐富多彩，就能找到很多讓自己感到快樂和滿足的機會。

我不是在說，成功和成就不值得追求——這種論點是不切實際的。做出成果和表現出色，能帶來巨大的滿足感和快樂。但是，要獲致最大的快樂，取得非凡成就既非必要條件，也不是充分條件。你不需要在競爭中贏得別人的愛或尊重，也不需要名列前茅，才能獲得內心的平靜和自尊。這不是很有道理嗎？

14

鬆綁「完美主義」，溫柔待己

「完美」是人類的終極幻覺，是世界上最大的騙局，它承諾財富，卻帶來痛苦，你愈努力要達到完美，失望愈大，因為完美只是一個抽象概念、一個不切實際的概念——如果你是個完美主義者，無論做什麼事，肯定都是失敗者……

我要向你發出挑戰，嘗試讓自己變得「平凡」。這是否表示生活將變得沉悶無聊？你只要嘗試一天就好。

開始練習平凡

你願意接受這個挑戰嗎？如果你同意的話，我預測有兩件事會發生。首先，你在變得「平凡」一事上不會特別成功。再者，儘管如此，你還是會從所做的事情上，得到比平常更多的滿足和快樂。此外，如果你繼續保持這種「平凡性」，我猜想你的滿足感會獲得強化，並轉變為幸福和喜悅。這就是本章的主旨：學習擊敗你的完美主義，享受純粹喜悅所帶來的種種好處。

不妨思考這幅畫面：有兩扇通往啟示的門，一扇標示著「完美」，另一扇則標示著「平凡」。「完美」之門裝飾華麗、繁複和誘人，它在誘惑你，你很想進去。「平凡」之門看起來平淡乏味。呸！誰會想要？

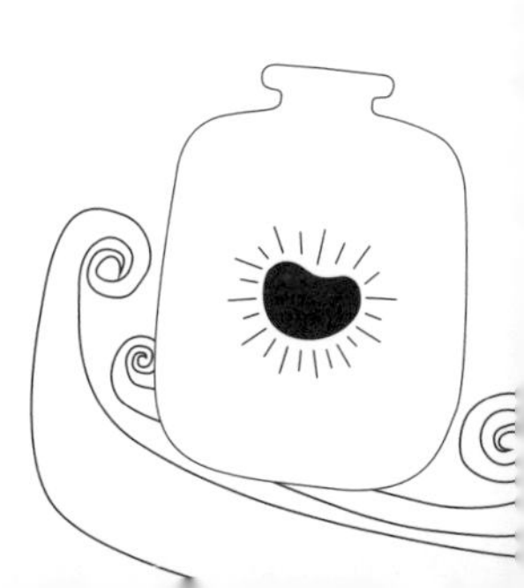

所以，你試著穿過「完美」之門，但總是發現有一堵磚牆橫在前面。當你堅持設法破牆穿越時，只會落得鼻青臉腫、頭暈腦脹收場。另一方面，在「平凡」之門的另一邊，情況恰好相反，那裡有一個魔幻花園，但你從未想過要打開這扇門，進到裡面看一看！你不相信嗎？我不認為你會，你也不必這樣做。我希望你保持質疑態度！這是一種健康的態度。但同時我也要挑戰你，你敢不敢檢驗我，證明我錯了！檢驗我的主張。只要嘗試在你生活中的某一天穿過「平凡」之門就好，最後你可能會大吃一驚！

容我解釋個中原因。「完美」是人類的終極幻覺；完美根本不存在於宇宙中，世界上沒有完美這回事。完美根本是世界上最大的騙局，它承諾財富，卻帶來痛苦。你愈努力要達到完美，失望愈大，因為完美只是一個抽象概念、一個不切實際的概念。萬事萬物，包括每個人、每個想法、每件藝術品、每段經歷、每件事情，只要你用挑剔的眼光仔細查看，全都有改進之處。因此，如果你是個完美主義者，無論做什麼事，肯定都是失敗者。

「平凡性」是另一種幻覺，卻是一種善意的欺騙、一個有用的構想。它就像一臺吃角子老虎機，你每投一塊錢，它都付你五十塊錢。它使你在各方各面都變得富足。

克服完美主義傾向的15種方法

如果你願意對這個聽起來古怪的假設一探究竟，現在就讓我們開始吧。不過，要留意，不要讓你自己變得太平凡，因為你可能不習慣沉浸在如此多的狂喜狀態中。畢竟，獅子在捕殺獵物後，再怎麼狂吃肉也有極限！

還記得第四章提到的那位完美主義者學生兼作家珍妮佛見73頁嗎？她抱怨朋友和心理治療師不斷告訴她，要她別再做完美主義者了，但從未有人告訴她該怎麼做。這一章就是獻給珍妮佛的。她不是唯一在這方面陷入進退兩難困境中的人。在我的講座和工作坊裡，心理治療師經常要求我將開發出來的十五種克服完美主義傾向的方法，編成一本操作手冊提供給他們，以下就是那本操作手冊的內容。這十五種方法都發揮了效用。你沒什麼好擔憂的，也不會有任何損失，因為這些效果並非不可逆轉。

1 列出身為完美主義者的利弊清單

要想打破完美主義的桎梏，首先你要明白自己為何會有這種心態。製作一份清單，列出身為一個完美主義者的利弊。你可能會驚訝地發現，完美主義實際上對你並沒有好處。一旦你了解完美主義對你一點幫助都沒有，很可能會放棄它。珍妮佛的清單顯示在下頁的表43。她得出的結論是，完美主義明顯對她不利。現在，請製作你自己的清單，完成後繼續往下讀。

2 試著降低標準

你可能想要利用完美主義利弊清單，做一些實驗來驗證你所認為的一些優點。就跟許多人一樣，你可能相信著：「如果我不對自己要求完美，就會變得一無是處，也就不會有效地完成任務或達到目標。」我敢說你從未檢驗這個假設，因為你那相信自己不夠好的信念已經成了一種不假思索的習慣，以致你從未想過要質疑它。

你是否想過，雖然你有完美主義傾向，但你現在的成功，並非拜你的完美主義之賜！這裡提供一個實驗，讓你可以查明這個問題的真相。試著改變你對各種活動的標準，如此一來，你就能看出自己分別會怎麼做，以回應高中低三種標準。結果可能令你大吃一驚。我曾經把它應用在寫作、對患者的心理治療和慢跑上。我從中驚喜地發現，透過降低標準，我不僅對自己所做的事情感到更滿意，往往還獲致更好的成效。

表43・珍妮佛的完美主義利弊清單

她得出結論，「壞處明顯超過唯一的可能好處。」

完美主義的好處	完美主義的壞處
1 完美主義可以創造優秀作品。我會盡力交出卓越成果。	1 這使我感到「緊繃」和緊張，以致我無法交出優異成果。 2 我變得害怕，以致我不願冒必要的犯錯風險，以交出一部優異作品。 3 這讓我對自己吹毛求疵。我無法好好享受生活，因為我無法承認自己的成功，也不允許我陶醉其中。 4 我永遠無法放鬆，因為我總是能夠找出不完美的地方，然後我會批評自己。 5 因為我絕對做不到完美，我將永遠感到沮喪憂鬱。 6 這使我無法容忍別人。我最終會落得沒什麼朋友，因為人們不喜歡被批評。而且，我在人們身上看到許多缺點，我失去了感受熱情和喜歡別人的能力。 7 完美主義的另一個壞處，是阻撓我嘗試新事物和做出發現。我是如此害怕犯錯，以至於我除了做已經擅長的熟悉事情外，根本不敢做什麼。結果是，這限制了我的世界，使我感到無聊乏味和不安，因為我沒有新的挑戰。

舉例而言，我在一九七九年一月開始人生的第一次慢跑。我住在一個地形起伏很大的地區，從車道看過去，四面八方都是小山丘，起初每跑兩、三百公尺就必須停下來用走的。於是，我每一天都把目標設定為「比前一天少跑一點」，這樣做的效果是，我可以很容易就達成目標，然後感覺很好，這會激勵我跑得更遠，而每一步都是額外獎賞，因為它比我預期完成的目標更多。

經過幾個月後，我已漸漸進步到可以在陡峭的地形上以相當快的速度跑十一公里。我從未放棄設法「比前一天少跑一點」的基本原則。因為這個原則，我在跑步一事上從未感到氣餒或覺得失望。有許多天，我因為生病或疲累，確實沒有跑得很遠或跑得很快。譬如在今天，因為我感冒了，只能跑半公里，我的肺就說夠了，到此為止！所以，我告訴自己：「這是我今天能夠跑的距離。」我仍然感覺良好，因為我已經達成了目標。

試試看。隨意選擇一個活動，不要把目標設定為100%，嘗試下修為80%、60%或40%。然後，看看你會有多享受這個活動，以及成效如何。敢於把目標設定為平凡！這需要勇氣，但你會對自己的能耐大為驚奇！

3 反完美主義表

如果你是強迫性完美主義者，可能認為不追求完美就無法享受生活或找到快樂。你可以用反完美主義表（下頁的表44）測試這個觀念。記錄你從各種活動中獲得的實際滿足度，如刷牙、吃蘋果、在林中漫步、修剪草坪、日光浴、撰寫工作報告等。然後，評估你做每個活動的完美度和滿足度，以0%至100%標示。這會幫助你打破完美與滿足感之間的虛幻關聯性。我們來闡釋這個方法的運作過程。

有一位醫師堅信自己必須隨時保持完美，無論他多有成就，總是把標準再提高一點，這個過程

表44・反完美主義表

活動	這項活動的成效 （0%~100%）	這項活動的滿足度 （0%~100%）
修理廚房破裂的水管	20%（我花了很長的時間，犯了很多錯。）	99%（哦！我真的做到了！）
在醫學院發表演講	98%（我獲得了在場聽眾的起立鼓掌。）	50%（我通常會得到起立鼓掌，但我對自己的表現並不滿意。）
下班後打網球	60%（雖然我沒有贏，但是我覺得自己打得還不錯。）	95%（我很開心，因為我喜歡網球這項運動，也享受比賽的過程。）
花一個小時編輯一篇最近撰寫的論文草稿	75%（我堅持下去，修正了許多錯誤，讓句子更流暢。）	15%（我一直告訴自己這不是最後定稿，也覺得相當挫折。）
與一個學生談論他的職涯選擇	50%（我沒有做任何特別的事情，我只是傾聽，並提供了一些清楚的建議。）	90%（他似乎對我們的談話有所領會，所以我覺得很開心。）

讓他覺得很痛苦。我告訴他，他是全費城全有或全無思考之王！

他同意，但抗議說他不知道要怎麼改變。

我說服他用反完美主義表研究自己的心情和成就。有個週末，他在家修水管，因為水管破裂導致廚房淹水。他是水電生手，但還是設法修好漏洞，把一團亂的廚房清理乾淨。他在表上記下這次作業的滿足度為99%（見表44）。因為這是他第一次修水管，他記下專業度只有20%。他完成任務，但花了很多時間，還需要鄰居的指導。

另一方面，他對一些自己做得極好的活動給了較低的滿足度。

他利用反完美主義表發現，自己

不必做到完美才能享受所做的事情或從事的活動，而且，努力追求完美和表現傑出，不一定讓人感到快樂，反而更容易導致低滿足感。因此，他得出了這樣的結論：他要麼就選擇放棄強迫性完美主義，過快樂的高成效生活，要麼就犧牲快樂，一直追求卓越，而換得痛苦和低成效的生活。

你會選擇哪個呢？試試反完美主義表，測試一下你自己吧。

4 查看其他人事物的完美程度

假設你已經決定暫時放棄完美主義，想要看看效果如何。但是，你心裡還是覺得，如果你努力一點，至少在某些方面可以做到完美，而且當你達成這個目標時，會有奇蹟發生。讓我們來仔細檢視這個目標是否合理。完美的標準真的能夠符合現實嗎？你有沒有親眼見過任何一件事物是如此完美，無法再改進的？

為了驗證這一點，你現在就可以看看周圍的事物，想一想它們能怎麼變得更好。比如，你可以觀察一下別人的穿著、花卉的擺放、電視的色彩和清晰度、歌手的聲音、這一章的效果，或者任何其他的東西。我相信你總能發現一些可以改進的地方。

我第一次做這個練習的時候，正好坐在火車上，周圍的很多東西都顯得不完美，比如髒兮兮、生鏽的舊鐵軌，我很容易就能想到很多改善方法。但是，我遇到了一個難題。有個年輕黑人把頭髮梳成了蓬鬆的自然鬈，看起來非常光滑有型，我想不出任何可以改善它的方法。我開始感到恐慌，覺得自己的反完美主義理念要崩潰了！然後，我突然發現他頭上有幾根白髮，馬上鬆了一口氣！他的頭髮畢竟不是完美無瑕！我再仔細看了一下，發現他的有些頭髮太長了，不整齊。我愈仔細觀察這個年輕人，就愈能看到更多不平整的頭髮，其實有好幾百根！

這讓我更加確信，任何追求完美的標準都是不符合現實的。那麼，為什麼不放棄呢？

如果你堅持用一個永遠也達不到的標準來評價自己的表現，你就注定會是個失敗者。為什麼你要這樣一直折磨自己呢？

5 面對你的恐懼

克服完美主義的另一種方法是面對你的恐懼。你可能沒有意識到，恐懼總是隱藏在完美主義的背後，恐懼是推動你不斷追求極致的動力。如果你選擇放棄完美主義，可能一開始就要遭遇這種恐懼。你準備好了嗎？畢竟，完美主義也有它的好處，它可以保護你，可能讓你避免冒著被批評、失敗或被拒絕的風險。如果你決定不再那麼追求完美，一開始可能會感覺像是加州大地震即將來臨一樣不安。

如果你沒有理解恐懼在維持完美主義習慣中所扮演的重要角色，那麼完美主義者那些苛刻的行為模式可能會讓你感到難以理解或惱火。例如，有一種奇怪的疾病叫做「強迫性緩慢」（compulsive slowness），患者因為想要把事情做得「恰到好處」而動彈不得，以至於連一些簡單的日常事務也會耗上很多時間。

有一位律師就患有這種嚴重的疾病，他變得非常在意自己的頭髮。他每天都會站在鏡子前幾個小時，拿著梳子和剪刀試圖調整自己的頭髮。他變得如此沉迷於此，以至於他不得不減少自己的律師業務，這樣才能有更多時間來打理頭髮。他每天都剪掉很多頭髮，所以他的頭髮愈來愈短，最後，他的頭髮只剩大約〇．三公分長。

然後，他開始關注自己前額的髮際線是否平衡，並開始剃掉一些頭髮，好讓它看起來「恰到好處」。他的髮際線愈來愈往後退，直到最後他把自己剃成了光頭！然後，他感到了一絲解脫，並讓頭髮重新長出來，希望它能長得「均勻」。當頭髮長回來之後，他又會開始修剪它，整個過程就這樣反覆進行。這種荒唐的例行公事持續了好幾年，讓他實質上變成了一個廢人。

他的案例也許看起來很極端，但不算是最嚴重的，還有更嚴重的情況存在。雖然這些患者的奇怪習慣看起來很荒謬，但造成的影響卻是悲劇性的。就像酗酒者一樣，這些人可能會因為可怕的強迫行為而犧牲了事業和家庭。你也可能因為完美主義而付出沉重代價。那麼，是什麼驅使這些苛求、過度控制的人呢？他們是不是瘋了？通常不是。讓他們陷入這種毫無意義的完美主義陷阱的是「恐懼」。只要他們試圖停止完美主義傾向，就會感到強烈的不安，很快就會惡化為原始的恐懼。這就迫使他們回到習慣的強迫性行為，可悲地試圖尋求解脫。要讓他們放棄完美主義惡習，就像試圖說服一個用手指掛在懸崖邊緣的人放手一樣困難。

你可能也在自己身上發現了一些強迫傾向。你是否曾經不斷尋找一些重要但遺失了的東西，比如鉛筆或鑰匙，即使你知道最好的做法是暫時忘記它們，等它們自己出現？你這麼做是因為很難停下來。當你試圖停止時，就會變得不安和緊張。沒有了那些遺失的東西，你就覺得有點「不對勁」，就好像生命的意義都隨之消失了！

一個有助於你正視並勝過這種恐懼的方法是「阻斷反應法」（response prevention）。這個方法的基本原則簡單明瞭，你拒絕向完美主義的習慣讓步，而是讓自己承受湧上心頭的恐懼和不安感，無論你變得多麼不安，一定要頑強地堅持到底，絕不退讓；就停留在那裡，讓憂慮不安升高到最大。一段時間後，你的強迫傾向會開始減小直到徹底消失。這個時候，你贏了，擊敗了強迫性習慣。舉例來說，假設你有多次重複檢查房子和車鎖的習慣。只檢查一次當然沒有問題，但多了就是多餘和沒意義的。把你的車子開進停車位、把車門全部上鎖，然後離去。現在，拒絕你自己再檢查車門！你會感到不安，會試圖說服自己走回去：「就只是確認而已。」絕對不要這樣做。你要做的是在「阻斷反應表」（見下頁的表45）記下每分鐘的焦慮程度，直到你的焦慮不安消失，這時你就贏了。

只要一次像這樣暴露於不安之中，就足以永久打破一個習慣，或是你需要多次的暴露和適時補充加強劑（或正面的刺激）。

許多壞習慣都可以用這種模式來克服，包括各種「例行的檢查習慣」（檢查爐火是否關好了，或是寄出的郵件是否已經掉入郵箱等等）、清潔慣例（洗手強迫症或過度打掃房子）等等。如果你已準備好並願意打破這些傾向，我認為你會發現阻斷反應法是個相當有幫助的技巧。

6 找出恐懼的源頭

你可能會問自己，那股驅使你追求完美的強迫傾向的愚蠢恐懼源自何處。你可以使用第十章介紹的垂直箭頭法，來找出緊繃生活方式的沉默假設。

表45・阻斷反應表

每隔一、兩分鐘就記下你的焦慮不安程度，以及任何不假思索的負面想法，直到你覺得完全放鬆為止。下面這個試驗是某個人想要停止他的檢查門鎖強迫症這個壞習慣。

時間	焦慮不安的百分比	自動化思維
04:00	80%	如果有人偷走了車子，怎麼辦？
04:02	95%	這實在可笑。何不乾脆回去，確認車子還在？
04:04	95%	說不定現在就有人在車子裡。我難以忍受這種事！
04:06	80%	
04:08	70%	
04:10	50%	
04:12	20%	這樣做很無聊。車子應該沒問題。
04:14	5%	
04:16	0%	嘿，我做到了！

佛雷德是個大學生，把全副心思都放在設法讓學期論文「恰到好處」，為了避免交出一份令他無法完全滿意的論文的噩夢發生，他輟學一年以專心撰寫論文。最後，當佛雷德覺得已經準備好交出論文時，再次申請註冊入學，同時也尋求治療他的完美主義，因為他意識到長此以往下去，他不知何年何月才能完成大學學業！

在他返回學校後的第一個學期期末，教授要求他交出另一份學期論文時，他面對了自己的恐懼。這次，教授給他下了最後通牒，如果不在截止日期下午六點前交出論文，就會每遲交一天扣一分。由於他已經擬好一份合格的論文粗稿，他明白試圖做進一步的潤飾和修訂並非明智之舉，所以他勉強在截止日下午四點五十五分把論文交出去，他知道裡面有許多尚未改正的排版錯誤，還有一些他不是很滿意的段落。在交出的那一刻，他的焦慮不安開始攀升。他的不安感分分秒秒都在增加，沒多久，佛雷德就陷入嚴重的恐慌症發作，於是他在深夜打電話到我家。他因為交出了一份不夠完美的論文，確信會有什麼恐怖的事情即將發生在他身上。

我建議他使用垂直箭頭法，找出他到底在恐懼什麼。他的第一個自動化思維是：「我沒有寫出卓越的論文」。他把這一點寫下來（見下頁的表46），接著又問自己：「如果那是事實，為什麼這對我是個問題？」這樣的疑問引發了潛伏在背後的一個令人憂慮不安的想法，如同表46所示。佛雷德寫下了心中浮現的下一個想法，並繼續使用向下箭頭技巧，揭露他愈來愈深層的恐懼。他繼續以這種方式層層剝開洋蔥，直到發掘出導致他出現恐慌和完美主義傾向的最深層根源。這只需要幾分鐘就能完成。他的沉默假設隨之顯而易見：❶一個錯誤就能毀了我的事業。❷別人要求我做到完美和成功，如果我沒做到，就會遭到排斥。

一旦他寫下了那些令他憂慮不安的自動化思維，就能夠找出自己的認知扭曲。他犯下的三種最常見認知扭曲，

表46・佛雷德以垂直箭頭法找出恐懼源頭

佛雷德使用垂直箭頭法找出了「擔心交出一份不完美的課業論文」的恐懼源頭，這幫助他減輕了一些恐懼。每個垂直箭頭旁邊的問題，都是佛雷德為了發現更深層次的自動化思維而詢問自己的。透過這種剝洋蔥式方法，讓他能夠找出完美主義背後的沉默假設根源。（詳見內文）

自動化思維		理性回應
1 我沒有寫出卓越的論文。 ↓「如果那是事實，為什麼這對我是個問題？」	→	・**認知扭曲**：全有或全無的思考方式 即使這篇論文不夠完美，還是相當好的。
2 教授會注意到所有排版錯誤和論據薄弱的部分。 ↓「為什麼那會是問題？」	→	・**認知扭曲**：心理過濾 他可能會注意到排版錯誤，但他會讀完整份論文。裡面有一些論述相當好的部分。
3 教授會認為我不在乎這份論文。 ↓「如果他真的這麼覺得，那又怎麼樣呢？」	→	・**認知扭曲**：讀心術 我不知道他是否會這麼認為。如果他真的這麼覺得，也不會是世界末日。許多學生都不在乎他們的論文，但我確實在乎自己的論文，如果他這麼想，就錯了。
4 我會讓他失望。 ↓「如果他真的那樣想，為什麼會讓我感到焦慮不安？」	→	・**認知扭曲**：全有或全無的思考方式；算命師錯誤 我不可能永遠讓每個人都滿意。他對我的大部分作業都很欣賞。就算他對這篇論文有些失望，也不會受不了。
5 我的這份論文會拿到D或F。 ↓「果真如此，那又會怎樣呢？」	→	・**認知扭曲**：情緒化推理；算命師錯誤 我會有這種感覺，是因為我感到焦慮不安。但我無法預測未來，我可能會拿到B或C，但不太可能拿到D或F。

自動化思維		理性回應
6 那會毀了我的學業成績。 ↓「然後會發生什麼事呢？」	→	・**認知扭曲：**全有或全無的思考方式；算命師錯誤 別人也會犯錯，但似乎沒有毀了他們的生活。為何我不能偶爾犯錯？
7 我不是我應該成為的那種學生。 ↓「為什麼那會讓我焦慮不安呢？」	→	・**認知扭曲：**「應該」陳述句 誰規定了我「應該」任何時候都要以某種方式或樣子表現呢？誰說我是命中注定並且有道德義務要符合某種特定的標準呢？
8 別人會對我生氣。我會是個失敗者。 ↓「就算他們真的生氣，我真的失敗了，那又有什麼可怕的呢？」	→	・**認知扭曲：**算命師錯誤 如果有人對我生氣，那是他們的問題。我無法隨時取悅別人，那太累了，會讓生活變得緊張、受限、僵化、一團糟。或許我最好設定自己的標準，並冒著讓某些人生氣的風險。即使我的論文沒得到好成績，也不會使我變成「失敗者」。
9 那我就會遭到排斥而被孤立。 ↓「然後呢？」	→	・**認知扭曲：**算命師錯誤 大家不會排斥我。
10 如果我是孤單的，肯定會十分痛苦。	→	・**認知扭曲：**否定正面事物 我最快樂的時光有些是在獨處時。我的「痛苦」與孤單無關，而是來自恐懼於沒獲得認同，以及因為沒有達到完美主義的標準而自責。

分別是全有或全無的思考方式、讀心術和算命師錯誤。這些認知扭曲使他陷入一種嚴苛、強迫、完美主義、尋求被認同的生活方式中。用理性回應取代這些扭曲的想法，幫助他看清楚自己的恐懼有多麼不合現實，並減緩了他的恐慌。

但佛雷德仍然抱持懷疑的態度，因為他仍未完全信服不會有大災難發生。他需要一些令他信服的實際證據。由於他有生以來一直用吹號角讓大象遠離他，因此一旦他決定把號角放下，根本不相信不會發生大象踩踏事件。兩天後，佛雷德得到了他要的證據。他拿起自己的論文，看到最上面打了個「A⁻」。教授不僅改正了論文裡的排版錯誤，還在文末寫了一個貼心的說明，字裡行間充滿溢美之詞，也給了佛雷德一些有用的建議。

如果你想擺脫完美主義，一開始可能會像佛雷德一樣感到不快。這是你的好機會，可以用垂直箭頭法找出恐懼的根源。不要逃避你的恐懼，安靜地坐下來，勇敢面對這個作惡的妖怪！問自己：「我在怕什麼？」「最壞的可能結果是什麼？」然後，像佛雷德一樣寫下自動化思維，並揭穿它們的謊言。

這樣做雖然恐怖，但只要你忍住不適，就能克服恐懼，因為恐懼只是你的幻覺。當你從憂慮者變成戰士，會感到狂喜，並開始更自信的生活。

你可能會冒出這樣的想法：如果佛雷德最後拿到的成績是B、C、D或F，會怎樣呢？事實上，這種情況通常不會發生，因為你在完美主義裡習慣給自己留一個非常寬裕的安全邊際，以至於你可以大為放鬆，也不會對實際表現造成明顯的品質下降。但是，人生必然會經歷失敗，這是無庸置疑的，沒有人可以對此完全豁免。提早為這種可能性預做準備是有用的，如此一來，你就可以從經驗中獲益。如果你對事情設定了「無論如何都沒有失敗」的目標，就能做到這件事。

你可以怎麼從失敗中獲益呢？

很簡單！提醒自己，你的人生不會因此就毀了。如果你的成績一直都名列前茅，那麼拿到B，反而是對你最有益的事情之一，這會迫使你面對並接受自己不完美的一面。這將促進個人成長。

真正的悲劇會發生在以下這類學生身上，他們聰明絕頂、有強迫傾向，竭力避免任何失敗，最後以無可挑剔的平均成績A畢業。但這裡有個弔詭的地方，成功反而對他們有害，把他們變成了瘸子和奴隸，他們的生活只是為了抵抗對不完美的恐懼。他們在事業上雖然取得亮眼成就，但很少感到快樂。

7 養成過程導向的習慣

克服完美主義的另一個方法是養成過程導向的習慣，這意謂你評估事情的依據是聚焦於過程而不是結果。我剛開業時，覺得自己在每次的談話治療中都必須與每位患者有出色的醫病互動。我以為患者和同儕都對我有這樣的期待，所以整天拚命工作。當患者表示他從某次療程中獲益時，我會告訴自己，我成功了，覺得自己站在世界之巔。反之，當患者迴避話題或是對當天的療程給予負面回應時，我會感到十分難受，並告訴自己，我失敗了。

後來我厭倦了這種心情起伏不定的雲霄飛車效應，便找亞倫．貝克醫師一起檢視我的問題，他的意見對我幫助極大！他建議我，想像我的工作是每天都要開車前往市政府。有些日子，我碰到的大都是綠燈，可以更快抵達目的地；其他日子，我碰到許多紅燈和塞車狀況，整趟車程要耗上更長的時間。既然我的開車技巧每天都一樣，為什麼不會對這份工作都同樣感到滿意呢？他建議，不要在與患者的醫療互動上力求卓越，而是採取新的方式看事情。無論患者的反應如何，我只要在每次的療程中保持一貫的良好努力，就可以永遠百分之百成功。

如果你是學生，可以把目標設定為：❶上課；❷專心上課並做筆記；❸提出適當的問題；❹每天在課間預習或複習一定數量的課程內容；❺每兩、三週就複習上課筆記。這些過程都是你能掌控的，所以一定做得到。但你的最終成績不在你的控制下，而是會受到教授的心情、其他學生的表現和教授的調整分數等因素影響。

應徵工作時，你可以設定這些過程目標：❶穿得自信有魅力；❷請博學的朋友校訂履歷表，並且排版專業一些；❸面試時稱讚面試官一、兩句；❹表達對公司的興趣，讓面試官談談他自己；❺面試官談論他的工作時，用正面積極的態度回應；❻面試官批評你或說負面的話時，用第六章的消除敵意技巧見126頁，立刻同意他。

舉例而言，我在和一個潛在出版商針對本書進行談判時，發現編輯有些負面反應，也有些正面反應。我發現，用消除敵意技巧能讓討論順利進行，避免衝突。例如：

編輯X：柏恩斯醫師，我有個顧慮是書裡強調了症狀馬上會改善。但你是否忽略了憂鬱症的原因和起源？

大衛：你的建議很好，你說得沒錯。我看得出你對書稿很用心，我很欣賞你的想法。讀者肯定想多了解為什麼他們會得憂鬱症，或許這能幫助他們預防憂鬱症復發。如果我們把沉默假設的部分擴展一下，並用新章節來引入，取名為「深入探究憂鬱症的根源」，你覺得如何？

（在本書的初稿裡，我寫了幾章關於導致憂鬱症的沉默假設，但顯然這位編輯對這部分不太感興趣或沒有讀到。我可以用防衛性態度反駁她，但這只會引起對方的敵意，所以我選擇用以下方式消除她的敵意。）

編輯：聽起來很不錯！

大衛：你覺得書中還有哪些不滿意的地方呢？我想多聽聽你的意見。

接著，我盡量同意編輯X的每一項批評，並對她的每項建議表示讚賞。我這麼做並非言不由衷，因為我在通俗寫作方面是個新手，而編輯X是個非常有才能、有名望的人，能夠給我一些必要的指導。我的談判方式讓她明白我尊重她，也讓她知道我們可以有一個具成效的合作關係。

反之，假設編輯X見我時，我只關注結果而不是談判過程。那麼，我會很緊張，只想著一件事：她會不會出版我的書？那麼我就會把她的每個批評都視為威脅，整個人際互動就會變得不愉快。

所以，當你應徵工作時，不要把得到工作當成目標！尤其是你很想要那份工作的時候！因為求職結果會受到許多你無法控制的因素影響，包括應徵者數量、資歷、關係（比如認識老闆女兒）等等。事實上，你最好盡量多被拒絕，原因如下：假設在你的行業裡，平均要面試十到十五次才能得到一個合適的工作邀約（這是我認識的一些人的普遍求職成功率）。這表示你必須面對那九到十四次的被拒絕，才能找到想要的工作！所以，每天早上，你要對自己說：「我今天要盡量多被拒絕。」每次你被拒絕時可以說：「我成功被拒絕了。這讓我離目標更近一步。」

8 對自己的生活負責

另一個克服完美主義的方法是對自己的生活負責，你要在一週內為每個活動設定一個時間限制。這會幫助你改變觀點，讓你能專注在生命的流動並享受它。

如果你是個完美主義者，可能也是個拖延高手，因為你要求自己做到完美。快樂的祕訣是，設定適中的目標並完成它們。如果你想要苦惱，那就堅持你的完美主義和拖延症吧。如果你想要改變，就在早上安排一天的行程時，決定每個活動的時間長度。不管有沒有做完，時間到了就停下來，換下一個項目。如果你會彈琴，而且要麼不彈，要麼就彈好幾個小時，那就改成一天只彈一個小時。我覺得這樣會大大提升你的滿足感和效率。

9 學會犯錯

我敢打賭你很怕犯錯！犯錯有什麼可怕？你錯了會招來世界末日嗎？其實，不能忍受錯誤的人，將會因為害怕冒險而放棄了成長的機會。一個打敗完美主義特別有效的方法，就是學會犯錯。接著，我要教你一個方法。寫篇短文，說明為何追求完美或害怕犯錯是不理性和自我挫敗的心態。

下面就是前述那名學生珍妮佛見73頁寫的：

〈為什麼犯錯是一件好事？〉

1我害怕犯錯，因為我用絕對主義和完美主義的眼光看待一切，認為一個錯誤就毀了全部。但這是錯的。一個小錯誤不會影響整體的好壞。

2犯錯是有好處的，因為我們可以從錯誤中學習。其實，如果不犯錯，我們就學不到東西。沒有人能避免犯錯，既然無可避免，我們不如接受它並從中汲取教訓。

3承認自己的錯誤可以幫助我們調整行為，得到更滿意的結果，所以我們可以說，錯誤最終會讓我們更快樂，讓事情變得更好。

4如果我們害怕犯錯，就會失去行動力。我們不敢做或嘗試任何事情，因為可能（甚至十之八九）會犯錯。如果我們為了避免錯誤而限制自己的活動，那麼就是自己的敵人。我們嘗試得愈多，犯錯得愈多，學習得愈快，最後也愈快樂。

5大多數人不會因為我們犯錯就生氣或討厭我們。他們也會犯錯，而且大多數人對完美的人感到不自在。

6犯錯不會要了我們的命。

雖然這篇短文不能保證你會改變，但它可以幫助你走向正確的方向。珍妮佛寫完這篇短文後的一週，感覺好多了。她發現這能讓她專注在學習上，而不是一直在乎自己是否夠優秀。因此，她的焦慮減少了、效率提高了。她在第一學期期末考時，保持了一種放鬆和自信的心態，而她的同學大多都很緊張。她說：「我明白了我不需要完美。我會犯錯，但沒關係。我可以從錯誤中學習，所以沒什麼好怕的。」沒錯！

給自己寫一份這樣的備忘錄。提醒自己，犯錯不會是世界末日，並說明犯錯的好處。然後每天早上都讀一遍這份備忘錄，持續兩週。我覺得這會讓你更接近人類的本性！

10計數每天做對的事情

身為一個完美主義者，你無可避免地會把注意力集中在自己的不足之處。你有個壞習慣，就是只看到自己沒做到的事情，忽視了自己已經做到的事情。你把自己一生中的每個錯誤和缺陷都記在心裡，難怪你會覺得自己不夠好！有人逼迫你這麼做嗎？你喜歡這種感覺嗎？

這裡有一個簡單的方法能夠扭轉這種荒謬、令人痛苦的傾向。使用腕戴式計數器，記錄你每天做對的事情，看看你能累積多少分數。這聽起來可能很不高級，以至於你覺得它不會對你有幫助。如果是這樣，那就試試看用兩週的時間實驗這種方法。我預測，你會發現自己開始更關注於生活中的正面因素，進而對自己更滿意。這聽起來很簡單，因為它就是很簡單！但如果它有效果，誰又在乎呢？

11揭示全有或全無思考方式的荒謬

另一個有效的方法，是揭示出完美主義背後的全有或全無思考方式有多麼荒謬。觀察你周圍的事物，想想有多少東西可以用全有或全無的方式來區分。你身邊的牆壁真的一塵不染嗎？還是有點髒？我每次寫文章都寫得完美無缺嗎？還是有些寫得好，有些寫得不好？顯然，這本書裡沒有一段文字能達到完美無缺，也沒有一段能讓人驚艷不已。你認識任何一個人能永遠保持鎮定自信嗎？你最喜歡的電影明星的美貌和帥氣，真的無懈可擊嗎？

一旦你意識到全有或全無的思考方式往往與現實不符，那麼就要注意自己在一天當中是否出現了這種思維，並且在發現時及時反駁。這會讓你的感覺變好。

下頁的表47展示了一些人如何對抗全有或全無思考方式的例子。

表47．用符合現實的想法取代全有或全無的思考方式

以下這些例子是由不同的個人提供的。

自動化思維	符合現實的想法
1 真是糟糕的一天！	雖然發生了一些不好的事情，但都不是重大災禍。
2 我做的這頓飯真的很糟糕。	雖然這不是我做過的最好一頓飯，但還可以。
3 我太老了。	太老了，為什麼？是太老了而不能玩樂嗎？不是。是太老了而不能偶爾享受性愛嗎？不是。是太老了而不能和朋友相處嗎？不是。是太老了而不能愛或被愛嗎？不是。是太老了而不能欣賞音樂嗎？不是。是太老了而不能做一些有意義的工作嗎？不是。那我到底為什麼「太老」了？這種想法真的沒有意義！
4 沒有人愛我。	胡說。我有許多朋友和家人。也許我在想要得到愛時，沒得到許多想要的愛，但我可以改善這一點。
5 我是個失敗者。	我和每個人一樣，在一些事情上成功，在一些事情上失敗。
6 我的事業已經過了巔峰期。	我不能像年輕時那樣做很多事情，但我仍然可以工作、創造和生產，為什麼我不享受這樣的生活呢？
7 我的講座很失敗。	這不是我發表過的最佳演講。其實，它低於我的平均水準。但我還是傳達了一些重點，而且我可以努力改進下一次演講。記住，我的一半演講會低於平均水準，另一半會高於平均水準！

自動化思維	符合現實的想法
8 我的男友不喜歡我。	他不夠喜歡我的哪個地方？他可能不想要娶我，但他會帶我出去約會，所以他肯定還是有點喜歡我的。

12 自我揭露

下一個克服完美主義的方法是自我揭露。如果你在某種情況下感到焦慮或覺得自己不夠好，就和別人分享，坦承自己做得不夠好的地方，而不是隱藏起來。向別人徵求改進的意見，如果他們因為你不完美而拒絕你，就任由他們，別再想了。如果你對自己在別人心目中的分量有所疑問，就問問他們，是否會因為你的錯誤而看不起你。

如果你這樣做，必須要有心理準備，面對別人可能會因為你的缺點而輕視你的風險。我自己就有這樣的經歷，那件事發生在一次教學研討會上，當時我正在指導一群治療師。我向他們坦承，我在處理一名難纏、操控慾極強的患者時，有一次情緒失控而生氣的錯誤。接著，我詢問在座的治療師，聽了我的這個弱點之後，有沒有人會對我產生負面的看法。沒想到，還真的有一個治療師回答「是」，讓我感到非常驚訝，於是就發生了以下的對話：

治療師：（在聽眾中）我有兩點想法。一個是正面的，我很感謝你願意冒著風險向一群人坦承你的錯誤，因為我自己可能不敢這麼做。我覺得你這樣做很有勇氣，但我也必須承認，我對你的感覺現在有一點矛盾。我知道你也會犯錯，這是正常的，但我對你有些失望。說實話，我真的很失望。

大　衛：嗯，我知道應該如何去應付這名患者，但我當時被自己的怒氣沖昏了頭，忍不住發飆回擊對方。我對她的反應確實太過衝動了。我也承認，我的處理方式很糟糕。

治療師：我想，這麼多年來，在你每週要看那麼多患者的情況下，偶爾犯下那樣的嚴重錯誤，不是什麼大不了的事，也不會對她造成什麼傷害。但我真的很失望，這一點我必須坦白。

大　衛：但那根本不是一個罕見的錯誤，我相信，所有的治療師每天都會犯下很多嚴重錯誤，無論是明顯的還是隱晦的——至少我是這樣。你要怎麼接受這個事實呢？你似乎因為我沒有有效地處理那名患者，而對我很失望。

治療師：嗯，是的。我以為你有足夠豐富的行為技巧，可以輕鬆應對患者對你說的任何話。

大　衛：哦，那不是事實。我有時候會在面對一些棘手的情況下，說出一些有幫助的話，但有時候我沒有做得如預期的那麼好。我還有很多要學的。現在你知道了，還會看輕我嗎？

治療師：是啊，我真的會——我不得不這麼說。因為我發現，一個相當容易解決的衝突就能讓你不安。你沒辦法處理它而不暴露自己的弱點。

大　衛：沒錯，至少那一次我沒有處理得很好。身為治療師，這是我需要改進和成長的地方。

治療師：好吧，至少在那個案例裡是如此，而我認為你在其他情況下，也不會像我原先所認為的那樣會處理妥善。

大　衛：我覺得你說得對。但問題是，為什麼你因為我不完美就看不起我呢？為什麼你要貶低我呢？這是否意謂在你眼中我不是一個有價值的人呢？

治療師：我認為現在你把整件事都誇大了，我並不覺得你身為一個人就一定沒有價值什麼的，但另一方面，我覺得你身為治療師，並沒有像我原先想的那麼好。

大　衛：那是事實，你就因此看輕我嗎？

治療師：你是指治療師身分嗎？

大　衛：不管我是治療師或普通人，你會輕視我嗎？

治療師：是的，我想我會。

大　衛：為什麼？

治療師：嗯，我不知道該怎麼說。我對你的認識，主要是你的「治療師」身分，我對你感到失望，是因為你這麼不完美；我原本對你有更高的期待。但或許你在生活中其他方面，有更好的表現。

大　衛：我很遺憾我讓你失望了，但你會發現我在生活中，比起身為治療師，我在許多方面更加不完美。所以如果你看不起我這個治療師，我認為你會更看不起我這個人。

治療師：好吧，我真的看不起你這個人。我想，這是我現在對你的感受的一個準確描述。

大　衛：為什麼你因為我沒有達到你的完美標準就看不起我呢？我是個人，我不是機器人。

治療師：我不太明白你的問題。我是根據人們的表現來評斷他們的。你搞砸了，所以你必須面對我對你的負面評價這個事實。這很難受，但這就是現實。我認為你應該要表現得更好，因為你是我們的指導老師和教師。我對你有更高的期待，但現在聽起來好像我比你更能妥善應付那名患者！

大　衛：嗯，我想你在那天可以比我更能妥善應付那名患者，也是我可以跟你學習的。但是，為什麼你要因此而看不起我呢？如果你每次發現我犯了錯誤，就會對我感到失望和失去尊敬，那麼很快你就會變得非常痛苦，也會完全不尊重我，因為自從我出生以來，我每天都在犯錯。你想要承受那種不舒服嗎？如果你想要繼續保持我們之間友好的情誼，那麼你就必須接受一個事實，那就是我並不完美。也許你願意發現我的錯誤並向我指出來，這樣我就可以在教導你的同時向你學習。當我不再犯錯誤時，我的成長能力也會大大減弱。發現並改正我的錯誤，再從中學習，是我的最大長處之一。而且如果你能接受我的人性和缺陷，也許你也能接受自己的。或許，你也會想要感覺到自己犯錯也沒有關係。

這類對話超越了你覺得會被貶低的可能性。弔詭的是，堅持你有權犯錯，反而使你成為一個更優秀的人。如果別人對你感到失望，錯在他們對你有不切實際的期待，以為你是完美無缺的，忘了你也是人。如果你不接受那種荒謬的期待，那麼當你出錯或失敗時，就不會感到生氣或產生防衛心，也不會覺得丟臉或羞慚。你的選擇很明確：你要麼力求完美，最終卻陷入痛苦，要麼接受自己是個不完美的凡人，為此感到自信。你選擇哪個呢？

13 回想快樂時光

這個方法是專心回想你人生中一段非常快樂的時光。對我來說，那幅畫面是大學暑假期間，和一個朋友一起到哈瓦蘇佩峽谷（Havasupai Canyon），那是大峽谷一個與世隔絕的地方，只能徒步或騎馬進入。「哈瓦蘇佩」在印第安語裡意指「住在藍綠色水邊的人」，也是一條藍綠色河水的名字，這條河從沙漠地底湧出，把狹窄的大峽谷變成一片長達數公里的綠洲。最後，哈瓦蘇佩河流入科羅拉多河。這裡有許多數百公尺高的瀑布，每個瀑布底部都有一種綠色的化學物質沉澱，使得河底和河岸變得光滑平整，就像一個藍綠色的游泳池。棉白楊樹和盛開著紫色喇叭花的曼陀羅沿河岸茂密生長。當地的印第安人隨和友善。那是我的一段美好回憶，也許你也有類似的快樂回憶。

現在問問自己，那段經歷有什麼完美之處？就我的經驗來說是沒有的。那裡沒有廁所，我們就睡在戶外的睡袋裡。我不是健行或游泳高手，也沒有什麼完美的技巧。那裡大部分地方都沒有電力，因為地處偏遠，商店裡唯一賣的食物就是豆子罐頭和水果雞尾酒，沒有肉也沒有蔬菜。但是在一天的健行和游泳之後，這些食物嚐起來美味極了。所以，誰需要完美無缺呢？

你如何運用這樣的快樂回憶？當你有一個可能是愉悅的經驗時，例如外出用餐、去旅行、看電影等等，可能會不必要地挑出它的所有缺點，並告訴自己，你不可能從中獲得快樂。但是，這根本是胡扯！那是你的期待使你煩躁不安。假設汽車旅館的床鋪凹凸不平，而你付了六美元住宿費。你告知櫃檯這件事，但他們沒有其他可用的床墊或空房。真倒楣！現在，你可以不斷挑剔，這樣才能讓你滿意，而這會惡化你的問題，或者，你可以喚起你的「快樂但不完美」的回憶。還記得你露營時，睡在地上且樂在其中的那個時刻嗎？所以，如果你選擇入住的話，當然可以開心地住在這家汽車旅館的房間！這再次取決於你。

14 貪婪技巧

另一個克服完美主義的方法是「貪婪技巧」。這是基於以下這個簡單的事實而設計的：大多數人都努力做到完美，這樣才能在人生中獲致成功。你可能沒有想到，如果你把標準降低，最終可能會成功得多。

比如，當我展開學術生涯時，花了兩年時間撰寫後，發表了第一篇研究論文。那是一篇卓越的論文，我到現在仍然深深以此為傲。但同時我也注意到，許多智力相當的同儕，撰寫並發表了許多論文。因此，我問自己，哪種作法更明智？是寫一篇「含金量」高達九十八單位的論文，還是寫十篇但每篇「含金量」只有八十單位的論文？如果是後者，我最終會拿到八百單位的「含金量」，在這場競爭中占優勢。

這樣的領悟對我具有強大說服力，於是決定稍微降低標準。我的生產力因而大躍進，我的滿足度也隨之提升。

這對你有什麼啟發？假設你有個任務，而你注意到自己的進展愈來愈緩慢。你可能覺察到，自己已經來到報酬遞減點，最好轉換至下一個任務，以便提升你的生產力。我不是在鼓吹你放棄，但你可能發現，比起在壓力下完成的完美作品，你和其他人一樣會對許多良好的穩健表現更加滿意，或是有一樣的滿意度。

15 犯錯是人之常情

最後一個方法，是利用一個簡單的邏輯。前提一：人都會犯錯。你同意嗎？好，現在你告訴我：「你的本質是什麼？一個人？」很好。那麼，接下來呢？當然是：你會也應該犯錯！每次你因為犯錯而自責時，就這樣告訴自己：「我是人，本來就會犯下那樣的錯誤！」或是「我會犯下那樣的錯誤，是人之常情。」

除此之外，問問自己：「我可以從錯誤中學到什麼？我可以從中獲益嗎？」試著回想你所犯的某個錯誤，然後寫下你從這次錯誤中學到了什麼。有些最好的東西只能從錯誤中學到。畢竟，你就是這樣學會說話和走路，以及所做的一切事情。你願意放棄這種成長機會嗎？你甚至會說自己的不完美和犯錯是你的最大資產之一。珍惜它們吧！永遠不要失去犯錯的能力，否則就失去了前進的能力。

不妨想想，如果你是完美的，那會是什麼樣的光景。你沒有東西可學、無法進步、生活沒有任何挑戰性，也沒有付出努力而精通某事的滿足感。這就像你的餘生都在上幼稚園。你會知道所有的答案，贏得所有比賽。你的每一個專案計畫保證都會成功，因為你每件事都會做對。人們的談話對你沒有任何助益，因為他們說的話，你已經全都知道了。最重要的是，沒有人能愛你或是理解你。因為對一個完美無缺和無所不知的人而言，他無法感受到愛。這不是很孤單寂寞、無趣和悲慘嗎？你確定你還想要完美嗎？

PART 4

戰勝無望感和自殺衝動

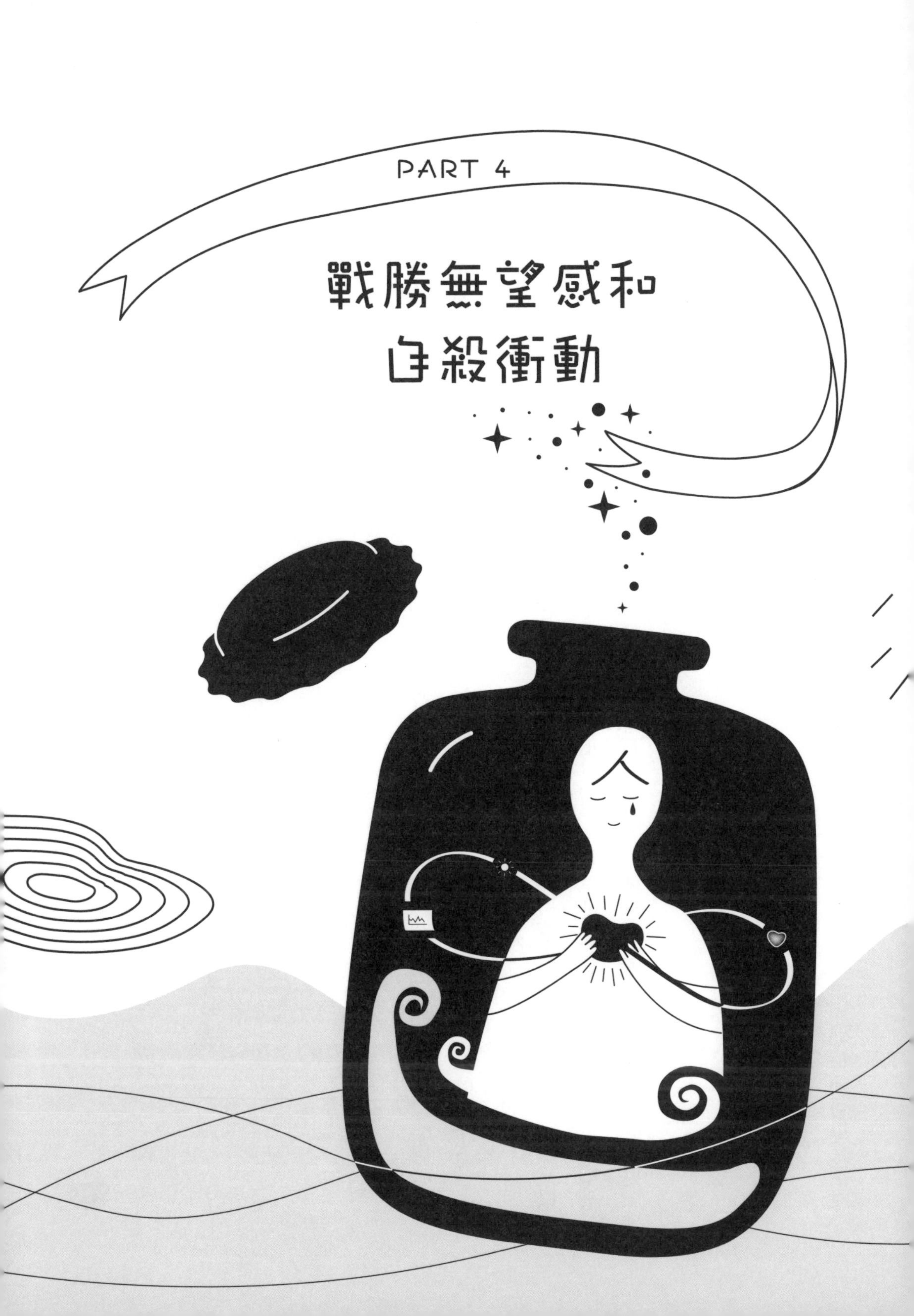

15

讓你選擇「活下去」

你以為自殺是解決你問題的唯一或最好的辦法。你錯了！這是錯誤的信念。無論你多麼徹底地說服自己相信，甚至讓別人也同意你，自殺都不是解決你的痛苦的最明智方法。

亞倫．貝克醫師的一項研究顯示，分別有三分之一的輕度憂鬱症患者，以及將近四分之三的重度憂鬱症患者有自殺意念。據估計，有高達5％的憂鬱症患者確實死於自殺，這個比例大約是全球總人口自殺死亡率的二十五倍。事實上，在憂鬱症患者的死因中，死於自殺的機率是六分之一。

沒有任何一個群體、社經地位或專業階級被免除在自殺之外，想一想你知道的自殺名人就會明白了。其中又以青少年的自殺特別令人難過和怵目驚心，但這絕不是罕見現象。一項針對一所費城郊區的教會學校裡的七、八年級生所做的研究顯示，有將近三分之一的青少年罹患重度憂鬱，而且有自殺念頭。甚至連經歷了與母親分離的嬰兒，都能發展出憂鬱症狀，使得他們無法成長茁壯，有些甚至會尋死而讓自己餓死。

自殺不是解決你問題的唯一辦法

在你感到束手無策之前，讓我強調事情正向的一面。首先，自殺是沒有必要的，而且運用認知技巧可以快速克服和消除自殺的衝動。根據我們的研究，接受認知治療或抗憂鬱藥物的患者的自殺衝動都大幅降低了。許多接受認知治療的患者在頭一、二週，就對生活有了更好的展望。目前，對於容易出現情緒波動的人，也高度重視要預防其憂鬱症發作，如此應該也有助於自殺衝動的長期降低。

為什麼憂鬱患者經常有自殺的想法，又該如何避免這種自殺衝動？如果你仔細觀察那些有積極自殺傾向的人，就會明白其中的原因。他們的想法被一種對未來的悲觀展望所支配，生活對他們而言，只是一場如地獄般的夢魘。當他們回顧過往，記得的都是憂鬱和痛苦的時刻。

當你的心情跌落到谷底時，可能也會沮喪到覺得自己從未真正快樂過，也永遠不會快樂。如果有個朋友或親戚告訴你，除了這些憂鬱的時期，你其實過得相當幸福快樂，你可能得出這樣的結論：他們弄錯了，或者只是設法要使你振作起來。這是因為當你陷入憂鬱時，實際上是扭曲了你對過去的記憶。你就是無法喚起任何自己曾感到心滿意足或歡欣時光的記憶，所以錯誤地斷定這些往事並不存在，認定你一直以來都是不快樂的，未來也一直都會如此。如果有人堅持認為你曾經快樂過，你的回應可能會和我的一名年輕患者一樣：「算了吧，那段時期不算數。快樂只是一種幻覺。真正的我是憂鬱和自卑的，如果我以為自己是快樂的，就是在自欺欺人。」

無論你的感覺有多麼糟糕，如果你堅信事情最終會好轉，就會撐下去。會做出關鍵的自殺決定，是源自「堅信你的心情不可能獲得改善」這種不合邏輯的信念。你確信，未來只會有更多的痛苦和混亂！就像一些憂鬱症患者，你能夠用大量數據支持自己的悲觀預測，在你看來，這些數據具有令人難以反駁的說服力。

最近，一名四十九歲患有憂鬱症的股票經紀人告訴我：「醫師，十多年來，我已經看過六個精神科醫師。我接受過休克療法（shock therapy，註：用物理或化學的手段造成昏迷或抽搐，以治療精神疾病的方法），也吃了各式各樣的抗憂鬱藥、鎮定劑和其他藥物。儘管如此，我的憂鬱症連一分鐘都沒有改善。為了治好憂鬱症，我已經花了八萬多美元。現在，我的心好累，錢也花完了。每個醫師都告訴我，『你會打敗這個病魔的。別灰心，保持鬥志。』但我現在明白了，他們說的不是事實。他們全都在對我說謊。我是一個戰士，所以努力戰鬥。當你被打敗時，最好認清失敗的事實，別再繼續做無謂的抵抗。我不得不承認，我死了還比較好。」

研究已經顯示，你的那種不切實際的絕望感，是造成你有強烈自殺意念的最重要關鍵因素之一。因為你的思維扭曲了，覺得自己深陷在一個無法逃脫的困境中，所以你妄下結論，認定自己的問題無解。由於你的痛苦令你難以承受，而且看起來永無盡頭之日，因此你錯誤地斷定自殺是唯一的解脫。如果你曾有這樣的想法，或者現在正在認真考慮以這種方式結束生命，那麼讓我在此大聲而清楚的傳達本章的訊息：

你以為自殺是解決你問題的唯一或最好的辦法，你錯了！這是錯誤的信念。

我再重複一遍：你錯了！當你認為自己深陷在無法自拔的困境中，深感絕望時，這種思維是不合邏輯、扭曲和偏頗的。無論你多麼徹底地說服自己相信，甚至讓別人也同意你，但是，「因為憂鬱症而自殺是合理的」這個信念，完全是錯誤的。自殺不是解決痛苦的最明智方法。我會闡明這個立場，並幫助你走出自殺的陷阱。

評估你的自殺衝動

儘管在非憂鬱症患者當中，自殺想法也非常普遍，但如果你是憂鬱症患者，那麼出現自殺衝動肯定被視為一種危險症狀。因此，懂得如何確定那些最具威脅性的自殺衝動，對你非常重要。在第二章介紹的柏恩斯憂鬱檢測表中見35頁，問題二十三、二十四、二十五，與自殺的念頭和衝動有關。如果你勾選了這些與自殺相關的問題，顯示你有自殺念頭，那麼評估它們的嚴重性並在必要時加以干預，就很重要了。

關於自殺衝動，你可能犯下的最嚴重錯誤是：你極力壓抑自己不與諮商心理師討論這個問題。很多人害怕談論本身的自殺念頭和衝動，是因為擔憂遭到別人的反對，或者認為即使只是談論它們，就會導致一個人嘗試自殺——這是沒有根據的觀點。與專業治療師討論你的自殺想法，很可能讓你感到如釋重負，反而更可能平息了你的自殺念頭和衝動。

如果你真的有自殺念頭，那麼問問自己，你是認真的嗎？你是否有時候會希望自己已經死了？如果你的回答是肯定的，那麼你是積極還是消極的想死？消極的死亡渴望，是指你想死，但不願意採取積極的實踐行動。有個年輕人向我坦承：「醫師，每天晚上當我就寢時，就祈求上帝讓我醒來後罹患癌症。這樣一來，我就能平靜地死去，我的家人也會理解我的死亡。」

積極的死亡渴望更危險。如果你正在積極地計畫一個實際的自殺行動，那麼回答下列問題就很重要：你是否在思考一個自殺方法？你的方法是什麼？你制定計畫了嗎？你做了哪些準備？一般而言，你的計畫愈具體、愈成熟，你愈可能付諸行動去自殺。那麼，你尋求專業協助的時候，就是現在！

你曾企圖自殺嗎？如果有的話，你應該把任何自殺衝動都當作一個危險的信號，立即尋求協助。對許多人而言，這些前面的嘗試行動就像是「熱身」，用這種方式跟自殺「玩火」，但還沒有掌握好他們所選擇的自殺方法。如果一個人過去曾多次嘗試自殺而沒有成功，就表示他未來成功的風險增加了。

有一種危險的迷思是：不成功的自殺嘗試只是故作姿態，或是博取關注的伎倆，因此沒必要認真看待。現今對這個問題的看法，則是建議對於所有的自殺念頭或行動都要認真看待。把自殺的念頭和行動視為一種「求救」信號，可能會造成嚴重的誤解。許多有自殺想法的患者，最不想要的就是幫助，因為他們百分之百堅信自己的問題是絕望無助的。基於這種不合邏輯的信念，死亡才是他們真正想要的。

一個評估你是否可能做出積極的企圖自殺行為的最重要因素，就是你有多絕望。這一點與實際的企圖自殺行動更加緊密相關。你一定要問問自己：「我是否相信自己完全沒有康復的機會？我是否覺得自己已經窮盡一切可能的治療方式，確定無藥可醫？我是否堅信自己的痛苦是無法忍受的，永遠沒有結束的一天？」如果你的回答都是肯定的，表示你有很高的絕望感，現在就要接受專業治療！

我想要強調的是，**絕望感是憂鬱症的一種症狀，就像咳嗽是肺炎的症狀一樣。**事實上，「感到絕望」並不代表你是真的絕望的，就像咳嗽並不代表你一定會感染肺炎一樣。它只能證明你為一種疾病所苦，在此就是憂鬱症。這種絕望感不足以構成你企圖自殺的理由，而是給了你一個清楚的信號，去尋求合格的專業治療。因此，**如果你感到絕望的話，尋求幫助吧！別考慮自殺，一分鐘都不要！**

最後一個重要因素是遏止因素。問問你自己：「有任何阻止我自殺的人事物嗎？我會因為家人、朋友或宗教信仰而作罷嗎？」如果你沒有遏止你自殺的力量，你會考慮自殺並實際嘗試的可能性愈大。

總結：如果你有自殺念頭，請以實事求是的態度、使用你的常識，評估這些自殺衝動的最重要因素。下列因素會把你置於自殺高危險群中：

1 如果你患有嚴重憂鬱症並感到絕望。
2 如果你有自殺未遂的經驗。
3 如果你已經有了具體的自殺計畫和準備。
4 如果沒有阻止你自殺的因素。

如果上述有一或多個因素適用你的狀況，那麼立即取得專業的介入和治療至關重要。雖然我堅定相信，自助態度對所有憂鬱症患者都很重要，但顯然你必須即刻尋求專業指引。

自殺的不合邏輯之處

你認為憂鬱症患者有自殺的「權利」嗎？一些被誤導的個人和新手治療師會過度關注這個問題。如果你正在諮商或設法幫助一個深感無望並威脅著要自殺的長期性憂鬱症患者，你也許會自問：「我應該積極干預，還是任由他去做呢？他身為人在這方面有哪些權利？我是否有責任阻止他試圖自殺，還是我應該告訴他就去做吧，去行使他的選擇權利？」

我認為這是一個荒謬又殘忍的議題，完全搞錯重點。**真正的癥結，不是一個憂鬱症患者是否有權自殺，而是當他考慮自殺時的想法是否符合現實**。當我和一個有自殺念頭的人談話時，會設法找出為什麼他有那樣的想法。我可能會問：「你想要自殺的動力是什麼？你的生活面臨了什麼無法解決的嚴重問題？」然後，我會盡快幫助對方找出潛伏在其自殺衝動背後的不合邏輯思維。當你開始以更切合實際的方式去思考，你的絕望感和想要結束生命的渴望將會消退，進而有了活下去的動力。因此，**我會建議有自殺傾向者選擇快樂而不是死亡**，而且我會設法教導他們如何盡快獲致快樂！讓我們來看一看怎麼做吧。

案例1：青少女荷莉的虛無主義

荷莉是個十九歲的女孩，是一個紐約兒童心理分析師轉介給我的患者。荷莉從十三、四歲開始就患有持續性的重度憂鬱症，心理分析師曾使用精神分析療法醫治她多年，但始終未見好轉。其他醫師也無法幫助她。她的憂鬱症源自於：一場家庭變故導致她的父母分居，最終離婚收場。

荷莉的慢性情緒低落，會被多次的割腕行為所打斷。她說，當挫敗和絕望的情緒累積到一定程度時，她就會被想要撕裂自己肉體的衝動所淹沒，只有看到鮮血流過肌膚，她才會有解脫的感覺。當我第一次見到荷莉時，注意到她的手腕上布滿白色疤痕，這證實了她的割腕行為。除了這些自殘事件（這不算是企圖自殺）之外，她還曾多次自殺未遂。

儘管她曾接受了各種治療，憂鬱症卻不見好轉。有時候，她的病情惡化到必須住院。她在被轉介給我的時候，已經在紐約一家醫院的封閉病房住了幾個月。轉介的醫師建議荷莉至少要再住院三年，而且他似乎也同意荷莉的看法，就是她的預後狀況很不樂觀，她的病情很難獲得大幅改善，至少在近期內是如此。

諷刺的是，她是個聰明、能言善道、討人喜歡的女孩。儘管她因為住院而無法正常上學，在高中還是表現良好。她必須請家教輔導一些課程。她就跟許多青少年患者一樣，夢想成為一名心理健康專業人員，但是她的前任治療師告訴她，她的夢想不切實際，因為她本身就有難以醫治的情緒失控或暴走問題。這個意見對荷莉來說，又是一次沉重的打擊。

高中畢業後，她大部分的時間都住在精神病院接受治療，因為診斷結果認為她的病情太嚴重、難以控制，不適合門診治療。她的父親在絕望中尋求幫助，聯絡了賓州大學，因為他讀過我們關於憂鬱症的研究。他要求能否進行一次諮商來決定是否有任何治療方式能夠醫治他的女兒。

荷莉的父親在和我通過電話後，拿到了女兒的監護權，便帶著她驅車前往費城，讓我可以和她面談，並且審視治療的可能性。見面之後，我發現他們父女的個性跟我預期得恰恰相反。父親是個隨和、溫文爾雅的人；荷莉則是個非常漂亮、友善又樂於合作的女孩。

我為荷莉做了幾項心理測驗。貝克憂鬱量表顯示她有重度憂鬱症，其他測驗則確認了她有高度絕望感和嚴重的自殺意圖。荷莉向我坦承：「我想要殺了我自己。」她的家族史顯示她有些親戚企圖自殺，其中兩個人自殺成功。當我問荷莉，為什麼她想自殺時，她告訴我，她是個懶人，所以是一文不值的，活該去死。

我想要看看她是否對認知療法有正面反應，所以使用了一個技巧，希望能吸引她的注意力。我提出我們進行角色扮演，她要想像有兩個律師在法庭上為她的案子在辯論。順帶一提，她的父親恰巧是專門處理醫療過失訴訟的律師！而我那時還是新手治療師，其父親的背景讓我對於要處理這樣的棘手病例，更加感到焦慮不安。

我告訴荷莉，她要扮演檢察官，必須設法說服陪審團相信，她該被判死刑。我告訴她，我會扮演被告的辯護律師，因此我會挑戰她所提出的每項指控的正當性。我告訴她，透過這種方法，我們可以仔細檢視她要活下去的理由，以及她該死的理由，然後看看真相站在哪一方：

荷莉：對這個人來說，自殺會是一種解脫。

大衛：那樣的論點適用於世上的任何一個人。單憑這個理由，不足以說服一個人去死。

荷莉：控方回應說，患者的人生痛苦不堪，她一分鐘都忍受不了。

大衛：她既然能夠忍受到現在，或許她能夠再忍一段時間。她過去並非一直都處於痛苦中，現在也沒有證據證明她在未來會一直處於痛苦中。

荷莉：控方指出，她的生命已經成了她家人的重擔。

大衛：辯方強調，自殺並不能解決這個問題，因為她的自殺身亡可能對家人造成更大的傷害。

荷莉：但她是如此自私自利、好吃懶做又毫無價值，理當該死！

大衛：那麼，全美人口中好吃懶做的人的占比是多少？

荷莉：也許是20%……不對，我想只有10%。

大衛：那就表示有兩千萬名的美國人是好吃懶做的。辯方指出，他們沒必要為此而死，因此也沒有理由讓這名患者被單獨挑選出來處死。你覺得，懶惰和冷漠是憂鬱症的症狀嗎？

荷莉：可能吧。

大衛：辯方指出，在我們的文化裡，一個人不會因為疾病的症狀而被判死刑，無論是肺炎、憂鬱症或任何其他疾病。而且，懶惰可能也會隨著憂鬱消失而消失。

荷莉看起來很投入在這種機敏的應答角色扮演裡，而且覺得很有趣。經過一連串的指控和辯駁後，她勉強認輸，承認沒有令人信服的理由支持她應該去死，任何明智的陪審團都一定會做出支持辯方的判決。更重要的是，荷莉學會了挑戰和回應她對自己的負面想法。這個過程讓她的情緒立即獲得了部分解脫，這是許多年來的頭一遭。

在諮商療程結束時，她告訴我：「就我記憶所及，這是我覺得心情最好的一次。但現在，我的腦海閃過了一個負面的想法，『這個新的療法可能沒有像它看起來的那麼好。』」這讓她突然又陷入極大的沮喪中。我向她保證：「荷莉，辯方律師指出這根本不是問題。如果這個治療方式不像它看起來的那麼好，不需要幾個星期，你就會知道了，而且你還有長期住院這個選項。你不會有任何損失。此外，這個療法可能有一部分確實像它看起來的那樣好，說不定還更好。也許，你願意試一試。」她聽了這個建議後，決定來費城接受治療。

荷莉的自殺衝動，純粹是認知扭曲的結果。

她把自己的症狀，像是無精打采和對生活失去興趣，與她的真實身分混淆了，給自己貼上了「懶人」的標籤。由於荷莉把她身為人的價值與成就劃上等號，因此得出「她是一文不值的，所以活該去死」的結論。她妄下結論，認為她永遠不會康復，而且家人沒有她會更好。她誇大了自己的不適，說出「我無法忍受它」的話。她的絕望感源自算命師錯誤：她妄下結論，斷定她的病情不可能獲得改善。

當荷莉認清自己只是被不切實際的想法所困住後，突然感到如釋重負。為了保持這種改善，荷莉必須學會持續修正負面思維，而這需要努力！她不會輕易就半途而廢！

在我們的第一次諮商結束後，她緊接著被轉到費城的一家醫院，我每週會去探訪她兩次，為她進行認知治療。她在醫院經歷了一段情緒暴起暴落的暴風般過程，但在五週後，她就可以出院了，我建議她，註冊成為一個暑期學校的兼讀生。

有一陣子，她的心情繼續像溜溜球一樣大起大落，但整體上獲得了改善。荷莉有時候會說，她有好幾天感覺都很好。這被認為是一個真正的突破，因為這些日子是她從十三歲以來第一次經歷到的快樂時光。然後，她會突然復發又陷入嚴重憂鬱。在這些時候，她又出現了積極的自殺念頭，會竭力說服我相信「人生不值得活」。她就像許多青少年一樣，對全人類充滿怨恨，並堅持認為再活下去並沒有任何意義。

荷莉除了有負面的自我價值感，還發展出了一種極其負面的幻滅世界觀。她不僅認為自己被一種永無寧日、無可救藥的憂鬱症所困，還像今天的許多青少年一樣，有自己一套的虛無主義理論——這是最極端的悲觀主義型式。虛無主義堅信世上不存在任何真理或意義，而且人生在世就是充滿苦難和痛苦。對荷莉這樣的虛無主義者而言，世上除了痛苦之外，沒有別的東西。她愈來愈深信世上一切人事物的本質都是邪惡的、可怕的。因此，她的憂鬱症是一趟人間地獄之旅。荷莉把死亡看成是唯一的可能解脫之道，因此渴望一死。她不停地抱怨和冷嘲熱諷活著的種種殘酷與痛苦，堅持任何時候的生活都是令人難以忍受的，而且所有人類毫無可取之處。

要讓一個如此聰慧、固執的年輕女孩明白並承認，她的思想有多麼扭曲，對我這個治療師而言，實在是一大挑戰！下面這段冗長的對話闡明了她的強烈負面心態，以及我如何全力幫助她看出想法中不合邏輯的地方：

荷莉：人生不值得活，因為世上的壞事比好事更多。

大衛：假設我是憂鬱症患者，你是我的治療師，我跟你說這些話，你會怎麼回答我呢？

（我知道荷莉的人生目標是成為治療師，所以我用這招來對付她。我以為她會說些明理、樂觀的話，但她接下來的回應，比我更聰明。）

荷莉：我會說我沒辦法跟你爭辯！

大衛：那麼，如果我是你的憂鬱症患者，而我告訴你人生不值得活，你會建議我從窗戶跳下去嗎？

荷莉：（大笑）對。當我思索這件事的時候，我認為這是最好的辦法。如果你想到世上所有正在發生的壞事，就會感到憂慮不安和沮喪。

大衛：那樣做有什麼好處呢？可以幫助你改正世上的所有壞事，還是什麼其他理由呢？

荷莉：沒有什麼好處。但是，你無法改正它們。

大衛：你無法改正世上所有壞事，還是無法改正其中的一些壞事呢？

荷莉：你無法改正任何重要的事情，但我猜你可以改善一些小事，但你根本無法消除這個世界的邪惡，不會有半點進展的。

大衛：嘿，如果在每一天結束之際，當我回到家裡便告訴自己那些話，我可能真的會變得沮喪不安。換句話說，我可以想起我在當天幫助了哪些人，讓自己感到開心，或者我可以想起那些我永遠沒有機會見到和幫助的成千上萬個人，對此感到絕望和無力。那會讓我陷入無能為力的處境中，什麼也做不了，我不認為那對我有好處。你呢？無能為力對你有好處嗎？

荷莉：不完全是這樣。可能吧，我不確定。

大衛：你喜歡無能為力？

荷莉：不是的。除非我完全喪失能力。

大衛：那會怎麼樣？

荷莉：我會死，我認為我死了比較好。

大衛：你認為死亡是令人開心的事嗎？

荷莉：好吧，我甚至不知道死亡是什麼樣子。我猜，死亡很可怕，什麼也感受不到。誰知道呢？

大衛：所以，死亡可能很可怕，或者死亡可能是虛空的。現在，最接近虛空的事情，就是當你被麻醉時。那令人快樂嗎？

荷莉：不快樂，但也不是不快樂。

大衛：我很高興你承認那不是令人快樂的事。你是對的，當你處在虛空狀態，感受不到任何快樂。但人生中有一些令人快樂的事物。

（此時我以為自己已經取得一定成效。但再一次，在她的青少年堅持中，沒有任何事情有可取之處，她繼續以智取勝，我說什麼，她都跟我唱反調。她的故意作對使得我與她的互動充滿挑戰，有時候讓我感到很挫敗。）

荷莉：但你要知道，人生中令人快樂的事情少之又少，而為了獲得這些寥寥無幾的快樂事情，你必須忍受其他很多困難，這在我看來根本不划算。

大衛：當你感覺良好的時候呢？你還是認為不划算，還是你只有在感覺不好的時候才會這麼想？

荷莉：這要看我想關注什麼，對吧？我讓自己不憂鬱的唯一辦法，就是不去想世上那些讓我感到沮喪的壞事，對吧？所以，當我感覺良好時，那表示我關注在好事上，可是，所有壞事還是在那裡。既然壞事比好事更多，那麼只看好事而感覺良好或覺得快樂，就是不誠實的虛偽行為，那就是為什麼我覺得自殺是最好的辦法。

大衛：好吧，世上的惡分成兩種。一類是虛假的惡，這種惡不是真正的惡，是我們的思維憑空想像出來的東西。

荷莉：（打斷我）嗯，我在看報時，讀到了強暴和謀殺事件。這些在我看來就是真正的惡。

大衛：對。那就是我稱之為真正的惡，但我們先來看看虛假的惡吧。

荷莉：像什麼呢？你說的虛假的惡是什麼意思？

大衛：嗯，我就拿你所說的「人生爛透了」這句話為例來說明，這句話是錯誤的誇大敘述。就像你指出的，人生有好的、有壞的，也有中性的元素，所以「人生爛透了」或是「一切都沒有希望」這種話，都是過度誇大和不切實際的說法，這就是我所謂的虛假的惡。另一方面，生活中確實存在著真正的問題，有人被謀殺、有人罹癌，這是事實，但在我的經驗裡，這些令人不快的事情都是可以應對的。事實上，在你的人生中，可能會決定投身於世界上某些需要解決的問題，你覺得自己能幫助解決它們。但即使如此，有效的方法是要積極的面對問題，而不是被問題給壓垮，然後退縮和消沉。

荷莉：那就是我在做的事情。我一遇到不好的事情就會被壓垮，然後我會想我該殺了自己。

大衛：如果有一個沒有問題、沒有苦難的世界，也許會很美好，但是那樣的話，人們就沒有成長或解決問題的機會。有一天，你可能會對世界上的某個問題產生興趣，而且為了解決這個問題而付出努力，將會讓你感到滿足。

荷莉：把問題當作成長的契機，不是很公平。

大衛：那麼，為什麼你不試試看呢？我不會要你相信我所說的任何事情，除非你親自檢驗並查明其真實性。試試看的方法，是你要開始參與一些事情，去上課、做作業，以及建立人際關係。

荷莉：我正開始那樣做。

大衛：很好，你可以在一段時間後看看這樣做的成效如何，你可能會發現，上暑期學校、為世界做出貢獻、與朋友見面、參與活動、做作業、取得不錯的成績，以及在所能做的事情上感受到成就感和快樂，這一切也許無法滿足你並得出結論說：「憂鬱比這樣做更好」、「我不喜歡是快樂的」、「我不喜歡參與生活」。如果那是真的，你總是可以回到憂鬱和無望的狀態中。我不會從你身上奪走任何東西。但不要對快樂嗤之以鼻，除非你試過了。試試看當你參與生活並付出努力之後，生活會變得如何。到時候我們再看結果怎麼樣。

當荷莉明白（至少部分意識到）這種「這個世界糟糕透頂」和「人生不值得活」的強烈信念，是不合邏輯的看事情方式所導致的時候，她再次感到如釋重負。她犯的錯誤是，只聚焦於負面事情（心理過濾），而武斷地堅決認為世上正面的事情不算數（輕視正面事物），導致她認定每件事都是負面的，因此人生不值得活。當她學習改正錯誤認知，病情開始有了一些改善。雖然她的情緒還是會起起伏伏，但出現情緒波動的頻率和嚴重性日漸趨緩。

荷莉在暑期學校的優異學業表現，使她獲得了常春藤聯盟一所頂尖大學的秋季入學許可，成為專職生。雖然她做了許多悲觀預測，以為自己沒有聰明的頭腦可以在學業上大放異彩，最終會落得退學收場，但令她大吃一驚的是，她的學業表現非常出色。當她學會把自己的強烈消極態度轉變成富有成效的活動時，就成了一個頂尖學生。

荷莉和我進行的每週一次談話治療，不到一年便宣告終止了。在一次爭論中，她從我的診療室逃走，砰的一聲用力把門甩上，還發誓永遠不再回來。也許，她不知道其他說再見的方法。我認為，她已經準備好自己去面對生活的挑戰，以及應付情緒問題。或許，她終於對於得想辦法駁倒我而感到厭倦了，畢竟我和她一樣固執！最近她打電話給我，讓我知道她目前的狀況。雖然她有時候還是會與自己的情緒天人交戰，但現在她是大學四年級的學生，也是班上的佼佼者。她期望能上研究所追求自己的職業生涯夢想，看來要成真了。願上帝保佑你，荷莉！

荷莉的思維代表了許多會導致自殺衝動的心理陷阱。幾乎所有具有自殺傾向的患者，都有一個不合邏輯的無望感，堅信他們正面臨著一個無解的困境。只要你揭露了思維裡的扭曲認知，就會經歷巨大的情緒釋放，使你重燃希望，進而幫助你避開企圖自殺的危險舉動。此外，情緒釋放可以給予你一些喘息的空間，使你得以在生活中繼續做出更實質的改變。

案例 2：露易絲的中年危機

你可能很難認同荷莉這類情緒混亂不安的青少年，那麼我們就來看一下另一個引發自殺念頭和企圖自殺的更普遍原因：我們在進入中老年後，有時候會產生一種幻滅感和絕望感。當你回顧過去，可能斷定相較於年輕時對人生懷抱天真爛漫的期望，你這一生乏善可陳。這被稱為「中年危機」，在人生的這個階段，你檢視了這一生相較於自己設定的期望和計畫，實際取得了哪些成就。如果你無法成功解決這個危機，可能會感受到劇烈的痛苦，也對自己極度失望，甚至可能會導致你企圖自殺。結果再次證明，這個問題與現實之間的關係，即使有，也是微乎其微。反之，你的情緒困擾是源自認知扭曲。

露易絲是個已婚婦女，她在二次大戰期間、五十多歲時從歐洲移民到美國。有一天，她被家人帶到我的辦公室，先前她因為差點自殺成功（她突然自殺，完全出人意料），在加護病房接受治療，目前已經出院。家人不知道露易絲一直患有嚴重憂鬱症，因此她突如其來的自殺行為，完全出乎他們的意料。

當我和露易絲談話時，她痛苦地表示，她的人生沒有達到自己的期望。她從未經歷到少女時代所夢想的歡樂和成就感。她訴說自己的自卑感，並堅信自己是一個失敗的人。她告訴我，她沒有完成任何有價值的事，因此得出了「她的人生不值得再活下去」的結論。

為了防止她第二次企圖自殺，我覺得有必要快速介入，所以使用認知技巧盡快向她證明，她告訴自己的話裡的不合邏輯之處。首先，我要求她給我一份清單，列舉人生中已經完成的事情，藉此檢驗「她認定自己沒取得任何有有價值的成就」的堅定信念，是否合理。

露易絲：好吧，我在二次大戰期間幫助家人逃離納粹恐怖主義，舉家搬遷到這個國家。此外，我在成長過程中，學會了說多國語言，我可以流利說出五種語言。當我來到美國，有一份可以養活家人的工作，但我做得並不開心。我和丈夫一起養育了一個優秀的兒子，他上了大學，現在是非常成功的商人。我是個好廚子，而且我除了可能是個好母親之外，孫子們似乎也認為我是個好祖母。這些都是我人生中已經完成的事。

大　衛：從所有這些成就看來，你怎麼會告訴我「你沒有成就」呢？

露易絲：你要知道，在我家裡，每個人會都說五種語言。離開歐洲只是為了能存活而已。我的工作很普通，不需要什麼特殊才能。養家活口是做母親的責任，任何一個盡責的家庭主婦都應該要學會烹飪。因為這些都是我應該做的事，或者說任何人都做得到，所以這些不算是真正的成就。它們再平凡不過了，所以我才決定自殺。我的人生沒有價值。

我意識到，露易絲對於她的任何優點或做得好的事情，都會說「那不算數」，徒令自己鬱悶不樂。這種被稱為「輕視正面事物」的常見認知扭曲，正是她的主要敵人。露易絲只聚焦於自己的不足之處或錯誤，並堅持認為她的成就一文不值。如果你像她這樣忽視自己的成就，就會產生一種心理錯覺，認為你是一文不值的人。

為了以一種戲劇化的方式證明她的認知有誤，我向露易絲提議，請她跟我一起進行角色扮演。我告訴她，我會扮演憂鬱的精神科醫師，她扮演我的治療師，她要設法找出為什麼我如此憂鬱的原因。

露易絲：（扮演治療師）柏恩斯醫師，為什麼你感到憂鬱？

大　衛：（扮演精神科醫師）哦，我意識到我這輩子一事無成。

露易絲：所以，你覺得你一事無成？但這說不通，你肯定完成了一些事情。例如，你關心許多身心不適的憂鬱症患者，我也知道你發表了研究論文和演講。聽起來，你在很年輕的時候，就達成了許多成就。

大　衛：不。這些都不算數。你知道的，關心自己的患者是每個醫師的職責。所以，那不算數。我只是做了該做的事情。而且，在大學做研究和發表研究結果，本來就是我的職責。所以，這些都不是真正的成就。學校的全體教職員都這樣做，反正我的研究也不是很重要。我的想法只能說普通而已。我的人生基本上就是個失敗的人生。

露易絲：（嘲笑自己，不再是治療師）我看出了我這十年來一直像這樣批評自己。

大　衛：（回到治療師身分）當你想起自己完成的事卻不斷告訴自己那不算數時，你的感覺如何？

露易絲：當我這樣告訴自己時，我感到沮喪。

大　衛：去想那些你本來想做而沒有做的事，卻忽略那些你已經做到且表現良好的事情，而且它們是你付出極大努力和決心得到的成果，這樣有多合理？

露易絲：一點都不合理。

透過這樣的介入，露易絲得以看出，她一再用「我所做的還不夠好」為藉口，任性地讓自己陷入沮喪中。當她看清對待自己有多麼任性時，立即感到如釋重負，自殺衝動也隨之消失。露易絲意識到，無論這一生成就了多少事，如果她想要讓自己感到沮喪，永遠可以看著過去說：「那還不夠。」這點出了她的問題不切實際，只是她陷入的一種心理陷阱。這種互換角色的扮演，似乎喚起了她對事物的幽默感和笑聲，同時也幫助她認清了自我批評的荒謬可笑，學會更加善待自己，而這正是她亟需的。

絕望感只是憂鬱症的症狀

讓我們檢視一下，為何你堅信自己的狀況「毫無希望」的信念不合理，而且是一種自我挫敗行為。首先要記住，憂鬱症通常是（即使不總是如此）一種自限性疾病，換言之，在大多數情況下，即使不用治療，最後症狀都會消失。接受治療是為了加速康復，目前已有許多對憂鬱症有效的藥物和心理治療，其他療法方法也在快速發展中。

醫學科學一直不斷在演進中，我們目前正在經歷一場憂鬱症療法的復興。由於我們還無法完全確定哪種心理治療介入或藥物對特定患者裨益最大，有時候需要應用一些技巧，才能找到釋放快樂潛能的正確鑰匙。關鍵是要牢記，**對某個或幾個技巧沒有反應，並不表示所有方法都會失敗。**事實上，情況往往相反。例如，近期的藥物研究已經證明，對一種抗憂鬱藥沒有反應的患者，對另一種藥物的反應率往往超過這種藥物的平均反應率。這表示，若你無法對一種藥劑產生反應，那麼當你被給予另一種藥劑時，得到改善的機會有可能會增加。考慮到有大量有效的抗憂鬱藥、心理治療和自助技巧可供選擇，你康復的希望就非常大了。

你的無望和徹底絕望，只是憂鬱症的症狀，並非事實。如果你覺得自己無望康復，那是因為你自然會有這種感受，但其實，**你的感受只是追隨了你不合邏輯的思維模式。**只有治療過數百位憂鬱症患者的專家，才能對康復做出有意義預測。自殺衝動只是表明了「你需要的是治療，而非自殺」。雖然通則可能會誤導人，但我的指導原則是：**那些自覺無望者，絕不是真的無望。**

這種堅信自己無望康復的想法，是憂鬱症最令人費解的面向之一。為了防止實際的企圖自殺行動，你必須盡快揭穿隱藏在無望下面的不合邏輯想法。你可能深信自己有個一生都無法解決的難題，覺得自己墜入了一個沒有出路的困境中，這讓你感到極度挫折，甚至產生自殺的衝動，認為這是唯一的解脫之道。但是，當我面對一個憂鬱症患者，在仔細探究他（或她）究竟陷入哪種困境（關於他的「無解難題」）後，總是發現患者被錯誤的想法給蒙騙了。在此情形下，你就像一個邪惡的魔法師，用心理魔法創造了一個驚悚的幻覺。你的自殺念頭是不合邏輯的、扭曲的，也是錯誤的。造成你的痛苦的，是你的扭曲想法和錯誤假設，而不是現實。當你學會看穿鏡子、試著發現事情真相時，會看出你在愚弄自己，你的自殺衝動也會消失。

若說那些有自殺傾向的憂鬱症患者從未遭遇過「現實的」問題，那就太過天真了。每個人都有要面對的現實問題，包括財務、人際關係和健康問題等等。但是，這些困難幾乎都可以用合理的方式來解決，不必走上自殺的歧途。如同第九章指出的，現實的問題永遠不會讓你感到憂鬱或沮喪。**只有扭曲的想法，才能剝奪你的合理希望或自尊。**我從未看過任何一個憂鬱症患者所面臨的「現實的」問題，嚴重到「完全無法解決」以致必須自殺。

PART 5

認知療法也能處理日常生活中的壓力

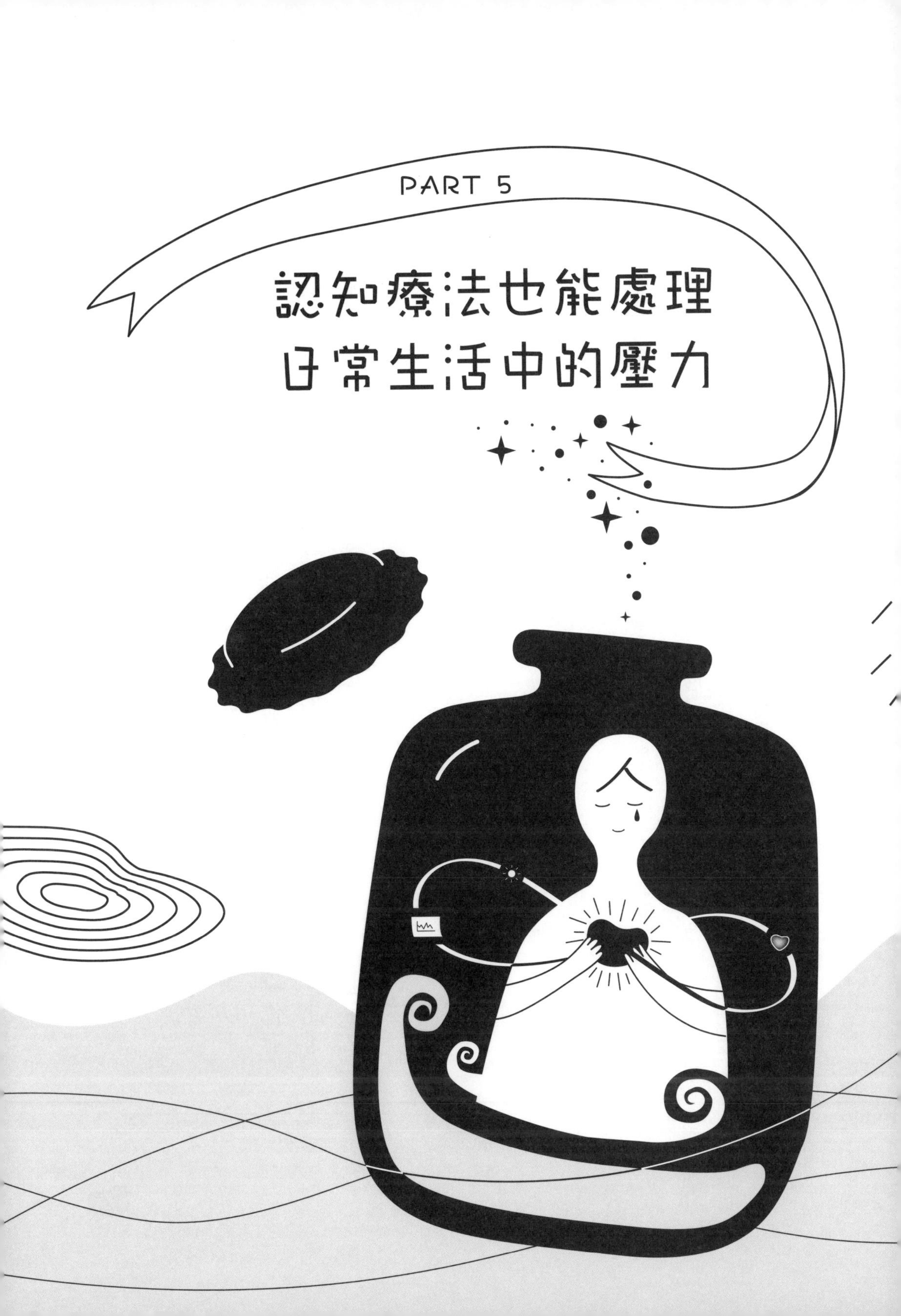

16

精神科醫師如何應用認知技巧？

我經常在晚上搭乘返家的火車時，拿出一張紙，然後在上面沿著中心點畫一條直線，這樣我就能利用兩欄式技巧，因應當日讓我難以平靜的任何情緒餘震。我很樂意跟你分享我的一部分自助練習，讓你有機會聽聽一個精神科醫師如何談論自己的問題，同時，你也能藉此了解，這些用於戰勝臨床憂鬱症的認知技巧，如何應用在所有人生活中都無法避免的各種日常挫折和焦慮。

「醫師，你醫治自己吧！」——《路加福音》（4：23）

一項壓力研究指出，針對情緒壓力和心臟病發生率而言，機場塔臺的空中交通管制員，是世界上最具壓力的工作之一。這項工作要求精確，空中交通管制員必須隨時保持警覺，因為一個失誤就可能造成慘劇。不過，我不知道這樣的工作是否比我的工作更累人。畢竟，飛行員都會配合空中交通管制員的指示，因為他們想要安全起降。但我所引導的船隻有時候會故意偏離航道，製造「船禍」。以下是某個星期四發生在我身上的事。

就在十點半的治療即將開始前的十點二十五分，我收到了一封來自患者菲利斯的信，信裡寫了一大堆亂七八糟、充滿憤怒的話。菲利斯宣稱，他要發動一場「血洗」行動，殺死三個醫師，其中包含了兩名曾治療過他的精神科醫師！菲利斯在信中說：「我只是在等待，等到我有足夠的力氣開車去商店購買槍和子彈。」我打電話給菲利斯，但沒人接，我只好按照計畫在十點半開始和哈利進行諮商。

哈利瘦骨如柴，看起來就像是集中營的囚犯。他不願意吃東西，因為他有一種錯覺，覺得他的腸子「關閉」了，他的體重已經掉了三十公斤。就在我與哈利討論一個不受歡迎的治療選項，建議他住院接受強制灌食以免餓死時，我接到了另一個患者傑若米打來的緊急電話，打斷了我們的談話。傑若米告訴我，他已經把一條繩子套在脖子上，正考慮在妻子下班回來前吊死自己。他說，他不想再接受門診治療了，也堅持住院治療沒有任何意義。

我在當天結束前處理好這三個緊急案例後，回到家中打算讓自己好好放鬆休息。但就在我要上床就寢時，接到了一個新的轉診患者打來的電話：一個知名的女性大人物，是另一個患者介紹的。她告訴我，她已經陷入憂鬱好幾個月了，在今晚稍早，她一直站在鏡子前面，練習用一個刮鬍刀片割自己的喉嚨。她解釋說，她打電話給我，只是為了滿足那位把她介紹給我的朋友，但是她不願預約看診，因為她堅持認為自己的病情「無藥可醫」。

我的生活不是每天都像那天一樣令人心力交瘁，但我有時候就像是活在壓力鍋裡。這讓我有很多機會學習如何應付極度的不確定性、擔憂、挫折、惱怒、失望和罪惡感。這給了我把認知技巧應用在自己身上的機會，親眼見證它們是否真的有效。我也從這些經驗中，體驗到了許多極為美好、令人大受鼓舞的歡欣時刻。

如果你曾求診心理治療師或諮商心理師，很可能治療師全程都在聆聽，把大部分的時間都留給你，期望你說愈多愈好。這是因為許多治療師的養成訓練，是要求採取相對被動的非指導性輔導方式，扮演一種相當於「人鏡」的角色，也就是他只重複你所說的話。這種單向溝通方式，可能對你產生不了任何成效，反而讓你感到沮喪。你可能想知道，「我的精神科醫師究竟是怎樣的一個人？他有什麼樣的感受？他如何應付這些感受？他在處理我或其他患者的問題時，他感受到什麼壓力？」

有許多患者都直接問我：「柏恩斯醫師，你真的有照著你說的去做嗎？」其實，我經常在晚上搭乘返家的火車時，拿出一張紙，然後在上面沿著中心點畫一條直線，這樣我就能利用兩欄式技巧，因應當日讓我難以平靜的任何情緒餘震。如果你有興趣看一看我的一些幕後日常，我很樂意分享一部分自助練習。現在，換成你有機會坐下來聽聽一個精神科醫師如何談論自己的問題。同時，你也能藉此了解，你為了戰勝臨床憂鬱症而掌握的一些認知技巧，如何應用在所有人生活中都無法避免的各種日常挫折和焦慮。

對付敵意——面對「開除20個醫師的男人」

我經常面對著必須應付一些憤怒、苛刻又不講理的人的高壓情況。我猜想，我治療過一些美國東岸脾氣最火爆的患者。這些人經常把憤恨發洩在那些最關心他們的人身上，有時候也包括我。

漢克是個憤怒的年輕人，他在轉診過來之前已經開除了二十個醫師。他抱怨他的背痛不時發作，堅信自己一定生了什麼嚴重疾病。儘管做了幾次漫長的精細醫療評估，但沒有證據顯示他的身體有任何異狀，所以很多醫師都告訴他，他的疼痛和不適很可能是情緒緊張所造成的，就像頭痛一樣。漢克難以接受這樣的理由，他覺得醫師一定是認為他沒救了，根本不在乎他。他一再上演暴怒、開除醫師，再另覓新醫師的這套戲碼。最後，他答應去看一個精神科醫師。但他厭惡這次的轉診，在接受治療大約一年且不見任何進展後，他開除了精神科醫師，向我任職的心理診所尋求治療。

漢克有嚴重憂鬱，我開始訓練他應用認知技巧。晚上，當漢克的背痛發作時，會任由自己陷入挫折感導致的憤怒中，並衝動地打電話到我家（他說服了我，把家裡的電話給他，這樣他就不必經過電話代接服務）。他會先咒罵我，再指控我誤診。他堅持認為，他的問題是身體出狀況引起的，而不是精神有問題。然後，他會下最後通牒，要求我接受他的無理要求：「柏恩斯醫師，你不安排我明天接受休克療法，今晚我就會走出家門去自殺。」我不太可能聽從漢克的大部分要求，例如，我不會讓他做休克療法，也不認為這種治療方法適合他。當我試圖委婉向他解釋時，他會暴怒，揚言要做出一些衝動的毀滅性行為。

在心理治療期間，漢克習慣指出我的每項缺點（這些倒是真的）。他經常繞著診療室怒吼、重擊家具、對我百般辱罵。讓我特別苦惱的是，漢克指責我不關心他。他說，我只關心錢和保持高成功治癒率。這使我陷於進退兩難的處境，因為他的批評有些許真實性，因為他經常拖欠幾個月的治療費，而我擔心他可能會過早中止治療，導致他最後感到更加失望。而且，我很希望把他加進我的治癒名單中。由於在漢克連珠炮似的責難中有幾分事實，因此當他把矛頭指向我的時候，我感到內疚並出現防衛心。他當然也感覺到了我的反應，對我的批評更加有增無減。

我尋求心理診所的一些同事協助，請他們指教我可以怎麼做，才能更有效應付漢克的暴怒和我的挫敗感。亞倫．貝克醫師提供的建議尤其有用。首先，他強調我特別幸運，因為漢克給了我絕佳機會，去學習如何有效對付別人的批評和憤怒。他的話讓我大感驚訝，我一直沒有意識到自己有多麼好運。

貝克醫師除了敦促我使用認知技巧降低及消除自己的憤怒感覺之外，他還建議我當漢克怒氣沖沖的時候，不妨試試一個獨特的處理方式來與漢克互動。這個方法的要點如下：

1 不要為了替自己辯護，而讓漢克感到厭煩或不耐。要反其道而行，鼓勵他用能說出的最惡毒言語，發洩他對你的不滿。

2 設法在他的所有批評中，找出幾分可信的事實，然後同意他的說法。

3 接下來，以一種直截了當、委婉、不爭辯的方式，指出你與他意見不同之處。

4 強調合作無間的重要性，儘管雙方偶爾有這些歧見。我可以提醒漢克，挫敗和爭吵有時候可能會拖慢我們的治療，但沒必要毀掉我們之間的關係，或是妨礙我們最終取得治療成果。

下次，當漢克開始在診療室對著我大吼大叫時，我採取了這個策略。一切照著我的計畫進行，我鼓勵他繼續說下去，說出所有他能夠想起的有關我的最惡劣事蹟。效果立竿見影，充滿戲劇性。沒過一會兒，他整個人頓時消氣，所有的復仇之心似乎都消融了。他開始恢復理性的冷靜溝通，坐了下來。事實是，當我同意他的部分批評，他突然開始為我辯護，還說了一些我的好話！我對這樣的結果印象深刻，後來也開始把同一套方法應用在其他憤怒又暴躁的人身上，實際上，我也開始樂於應付他充滿敵意的暴怒，而且樂此不疲，因為我有一套有效的因應之道。

有一次，漢克半夜打電話給我，從那之後，我也使用兩欄式技巧來記錄和反駁我的自動化思維（見左頁的表48）。我按照同事的建議，試著用漢克的眼光看世界，以獲致一定程度的同理心。這是一劑良方，解決了我自身的部分挫敗感和憤怒，也大幅降低了我的防衛心和苦惱。這有助於我把他的暴怒看成是為了維護他的自尊，而不是對我的抨擊，我能夠理解他的徒勞感和絕望感受。我提醒自己，他多數時候都非常努力接受治療，也相當配合，而我是多麼愚昧，竟然要求他隨時隨地都要完全配合我的指示。隨著我開始感受到我在與漢克的互動上變得更平靜也更自信，我們之間的關係也日益改善。

最後，漢克的憂鬱症和疼痛獲得緩解，也結束了與我的合作。當我從電話代接服務那裡收到漢克要我回電話的訊息時，已經有好幾個月沒見過他了。我突然感到緊張不安，他對我狂暴抨擊的記憶湧上心頭，我的胃也開始抽搐。我感到有些猶豫，心情五味雜陳，但我還是撥了電話給他。

那是一個風和日麗的星期六下午，在經過格外忙碌繁重的一週後，我渴望能獲得亟需的休息。漢克接起電話，說：「柏恩斯醫師，我是漢克。你還記得我嗎？有件事情我一直想告訴你。」他停頓了一下，我也屏息等待他

表48・對付敵意

自動化思維	理性回應
1 我投入在漢克身上的心力，幾乎比任何人都多，而這就是我所得到的——遭到辱罵！	不要再抱怨了。你的口氣就跟漢克一模一樣！他感到害怕和沮喪，他被自己的憤恨不平所困。只因為你對某人盡心盡力，不表示他們一定會感謝你。或許，漢克有一天會感謝你。
2 為什麼他不信任我的診斷和治療呢？	因為他陷入恐慌，他感到極度的不適和痛苦，而且他尚未取得任何實質性結果。當他開始康復，就會相信你。
3 但在這段期間，他應該對我表示起碼的尊重。	你期望他隨時都尊重你，還是偶爾就好呢？一般而言，他很努力實行他的自助計畫，也的確表現出對你的尊重。他也下定決心要好起來，如果你沒期望他表現得完美，就沒必要感到挫敗或沮喪。
4 但他頻頻在晚上打電話到我家，公平嗎？而且他有必要口出惡言辱罵我嗎？	當你們都感到更放鬆的時候，再跟他談一談。建議他參加一個自助團體，來補足他的個人治療，在這個團體裡，患者之間會互相打電話以尋求精神支持。這會使他較少打電話給你。但現在，要記住，他不是故意製造這些緊急狀況的，而這些狀況對他而言是非常可怕和真實的。

的爆發。「自從我們在一年前結束療程後，我的疼痛和憂鬱症基本上已經痊癒了。我放棄了殘障金，找到一份工作，現在在我的家鄉帶領一個自助團體。」

這不是我記憶中的漢克！我感受到一股巨大的欣慰之情和喜悅，他繼續解釋說：「但這不是我打電話給你的原因。我要告訴你的是……」又一次短暫的沉默之後，他說：「我很感激你的付出，我知道你一直都是對的。我其實沒有什麼可怕的毛病，根本是庸人自擾，用不理性的想法自尋煩惱。但在確定這一點之前，我就是無法接受這是事實。現在，我覺得自己是個完整而幸福的人了，所以我一定要打電話給你，讓你知道我目前的情況……這樣做對我並不容易，我很抱歉拖了這麼久才告訴你。」

漢克，謝謝你！我想讓你知道，我在寫下這段往事的時候，不禁流下了喜悅和以你為傲的淚水。我們共同走過的艱辛，都值得了！

對付忘恩負義——面對「不會說謝謝的女人」

你是否曾不遺餘力地幫助一個人，結果對方對你的付出毫不在乎，甚至惡言相向？一個人不該如此不知感恩，對吧？如果你是這樣告訴自己的，那麼當你反覆糾結於這個令人不快的事情時，可能會悶悶不樂好幾天。你的想法和幻想愈有煽動性，你愈會感到煩躁不安和怨恨。以下是蘇珊的故事：

高中畢業後，蘇珊因為憂鬱症復發，尋求治療。她很懷疑我能否幫助她，還不斷提醒我，她感到絕望。她已經有好幾週都處在歇斯底里的狀態，因為她無法決定在兩所大學之間該選哪一所入學。她認為，要是自己沒有做出「正確的」抉擇的話，世界末日就會來到，但這其實不是一個答案顯而易見的選擇。她堅持要消除所有的不確定性，但這是不可能的事，因此勢必會造成她無止無休的挫敗感。於是，她號啕大哭、泣不成聲。她辱罵男友和家人。

有一天，蘇珊打電話給我，請求協助，她迫切需要做出決定。她回絕我的每項提議，而且憤怒地要求我提出更好的方法。她一直堅稱：「既然我下不了決定，就證明你的認知療法對我沒有效。你的方法毫無用處，我永遠都做不了決定，我好不起來了。」看她如此煩躁不安，我緊急安排了下午的行程，與一個同事商討她的狀況。他給了我一些絕佳的寶貴建議，於是我立刻打電話給蘇珊，提供一些「訣竅」解決她的優柔寡斷。結果，她在十五鐘內做出了滿意的決定，頓時如釋重負。

當她下次依約前來定期回診時，報告說那次的談話過後，感到整個人都放鬆了，也確定了要就讀的學校和一切相關事宜。我期待她會為了我盡心盡力幫助她而表示感激之意，所以問她是否依舊堅信認知技巧對她無效。她回答說：「對，確實如此！這完全證實了我的觀點。我沒有退路，必須做出決定。我現在感覺良好固然是事實，但這樣的狀態不會持久下去，所以這不算數。這個愚蠢的治療方法無法幫助我。我還是會在憂鬱中度過餘生。」我心想：「天啊！她怎麼會這麼不明事理？即使我可以把泥巴變黃金，她還是不會注意到！」我感到怒火中燒，決定在當天稍晚利用兩欄式技巧，設法平復騷動不安的受辱心靈（見下頁的表49）。

我在寫下自動化思維後，看出了我的一個不合理假設，是造成我對她的忘恩負義表現感到惱怒的原因。那就是：「如果我做了什麼幫助別人的事，他們應該感謝我而對我有所回報。」如果事情的發展如我所願，很好，但事實就不是這樣。沒有人有道德或法律上的義務，要因為我的聰明才智就信任我，或是因為我為了他們的利益而竭力付出，就一定要稱讚我。既然如此，為什麼我要期待或要求有這樣的回報呢？因此我決定接受現實，用一種更務實的態度去面對：「如果我做了什麼幫助別人的事，對方大多會感謝我，那會讓我感到開心而滿足。但偶

表49・對付忘恩負義

自動化思維	理性回應
1 一個這樣聰明的女孩怎麼會如此不明事理？	很簡單！她的不合邏輯思維正是她的憂鬱症成因。如果她沒有一直聚焦在負面事物上並輕視正面事物，她不會如此頻繁地陷入憂鬱當中。你的工作就是訓練她如何克服這一點。
2 但我做不到。她下定決心要擊敗我。她絕不會讓我稱心如意的。	她沒必要讓你稱心如意。只有你能做到這一點。難道你忘了「只有你的想法能影響你的心情」嗎？為什麼你不為自己做的事情而肯定自己呢？別指望她了。你剛剛在指引人們如何做決定一事上，學會了一些令人振奮的技巧。難道那些不算數嗎？
3 但她應該承認我幫助了她！她應該要感恩！	為什麼她「應該」要？那是童話故事。如果她做得到，可能會這樣做，但現在還不會。她遲早會想通，但她一定要扭轉那個已經支配她十多年、根深柢固的不合邏輯思維。她可能害怕承認自己正在接受幫助，這樣她就不會再落得希望破滅。或者，她可能害怕你會說：「我早就告訴過你了。」你要像福爾摩斯一樣，看看你是否可以釐清這個謎團。要求她改變行事作風，則是無意義的。

爾也會有人不按照我的期待來回應。如果對方的反應是不合理的，那只能說明他們自己有問題，跟我無關，所以我何必為此生氣呢？」這種態度讓我的生活更加甘甜，而且整體而言，我的患者也給了我足夠多的感激之情。順帶一提，前幾天蘇珊打電話給我。她在大學表現得很好，即將畢業。最近她父親有些憂鬱，所以她想找一位好的認知治療師！也許這就是她表達感謝之意的方式！

對付不確定性和無助感——面對「一個決定自殺的女人」

在星期一前往辦公室的途中，我總是很好奇這一週會發生什麼事。有個星期一早上，我被眼前的景象嚇了一跳。當我打開診所的門鎖，看到有幾張紙在週末期間被塞到門縫裡，那是一封由患者安妮所寫的二十頁信。

安妮曾罹患可怕的怪異情緒疾病，在接受了幾個治療師長達八年的治療後完全康復了，就在幾個月前、她二十歲生日那天被轉介給我。從十二歲起，安妮的生活便惡化為夢魘般的憂鬱症和自殘模式。她喜歡用尖銳物品劃破自己的手臂，有一次要縫上兩百針。她曾多次企圖自殺，差點成功。

當我拾起她的信箋時，感到神經緊繃。安妮最近表達了一種深刻的絕望感。除了憂鬱症，她還有嚴重的飲食失調症，在上個星期，她出現古怪的失控強迫症行為，連續三天放縱自己暴飲暴食。她吃完一家餐廳又換另一家餐廳續攤，連續幾個小時不停用食物塞飽自己。然後，她會把吃進去的東西吐光，又再繼續狂吃。

她在信裡把自己描述成「人肉垃圾處理機」，也解釋了她感到絕望的原因。她表示，她決定放棄努力，因為她認清自己基本上是個沒用的「廢物」。

我沒有再讀下去，馬上打電話到她的公寓。她的室友告訴我，她已經打包行李，「離開小鎮」三天了，她沒有留下任何隻字片語說要去哪裡、為什麼要離開。我頭腦裡的警鈴大響！這正是她在接受治療前，最近幾次的自殺未遂模式：開車到汽車旅館，用假名登記入住，服藥過量。我繼續讀她的信，她在信中提到：「我累了，就像燒壞了的燈泡。你可以給它通電，但它就是不會亮。我很抱歉，但我想一切都太晚了。我再也不會感受到虛假的希望……在人生的最後時刻，我沒有覺得特別悲傷。每隔一段時間，我試圖要牢牢抓住生命，希望能緊握住一些東西，任何東西都好，但我抓住的除了虛空還是虛空。」

這聽起來像是一封真正的自殺遺書，儘管字裡行間沒有述及任何明確的自殺意圖。我突然被巨大的不確定性和無助感所淹沒——她就這樣消失得無影無蹤。我感到憤怒和焦慮，因為我對她的情況束手無策，於是我決定寫下閃過腦海中的自動化思維。我希望自己的一些理性回應，能幫助我應付所面對的強烈不確定感（見左頁的表50）。

我在寫下想法後，決定打電話給同事貝克醫師，請教他的意見。他認為我應該假定她還活著，除非有其他相反事證。他提醒我，如果她被人發現已經身亡，那麼我可以從這件事學到如何應付與憂鬱症為伍的職業危害之一；如果她還活著，就要堅持不懈地治療，直到她的憂鬱症完全康復。

這次的談話和記錄練習的成效很好。我意識到，我沒必要假定「最糟糕的狀況」，也有權選擇不讓自己因為她可能企圖自殺，而感到痛苦。我確定自己不能為她的行為負責，只能為自己的行為負責，而且我已經幫助她改善憂鬱症，我會堅持不懈地繼續這樣做，直到我們共同打敗她的憂鬱症，嚐到勝利的滋味。

我的焦慮不安和憤怒徹底消失了，我感到如釋重負且平靜。星期三早上，我接到電話通知。她在距離費城二十四公里遠的一家汽車旅館裡，被人發現不省人事。這是她第八度企圖自殺，但還活著，被收治在一家偏遠醫院的加護病房裡，她一如既往的發牢騷、抱怨。她會活下來，但必須接受整型手術，以置換她陷入長時間昏迷時，手肘和腳踝上開始潰爛的皮膚。我安排她轉學到費城的賓州大學，她會再次回到我的堅持不懈的認知治療掌控中！

表50．對付不確定性

自動化思維	理性回應
1 她可能企圖自殺，而且還成功了。	沒有證據證實她已經死了。因此，為什麼不假定她還沒死，直到有相反的事證？這樣你就沒必要擔心，並一直糾結於此。
2 萬一她死了，就表示是我殺了她。	你不是殺人凶手。你在設法幫她。
3 如果我在上星期做了不一樣的事情，就能阻止這樣的事發生。這都是我的錯。	你不是算命師，無法預測未來。你只能根據自己知道的，來盡最大的努力。把這一條當作準則，劃定你的界線並尊重你自己。
4 這不該發生的，我這麼努力設法避免發生這樣的事。	無論發生了什麼事，都發生了。即使你盡了最大的努力，也不保證一定會得到你想要的結果。你無法控制她，只能控制自己的努力。
5 這表示我的方法平庸無奇。	你開發出了有史以來最好的方法之一，你竭盡所能應用這些方法，得到傑出成果。你不是二流的庸才。
6 她的父母會對我很生氣。	可能會也可能不會。他們知道你已經對她盡心盡力了。
7 貝克醫師和同事會對我生氣，他們會知道我不稱職，因而看不起我。	不可能。失去一個我們不遺餘力協助的患者，我們都會感到失望，但你的同儕並不會覺得你讓他們失望了。如果你有任何顧慮，打電話給他們！柏恩斯，你要以身作則。
8 除非我查明真相，否則我就會感到痛苦和內疚。我應該會有那樣的感受。	如果你做出負面假設，只會感到痛苦。有可能❶她還活著，以及❷她會好起來。做這樣的假設，你會感覺良好！你沒必要覺得難受，而是有權拒絕感到沮喪。

當我和她談話時，她的言行充滿了憤恨和絕望。在接下來的幾個月治療過程，更是混亂失控。但她的憂鬱症在轉診的第十一個月終於開始好轉，並在轉診剛好滿一年的二十一歲生日那天，憂鬱症症狀消失了。

我獲得的回報

我的喜悅是巨大的。當母親在產後第一眼看到新生兒時，肯定有這樣的感覺：所有懷孕期間的不適和生產時的疼痛，都在那一刻忘記了。這是生命的慶典，令人興奮難抑的經驗。我發現，患者的憂鬱症愈持久、愈嚴重，在治療過程中所要面對的掙扎也愈強烈。但當患者和我終於發現了打開通往內心寧靜的門鎖密碼時，裡面豐盛的寶藏遠遠超過了這一路走來我們所付出的努力和經歷的挫敗。

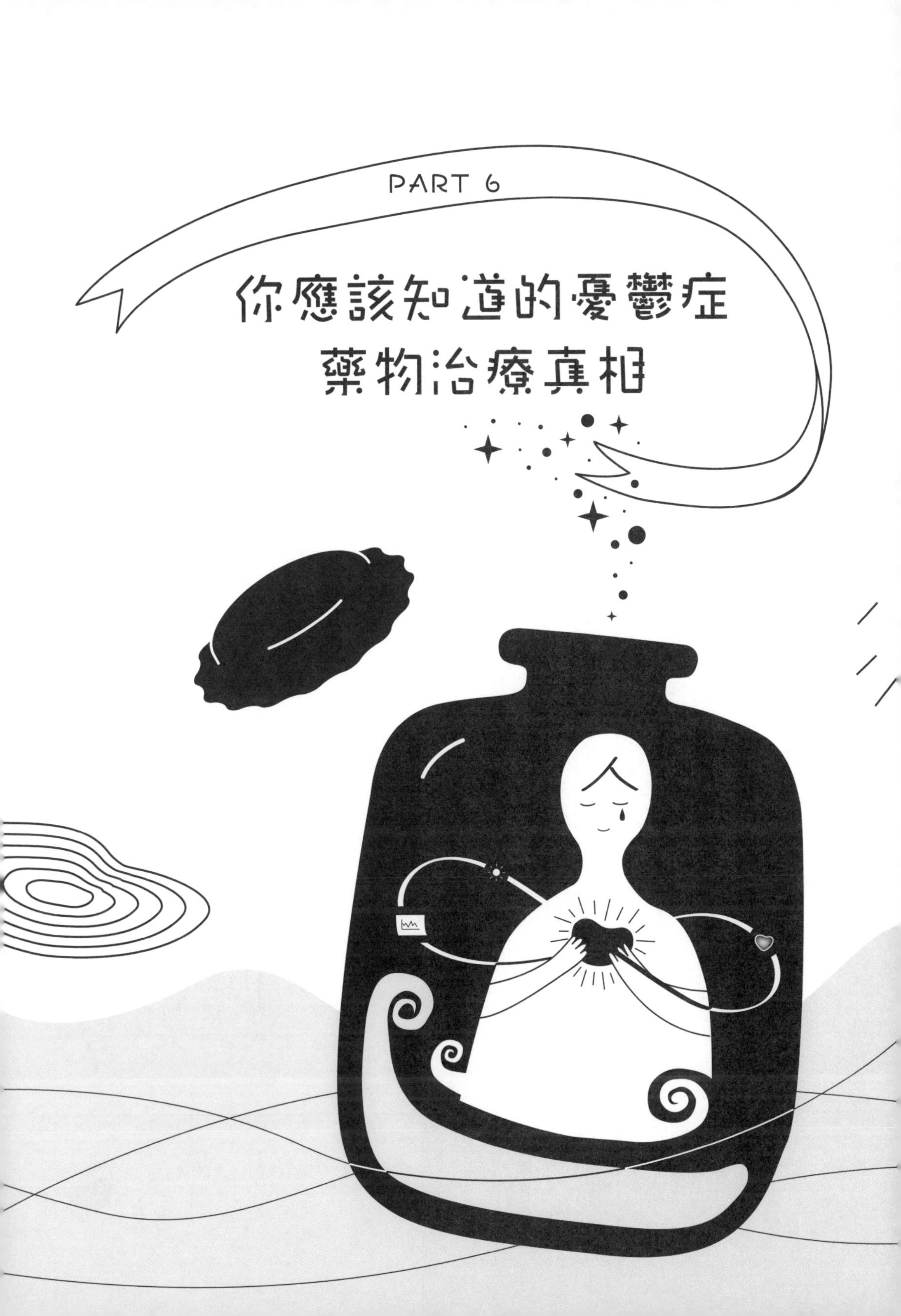
PART 6
你應該知道的憂鬱症
藥物治療真相

17

憂鬱是因還是果——心理疾病還是大腦疾病？

科學家至今還不知道憂鬱症或其他精神疾病的成因，雖然有許多引人關注的理論被提出來，但都沒有獲得證實。也許有一天，我們會找到答案，而把這個時代的思想當作一種古怪的歷史奇觀。但是，科學必須從某個地方開始，對大腦的研究正以爆炸性的速度發展……

或許，科學家有一天會發現令人驚駭的科技，那是讓我們能夠隨心所欲改變心情的科技。這項科技或許會以一種安全、迅速發揮作用的藥物形式，在幾個小時內就能緩解憂鬱情緒，而且只有非常少的副作用，甚至不會產生任何副作用。這種科學上的突破，一方面代表了人類歷史上最非凡的成就之一，卻是最令人費解的哲學發展之一。

在某種意義上，這就像是再次發現伊甸園一樣，我們可能要面對新的倫理兩難困境。人們可能會詢問諸如此類的問題：我們應該在何時服用這個藥丸？我們有權無時無刻都感到快樂嗎？偶爾感到悲傷難過是一種正常的健康情緒嗎？還是，永遠要被視為一種需要治療的異常情緒疾患？我們要如何拿捏兩者間的分寸？

有些人認為，這樣的科技已經以一種被稱為百憂解（Prozac）的藥丸形式出現。當你讀到後面幾章，會看到事實並非如此。雖然我們有大量抗憂鬱藥物能對一些人產生療效，但仍有許多人無法對這些藥物產生令人滿意的反應，即使他們的病情確實有所改善，但這樣的改善往往不足。顯然，我們要達成目標，仍有一段長路要走。

除此之外，我們至今依舊無法確知，大腦是如何創造情緒的。我們不知道為什麼有些人終其一生更容易出現負面思考和陰鬱情緒，而有些人似乎永遠是樂觀主義者，他們總是抱持積極正面的看法，性情開朗。因此，憂鬱有部分是得自遺傳嗎？還是源自某種化學物質或荷爾蒙不平衡？抑或是我們與生俱來或後天學得的東西？這些問題的答案至今依舊撲朔迷離。但有許多人誤以為我們已經有這些問題的答案。

關於憂鬱症治療的諸多疑問，其答案同樣不明。哪些患者應該採取藥物治療？哪些患者需要心理治療？綜合療法比單一療法更有效嗎？你將會看到這些基本問題的答案，比你預期的更有爭議性。

在這一章，我會闡釋這些問題，探討憂鬱症主要是生物學（天生）還是環境（養育）因素所造成的。我會解釋大腦是如何運作的，並檢視憂鬱症可能是腦內化學物質不平衡所造成的相關證據，也會描述抗憂鬱藥試圖矯正這種不平衡。在第十八章，我會探討「心智－身體問題」和闡述目前有關影響「心智」的治療方式（例如，認知療法），以及影響「身體」的治療方式（例如，抗憂鬱藥物療法）的爭議。在第十九章，我會提供所有現行用於治療情緒問題的抗憂鬱藥的實用資訊。

遺傳和環境因素，哪個影響較大？

儘管許多進行中的研究試圖梳理出遺傳和環境因素對憂鬱症的相對影響強度，但是科學家至今仍未釐清哪些因素發揮了最重要的影響力。至於雙極性情緒疾患（躁鬱症），遺傳因素似乎起了強大作用，相關證據相當有力。舉例而言，如果同卵雙胞胎的其中一個有躁鬱症，另一個得病的機率也很高（50％到70％）。相比之下，當異卵雙胞胎的其中一個罹患躁鬱症時，另一個得病的機率較低（15％到25％）。如果雙親之一或非雙胞胎手足患有躁鬱症，那麼子女或其他手足得病的機率約為10％。這個數字比其他一般人罹患躁鬱症的機率高出許多，因為一般人一生中得病的風險不到1％。

記住，同卵雙胞胎有相同的基因，但異卵雙胞胎只有一半的基因是相同的。這可能解釋了為什麼同卵雙胞胎同時罹患躁鬱症的機率比異卵雙胞胎更高，也解釋了為什麼這個比率會比一般人罹患躁鬱症的比率高出許多。如果同卵雙胞胎從出生起就由不同的家庭收養，在他們當中發生罹患躁鬱症的風險增加情況一樣成立。雖然同卵雙胞胎被不同家庭收養的情況較少見，但仍會有這樣的案例發生。在某些情況下，科學家已經能夠在他們長大後找到他們，以確定他們有多相似或不同。這些「自然」實驗揭示了許多有關基因相對於環境的重要性，因為被分開撫養的同卵雙胞胎有相同的基因，卻成長於不同的環境。這樣的研究凸顯了遺傳影響在雙極性疾患上的重要性。

至於更常見且未伴隨無法控制的躁症發作的憂鬱症，其遺傳證據仍相當模糊不明。遺傳研究人員面臨的問題，有一部分在於憂鬱症的診斷比雙極性情緒疾患（躁鬱症）的診斷更不明確。躁鬱症是一種相當特殊的情緒疾患，很容易診斷出來（至少較嚴重的躁鬱症是如此）。在沒有吃藥也沒有喝酒的情況下，患者的個性突然出現令人擔憂的變化，並伴隨如下症狀：

- ✦異常亢奮，經常出現煩躁不安。
- ✦精力過剩，連續不停的運動，或是出現躁動不安的肢體動作。
- ✦很少睡覺。
- ✦講話講得又快又急，而且停不下來。
- ✦飛快的跳躍性思緒。
- ✦自大型妄想（例如，突然相信自己有一個世界和平計畫）。
- ✦衝動魯莽的不當行為（像是亂花錢）。
- ✦不當的過度調情和性行為。

✦ 幻覺（重度病例）。

這些躁鬱症症狀通常明確無誤，往往無法控制，因此患者有可能需要住院接受藥物治療。康復後，患者通常可以恢復完全正常的運作。這些明確的躁鬱症特徵，使得遺傳研究相對簡單，因為判斷一個人何時出現躁鬱症並非難事。此外，這種情緒疾患通常開始於相當早的人生階段，第一次發作經常發生在二十歲到二十五歲之間。

相比之下，憂鬱症可供臨床診斷的症狀，不如躁鬱症那樣顯著。哪裡是正常悲傷情緒的結束和臨床憂鬱症的開始？這個答案有些武斷，但此決斷對研究結果會有巨大的影響。

遺傳研究人員面臨的另一個難題是：我們該等多久才能判斷一個人是否已發展出臨床憂鬱症？舉例來說，假設有個人有顯著的憂鬱症家族史，她（或他）在二十一歲時死於車禍，但從未有憂鬱症發作的病史。我們可能會因此推斷她沒有遺傳到憂鬱症傾向。但如果這個人沒死，她有可能在後來憂鬱症發作，因為憂鬱症第一次發作的時間經常在二十一歲之後。

像這樣的問題並非不能克服，但確實讓遺傳研究變得困難。事實上，由於許多先前已發表的憂鬱症遺傳研究有很多缺陷，所以我們不能根據這些研究來確定遺傳和環境哪一個對憂鬱症的發生更重要。所幸，這方面的更精密研究目前正在進行中，我們也許會在未來的五年到十年間對這些問題有更好的解答。

憂鬱症是大腦中一種「化學物質失衡」造成的？

從古到今，人類一直在尋找憂鬱症的成因。即使在古代，我們的老祖宗已經開始懷疑憂鬱情緒源自體內某種化學物質失衡所致。

古希臘時代的希波克拉底（Hippocrates）認為「黑膽汁」是元凶，近年來，科學家已經開始密集地尋找這種難以捉摸的黑膽汁。他們試圖確定可能造成憂鬱症的大腦化學物質失衡。答案的線索是有了，但儘管有愈來愈精密的研究工具，科學家仍未發現憂鬱症的根源。

為了支持「某種化學物質失衡或腦部異常，可能在臨床憂鬱症中發揮作用」這個觀點，至少有兩種論點被提出來。首先，重度憂鬱症的身體症狀支持了其中可能涉及器質性變化。這些身體症狀包含了躁動（神經活動增加，例如踱步或絞扭雙手）或極度疲勞（無動於衷的冷漠，你感覺像是有一噸重的磚頭壓在身上，什麼事都不想做）。你的心情也可能出現「晝夜變化」。這是指憂鬱症症狀在早上惡化，在一天結束時有所改善。其他身體症狀包含了紊亂的睡眠模式（又以失眠最常見）、便祕、食慾改變（通常是減少，有時候是增加）、注意力不集中，以及對性愛失去興趣。因為這些憂鬱症症狀「感覺」很像是身體問題，人們往往會認為憂鬱症是由於身體原因所造成的。

第二種有關憂鬱症生理成因的論點，主張至少有一些情緒疾患似乎是家族性的，這暗示了遺傳因素對憂鬱症的形成具有一定的作用。如果有一種遺傳缺陷使得有些人更容易罹患憂鬱症，那麼這種缺陷可能表現為體內化學物質的紊亂，就像許多遺傳性疾病一樣。遺傳論點雖然有趣，但相關數據說服力不足。相較於影響多數人的更常見憂鬱症類型，遺傳因素在雙極性躁鬱症中的影響的證據要強得多。除此之外，有許多與遺傳因素無關的事物也表現在家庭中。舉例而言，美國的家庭幾乎都說英語，墨西哥的家庭幾乎都是說西班牙語。因此，我們可以說，說某種語言的傾向也會出現在家庭中，但你所說的語言是來自後天學習而非遺傳。

我無意貶低遺傳因素的重要性。最近針對一出生就分開、由不同家庭收養的雙胞胎所做的研究，就顯示許多我們以為是後天學來的特質其實得自遺傳。就連害羞或外向這種個性特質，似乎也有部分是遺傳所致。個人偏好，像是喜歡某種特定的冰淇淋口味，可能也受到基因的強烈影響。我們可能也遺傳了以正面積極或是負面消極的方式看事情的傾向，這一點看似十分合理，不過仍需要更多研究來釐清這種可能性。

憂鬱症是怎麼發生的？

首先，我要再次強調科學家至今還不知道憂鬱症或其他精神疾病的成因。雖然有許多引人關注的理論被提出來，但都沒有獲得證實。也許有一天，我們會找到答案，而把這個時代的思想當作一種古怪的歷史奇觀。但是，科學必須從某個地方開始，對大腦的研究正以爆炸性的速度發展，在接下來的十年裡，一定會有這方面的嶄新理論脫穎而出。

我將針對這個部分做簡要的說明。大腦是個非常複雜的器官，我們對大腦如何運作的理解仍然相當粗淺，對大腦的軟硬體還有許多不知道的地方。一個神經元或一系列神經元的放電作用，如何被轉譯成想法或感覺？這是最深奧的科學謎團之一，對我而言，這就像探問宇宙的起源一樣，令人驚嘆！

我們不會試圖在這裡回答這些疑問，因為我們的目標要卑微得多。

大腦神經元透過被稱為「神經傳導物質」（或神經遞質）的化學信使彼此傳遞信息。存在於大腦邊緣系統中的一些血清素、正腎上腺素和多巴胺，就是它們的化學信使。

有些科學家假設，憂鬱症可能是一或多個這類大腦生物胺類傳導物質不足所致，而躁症（處於極度興奮或歡快的狀態）可能是一或多個這類物質過多所造成的。有些研究人員主張血清素對憂鬱症和躁症發揮了最重要的作用，另一些人則認為正腎上腺素或多巴胺異常也起了一定的作用。

這些生物胺理論的一個推論是：或許可以透過提高憂鬱症患者大腦內血清素、正腎上腺素或多巴胺的濃度或活性，讓抗憂鬱藥發揮作用。

如果像血清素這樣的化學信使，在突觸前神經元中被耗盡了，會發生什麼事呢？這個神經元將無法適當地將神經信號通過突觸傳到突觸後神經元。大腦中的神經連接就會出現故障，結果導致心智和情緒出現靜電干擾，就像一臺連接不良的調頻收音機發出雜音一樣。其中一種情緒靜電干擾（血清素不足）會導致憂鬱症，另一種情緒靜電干擾（血清素過多）則會引起躁症。

最近，這些生物胺理論受到大幅修正。一些科學家不再相信，血清素不足或過多是導致憂鬱症或躁症的成因。相反的，他們假定神經細胞膜上有一個或多個受體異常，可能才是導致情緒失調的原因。要是突觸後神經元的血清素受體出現問題（例如，血清素受體可能不足），那麼神經元之間的溝通會發生什麼問題？雖然神經突觸有大量血清素分子，但是當突觸前神經元放電時，突觸後神經元可能無法持續放電。而血清素受體太多會產生反效果，造成血清素系統過度活躍。

迄今為止，科學家至少已經在大腦中發現了十五種不同的血清素受體，而且還在不斷發現更多種類。所有這些受體可能對荷爾蒙、感覺和行為產生不同的影響。科學家對這些不同受體的功能尚未有清晰的通盤認識，也不知道它們的任何異常是否與憂鬱症或躁症有任何因果關係。這個領域的相關研究正在快速發展中，我們會在不久的將來了解更多這類資訊。

雖然我們對血清素受體在大腦功能上的角色仍不太了解，但是有證據顯示，突觸後神經元受體的數量，可能會因應抗憂鬱藥治療而出現變化。例如，如果你用藥物來提升在兩個神經元之間的突觸裡的血清素濃度，突觸後神經細胞膜上的血清素受體的數量在幾週後會減少。這可能是神經元設法對過度刺激所產生的補償作用，換言之，神經元會設法降低信號量，這種反應被稱為「向下調節」。反之，如果你耗盡突觸前神經細胞膜上的血清素，被釋放至突觸的血清素就會少了許多。幾週後，突觸後神經元可能會增加血清素受體。神經元設法調升信號量，這種反應被稱為「向上調節」。

這些都是具有簡單意義的專業術語，「向上調節」意指「更多的受體」，「向下調節」意指「較少的受體」，我們也可以說，向上調節意謂調升系統，向下調節意謂調降系統，就像收音機一樣。

我們已經知道，抗憂鬱藥通常需要幾週或更長的時間才會發揮療效。研究人員一直在努力找出原因。一些研究人員推測，向下調節可能是這些藥物產生抗憂鬱效果的原因。換句話說，抗憂鬱藥之所以有效，可能不是因為它們增強了血清素系統（如同最初的推測），而是因為經過幾週後，它們向下調節了血清素系統。這表示，血清素濃度下降可能並不是憂鬱症的成因。反之，憂鬱症可能是由於大腦中血清素活性增加所導致的。抗憂鬱藥可能在幾週後修正這種情況，是因為藥物調降了血清素系統。

這些理論是否已獲得確立和證實？完全沒有。如同我所指出的，製造一個理論非常容易，但要證明它則困難得多。**到目前為止，科學家還找不到一種令人信服的方式，來證實或反駁這些理論中的任何一個。**此外，我們也無法對患者群組或個別患者進行臨床或實驗室測試，可靠地檢測出任何導致憂鬱症的化學物質失衡。

這些當代理論的主要價值是刺激研究，使我們對大腦功能的認識隨著時間變得更加精密。最終，我相信我們會發展出更加精細的理論和更好的工具，來驗證這些理論。

你現在可能在想：「就只有這些嗎？」難道科學家就只是閒坐無事，說：「憂鬱症有可能是大腦中的這個或那個神經傳導物質或受體所導致的嗎？」在某種程度上，事情就是這樣。部分原因是因為我們現在的大腦模型仍然非常簡陋，因此憂鬱症理論還不是很成熟。

也許到了最後，研究結果發現，憂鬱症不是任何化學傳導物質或受體出問題所致。也許有一天我們會發現，憂鬱症實際上主要是一種「軟體」問題，而非「硬體」問題。這就好比你有一臺有問題的電腦。有時候，問題出在硬體。例如，你的硬碟有毛病。但更多時候，問題出在軟體，一個設計錯誤造成程式在某些狀況下運作不良。因此，關於憂鬱症的大腦研究，我們可能在尋找一個「硬體」問題（例如，天生的一種化學物質失衡），然而真正的問題出在「軟體」（例如，基於後天學習而產生的一種負面思維模式）。這兩種問題都是「器質性」問題，因為都與大腦組織有關，但它們的解決方法會是截然不同的。

研究人員面臨的另一個主要問題，是先有雞還是先有蛋的問題。也就是說，我們測得的腦內變化，究竟是憂鬱症的因還是果？為了闡明這個問題，讓我們做個關於一頭快樂又滿足的鹿在森林裡的臆想實驗。想像我們有一部特別的機器，可以將鹿腦裡的化學和電活動視覺化，比如有一部可以遠距操作的尖端可攜式腦成像機器，就像警察使用雷射槍測量車速一樣。但是，這頭鹿並不知道我們正在監測牠的腦部活動。突然間，牠注意到有一群餓狼在接近中。驚恐萬分！我們的腦成像機器檢測到鹿腦內的化學和電活動瞬間出現大量變化。這些化學和電變化，究竟是讓鹿感到恐懼的原因，還是恐懼的結果呢？我們會說，這頭鹿之所以感到恐懼，是因為牠腦中某種化學物質突然失衡了嗎？

同理，憂鬱症患者大腦內有各式各樣的化學和電活動變化。當我們感到快樂、憤怒或害怕時，大腦內的變化相當顯著。但是，哪種大腦變化起因於我們感覺到的強烈情緒，而哪種大腦變化又是情緒的成因？區別因果可說是憂鬱症研究者面臨的最棘手挑戰之一。這個問題絕不是無法解決，但並不容易，而且那些熱切支持現行憂鬱症理論的人不一定會承認這一點。

顯然，為了測試這些理論中的任何一個所需進行的研究，都會是令人望而生畏的。其中遇到的一個重大問題，就是要取得關於人腦內化學和電過程的資訊，仍然非常困難。我們不能只是打開一個憂鬱症患者的腦，然後瞧一瞧裡面長什麼樣子就好！即使我們可以這樣做，還是不知道要看哪裡，或者說要如何觀察大腦內部。但目前已經有一些新型工具，像是正子斷層造影（ＰＥＴ）與磁振造影（ＭＲＩ），的確使這樣的研究變得可能。這是第一次，科學家可以開始「看到」人類大腦內部的神經活動與化學過程。這項研究仍處於起步階段，我們可以期待在未來的十年內看到這方面有長足進展。

18 憂鬱症的藥物治療與談話治療

我們最好選擇放棄「心智－身體」分離對待的治療方式，開始思考這些不同的療法如何攜手合作，共同致力於心智與大腦的治療研究。

自法國哲學家笛卡兒的時代以來，學者一直對「心身二元論」感到困惑。這是指我們身為人類至少有兩種不同的存在層次：心智和身體。我們的心智是由思想和感受組成，它們是看不見的，或者說是縹渺的。我們知道它們存在，是因為我們能夠感受到它們，但並不了解它們存在的原因或方式。反之，我們的身體包含了組織，包括血液、骨頭、肌肉、脂肪等等。組織由分子所組成，而分子又由原子所組成。這些基本組成是無意識的；原子想必沒有意識。那麼，我們大腦裡的無意識組織如何能產生有意識的心智，使得我們可以去看、去感覺、去聽、去愛、去恨？根據笛卡兒的論點，我們的心智和身體一定是經由某種方式被連結起來。笛卡兒稱大腦裡連結這兩個獨立實體的腦區，為「靈魂所在之處」。幾個世紀以來，哲學家一直試圖找出這個「靈魂所在之處」。到了現代，神經科學家繼續對此進行探索，試圖釐清大腦是如何創造情緒和有意識的想法的。

憂鬱症的「心智－身體」問題

這種堅信「我們的心智和身體是互不相干的獨立存在」的觀點，反映在對於憂鬱症這類問題的治療上。我們有用於「生理」的生物治療，以及用於「心理」的心理治療。生物治療通常涉及到藥物，而心理治療通常涉及某種談話治療。

「藥物治療」與「談話治療」兩個陣營之間常常出現激烈競爭。一般而言，精神科醫師更有可能屬於藥物治療陣營，這是因為精神科醫師從一開始接受的就是醫師訓練，他們可以開處方藥，更可能受到診斷和治療這種醫學模式的影響。如果你有憂鬱症，找了一個精神科醫師看診，她（或他）很有可能告訴你，你的憂鬱症是大腦裡的某種化學物質失衡所引起的，並建議使用抗憂鬱藥進行治療。如果是你的家庭醫師在治療你的憂鬱症，他很可能也會採取藥物治療，因為許多家庭醫師幾乎沒受過心理治療訓練，也很少有時間跟患者談論他們生活中的難題。

反之，心理學家、臨床社工，與其他類別的諮商心理師，更有可能屬於談話治療陣營。他們沒有接受任何醫學訓練，不能開處方藥，他們所受的教育通常偏重於憂鬱症的心理和社會成因。如果你有憂鬱症，並向談話治療陣營的一個治療師尋求治療，她（或他）更有可能聚焦於你所受的家庭教養、你的態度或經歷的壓力事件，像是失戀或失業。你的治療師可能也會建議你採取心理治療，像是認知行為治療。不過，這種概括還是有許多例外。許多非醫療治療師相信，生物學因素確實在引發憂鬱症上發揮某種作用，許多精神科醫師也是優秀的心理治療師。精神科醫師和非醫療治療師有時候會進行團隊合作，使他們的患者可以從兩種療法中獲益。

但是，心理學和生物學學派之間分歧嚴重，兩派陣營的對話經常瀰漫著緊張的火藥味。有時，政治和財務的考量對這些討論的影響比科學發現更有力。一些近期的研究表明，這些爭論無關緊要，這種心智-大腦二分法可能是虛假不實的。這些研究指出，抗憂鬱藥和心理治療對我們的心智與大腦所產生的療效，可能近似，換言之，它們可能以相同方式發揮作用。

舉例來說，一九九二年發表於《一般精神醫學學誌》的一個經典研究，小路易斯・巴克斯特、傑佛瑞・施瓦茲、肯尼斯・柏格曼三位醫師，與加州大學洛杉磯分校醫學院的同事，共同研究十八位強迫症患者的大腦化學物質變化。其中一半的患者接受認知行為治療（不服用任何藥物），另一半患者則接受抗憂鬱藥治療（不用心理治療）。不服用藥物組接受了個人和團體心理治療，主要採取兩種治療方式。第一種是暴露與反應阻止法，這是一種行為治療技巧，包含鼓勵患者不要對強迫傾向讓步，而再三去檢查鎖、洗手等等強迫行為。第二種是與本書所描述的內容類似的認知治療，請記住，這一組的患者沒有接受任何藥物治療。然後，這些研究人員使用正子斷層造影，研究兩組受試者在接受治療前與治療十週後各個腦區的醣（葡萄糖）代謝率。這種掃描方法可以評估不同腦區的神經活動，他們特別感興趣的一個腦區是右腦的尾狀核（caudate nucleus）。

這兩種治療方式都有效，兩組患者的病情大都獲得改善，而且改善程度並無顯著不同。這並不令人驚訝，先前的研究人員就已經指出，藥物和認知行為心理治療對強迫症的治療效果差不多。但是，正子斷層造影的研究結果令人大吃一驚——研究人員指出，無論是只接受藥物治療，或是只接受心理治療而成功治癒的患者，他們右腦中的尾狀核活性都出現近似的降幅。除此之外，兩組患者的症狀和思維模式都獲得類似程度的改善，也就是說，沒有哪一種是更有效的。最後，症狀的改善程度與右腦尾狀核的變化程度正相關。換言之，平均而言，病情改善最多的患者，右腦尾狀核的活性也降得最多。活性的降低，意謂著無論是接受藥物或心理治療的患者，這個腦區的神經都已經恢復平靜。

這項研究的一個啟示是，右腦尾狀核過度活躍，可能對引發或維持強迫症症狀發揮一定作用。第二個重要啟示是，抗憂鬱藥和認知行為治療可能在促進大腦的結構與功能恢復正常上，同樣有效。

就和大多數已發表的研究一樣，這項研究也有一些相當顯著的缺失。其中一個問題是，你在特定精神疾病上觀察到的大腦變化可能只是某些「次級（或間接）」效應，而非真正的因果效應。換言之，強迫症患者右腦尾狀核出現的神經活性增加，可能只是反映了一種受影響腦區更廣泛的大腦因應壓力模式，而非導致強迫症症狀的成因。

另一個問題是受測者人數太少，而研究人員研究的腦區數量又太多，所以這些發現可能是偶然現象。這種可能性，與其他研究人員指出「在接受抗憂鬱藥治療的患者身上，出現了不同的大腦活性模式」的這個事實是一致的。這是為什麼任何研究結果在可以被接受前，有必要再由其他獨立的研究人員在更多患者身上複製相同實驗。儘管有這些局限，巴克斯特醫師與其同事的研究報告首開先河，可能開啟了一個新的重要研究類型之門，把一些可以影響大腦功能和情緒的藥物與心理治療方式加以整合，進行研究。

還有一些研究透過藥物幫助憂鬱症患者改變負面思維，指出抗憂鬱藥可能真的有效。在聖路易斯市華盛頓大學醫學院所做的一項研究中，安妮．賽蒙（Anne D. Simons）、索爾．加菲爾德（Sol L. Garfield）和喬治．墨菲（George E. Murphy）幾位醫師，隨機指定受測的憂鬱症患者只接受抗憂鬱藥或只接受認知治療。他們研究兩組患者的負面思維模式的變化，發現對抗憂鬱藥有反應的患者的負面思維改善程度，與對認知治療有反應的患者的改善程度相當。要記得，藥物治療組患者不接受任何心理治療，認知治療組患者不接受任何藥物治療。因此，這項研究表明了，抗憂鬱藥與認知治療改變負面思維模式的方式大致相同。這種抗憂鬱藥對患者之態度和想法的影響，解釋了這些藥物對大腦不同傳導物質系統的抗憂鬱效果，就和從生物學解釋一樣好，甚至更好。

這些傑出的研究顯示，我們最好選擇放棄這種「心智－身體」分離對待的治療方式，開始思考這些不同的療法如何攜手合作，共同致力於心智與大腦的治療研究。這種整合性的方法，或許會在治療師與研究人員當中激起強烈的團隊合作意識，進而從不同的角度探索問題，加速我們對情緒疾患的了解。即使在一些憂鬱症病例裡，出現了某種遺傳（生物學）意義上的異常，心理治療通常也有助於矯正這些問題，甚至不需要藥物的介入。許多研究，以及我自己的臨床經驗都證實了，那些表現出許多身體症狀、看起來明顯屬於生物學意義上的重度憂鬱症患者，往往不用服藥就對認知治療產生迅速反應。反之亦然。我有許多合作過的憂鬱症患者，在我嘗試過許多心理治療手段介入後，病情仍然陷入膠著。但是，當我開立抗憂鬱藥讓他們服用後，有許多患者開始出現好轉，心理治療也開始發揮更好的效果。隨著他們逐漸從憂鬱症中康復，藥物治療確實有助於改變他們的負面思維模式。

如果憂鬱症是天生的，就該用藥物治療吧？

我們曾在第十七章談論到，到現在仍然不知道遺傳對那種不包含躁症的更普遍憂鬱症類型的影響有多強烈。但假設科學家最終發現大部分憂鬱症類型都來自遺傳，是否意謂著我們應該用藥物治療憂鬱症？答案是：不一定。舉例而言，恐血症的發生被認為至少有一部分和遺傳有關，但這種病大多能透過簡單的認知療法迅速治癒，方法大都是把患者暴露在令人恐懼的情境下，敦促他們面對現實，並忍受焦慮不安的情緒直到恐懼漸漸消失。大多數患者一開始感到非常恐懼，所以很抗拒這種治療方式，但如果他們可以被說服堅持到底，治癒率非常高。

我可以用自己的經驗來證實這一點。我在成長期間很怕看到血，當我就讀醫學院期間，輪到要互相獻出手臂抽血時，我的態度極其冷淡，因此毅然從醫學院退學。在接下來的一年裡，我決定到史丹佛大學附設醫院的臨床實驗室工作，這樣我就可以嘗試克服恐懼。他們給我的差事就是替患者的手臂抽血，沒別的了，我只得一整天都在抽血。起初，我頭幾次要抽血的時候，感到非常焦慮，但之後就漸漸習慣了。沒多久，我愛上了新工作。這證明，至少有些遺傳傾向是可以不用藥就對行為治療有反應。

舉一個更常見的例子，我們全都遺傳了某種體型，有些人天生身材比其他人高或矮，有些人骨架較大，有些人骨架較小。但是，我們的飲食和習慣對成年後的體型有巨大影響。許多專業健美運動員在成長階段都很瘦弱，對自己的外貌感到自慚形穢，這激發了他們上健身房鍛鍊身體。其中有許多人因為堅持不懈而變成冠軍。他們的基因可能強烈影響了先天條件，但他們的行為和決心決定了最終結局。

反之亦然。如果事實證明憂鬱症完全是環境造成的，絲毫不受遺傳影響，這並不會減損抗憂鬱藥的潛在價值。例如，如果你接觸到一個鏈球菌咽喉炎患者，你可能會感染咽喉炎，因為鏈球菌有高度傳染性。我們可以說你的咽喉炎幾乎是環境所致，與遺傳無關。但是，我們還是會用抗生素而不是行為療法來治療你的咽喉炎！

至於雙極性躁鬱症，答案很清楚了。這種情緒疾病看起來有一個極其強烈的生物學成因，雖然我們還不知道這個成因是什麼，但通常有必要使用鋰鹽或發爾波克／帝拔癲（valproic acid／Depakene）這類情緒穩定劑。其他藥物也會在憂鬱症或重度躁症發作期間使用。但是，良好的心理治療也能對雙極性情緒疾患大有助益。在我的經驗裡，使用鋰鹽或發爾波克搭配認知療法，會比只用藥物治療的效果更好。

就實務面而言，我身為一個臨床醫師所面臨的問題是：無論致病的原因是什麼，我該採取哪種治療方式讓每個憂鬱症患者都得到最好的治療？無論基因是否發揮一定作用，藥物有時候能幫上忙，心理治療有時候也會幫上忙。有時候，心理治療結合抗憂鬱藥，似乎是最好的治療方法。

藥物治療和心理治療哪個比較好？

有許多研究比較了藥物治療和認知治療的成效。

整體而言，這些研究表明了，在急性治療階段，即憂鬱症患者第一次尋求治療時，兩種療法似乎都產生了相當好的療效。但康復之後的情況就有些不同了。一些長期研究指出，接受認知治療的患者，無論有無搭配抗憂鬱藥，似乎比沒有接受心理治療而只接受抗憂鬱藥的患者，能更長時間保持不復發。這或許是因為接受認知治療的患者學到許多因應工具，幫助他們應付在未來可能面臨的任何情緒問題。

如果你想要了解更多有關心理治療和藥物治療對憂鬱症之成效的近期研究，可以閱讀由內華達大學大衛・安托努喬和威廉・丹頓博士，以及克利夫蘭診所的古蘭德・德爾內斯基醫師，針對這個主題共同撰寫的一篇出色論文。這些作者檢視了全世界在心理治療和藥物治療於憂鬱症成效上的研究文獻，得出相當驚人的結論，與人們對於這些治療方法的普遍看法大相逕庭。他們論證在憂鬱症的治療上，即使認知治療看起來沒有比藥物治療更有效，至少效果相當。他們得出的結論是：這一點在那些看起來是生物學成因造成的重度憂鬱症上也成立，因為它們對身體造成了許多副作用，像是疲乏或性慾減退。幾位作者也質疑藥廠用來測試抗憂鬱症新藥的方法。這篇具有挑釁性的學術論文寫得清楚明瞭，如果你感到好奇的話，不妨找來讀一讀。

我的臨床經驗使我相信，**單靠藥物治療無法解決大多數患者的問題**。即使你運氣好，對抗憂鬱藥物有反應，有效的心理治療介入還是能發揮一定的作用。如果你學會本書所描述的這些認知治療自助技巧，我相信你會更能因應未來再次出現的任何情緒問題。

妨礙憂鬱治療的12個有害迷思

我的臨床實踐一直以綜合方法為前提。在我位於費城的診所門診中，大約有60％的患者只接受認知治療，不用藥，另外大約40％患者則接受認知治療搭配抗憂鬱藥。兩組患者都得到良好的治療效果，這兩種治療手段都很有用，但我們不會只給患者抗憂鬱藥而不提供心理治療，因為在我的經驗裡，這種治療方法不是很令人滿意。這可能是因為對某些憂鬱症類型而言，輔以適當的抗憂鬱藥優化你的醫療方案，可能會使你更容易接受一個合理的自助計畫並大幅加快治療進程。我可以想到，許多憂鬱症患者似乎在開始服用抗憂鬱藥後更快「看到了希望」，意識到他們不合邏輯的扭曲負面想法可以更快得到改善。我的原則是：我支持任何對患者有幫助的安全治療手段或工具！

我認為，你對所接受的治療方式的感覺，對治療結果也很重要。如果你偏生物學取向，也許更適合藥物治療。反之，如果你是偏心理學取向，也許更適合心理治療。如果你和治療師的意見不一致，可能會喪失信心而抗拒治療，這會降低治癒的機率。反之，如果你覺得自己接受的治療方式是有道理的，會提升你對醫師的期待、信任和信心，因此你的病情獲得改善的機率也會增加。

我也認為，某些負面態度與不合理的想法，會妨礙適當的藥物治療或心理治療。接下來我要揭露十二個有害的迷思。前八個迷思和藥物治療有關，最後四個則與心理治療有關。我認為，在服用任何藥物時，開明的謹慎用藥是明智的，但基於一些不完全正確的事實而過度保守用藥，也同樣有害。我也認為，人們應該對心理治療保持適度的懷疑和謹慎態度，但太過消極被動也會妨礙有效的治療。

✦迷思1：如果我吃了這個藥，就不再是真正的自己了。我的行為和感受都會變得古怪異常。

這根本錯得離譜。雖然這些藥物有時可以消除憂鬱，但它們通常不會造成異常的情緒高漲，而且除了少數情況外，它們不會讓你感到異常、怪異或「亢奮」。事實上，許多患者表示他們在服用抗憂鬱藥後，感覺更像自己了。

✦迷思2：這些藥非常危險。

錯了。若你接受醫療監督並與醫師合作，就沒理由害怕大多數的抗憂鬱藥。它們很少會引起不良反應，而且只要你和醫師密切合作，通常可以安全有效地控制不良反應。抗憂鬱藥比憂鬱症本身安全，如果不治療憂鬱症的話，是會殺人的——自殺！但這並不表示你可以因此對抗憂鬱藥或服用的其他任何藥物失去警覺或戒心。

✦迷思3：但這些副作用會令人難以忍受。

不會的，這些藥物的副作用輕微，通常可以透過適度調整劑量，把副作用降到幾乎無感。如果你覺得所服用的藥物還是讓你感到不適，通常可以換其他一樣有效但副作用更少的抗憂鬱藥。

也要記住，不治療憂鬱症的話，也會產生許多「副作用」，包括了疲倦感、食慾增加或減少、睡不好、失去動力和活力、性慾減退等等。如果你對抗憂鬱藥有良好反應，這些「副作用」通常會消失。

✦**迷思4：但我肯定會變得失控，並用這些藥物自殺。**

如果你服用過量，或與其他某些藥物一併服用，有些抗憂鬱藥的確有致命的可能性，但是只要你願意跟醫師一起討論這份擔憂，就不會成為問題。如果你有強烈的積極自殺念頭，一次只拿幾天或一週的藥會有幫助，因為如此一來，你手邊就不太可能會有藥量足以致命的抗憂鬱藥。或許，你的醫師也會做出換藥的決定，改開另一種比起舊有藥物更安全的抗憂鬱症新藥，以防你不小心或故意過量服用。

記住，當藥物開始發揮作用，你會變得沒那麼想自殺。此外，你也應該經常去見治療師，進行密集的治療，無論是接受門診或住院治療都可以，直到你的自殺衝動完全消失。

✦**迷思5：我會變得無法自拔而上癮，就像街頭上的毒蟲。如果我設法戒斷，症狀又會再次惡化。我會永遠擺脫不了這個拐杖嗎？**

又錯了。抗憂鬱藥不像安眠藥、鴉片劑、巴比妥酸鹽類和輕鎮定劑（苯二氮平類藥物），成癮的可能性非常低。一旦藥性發揮作用，你就不必再服用更大的量以維持抗憂鬱藥的藥效。如果你正在學習認知治療技巧並專注於預防復發，在大多數情況下，當你停藥後，憂鬱症並不會復發。

到了該停藥時，最好逐步減量，在一、兩週內逐漸減少。這會把可能因為驟然停藥所產生的任何不適降到最低，幫助你在憂鬱症惡化之前，及早防止復發。

目前，有許多醫師主張對經常復發的重度憂鬱症患者進行長期維持療法。如果你在康復後仍繼續服用抗憂鬱藥一、兩年，有時候可以達到預防效果。這可以把你的憂鬱症復發的可能性降到最低。如果你多年來都有嚴重的憂鬱症復發問題，那樣做可能是明智的作法。但你可以放心，抗憂鬱藥絕對不會成癮。這些年來，在我的實務經驗裡，很少有患者必須持續服用抗憂鬱藥超過一年，而且幾乎沒有患者需要無限期的一直服用抗憂鬱藥。

✦迷思6：我不會服用任何精神科藥物，因為那表示我瘋了。

這是一個嚴重的誤解。抗憂鬱藥是治憂鬱症而不是治「發瘋」的藥。如果你的醫師建議你吃一種抗憂鬱藥，這表示他（或她）確信你有情緒問題。這並不表示他（或她）認為你瘋了。但是，基於這樣的理由而拒絕抗憂鬱藥，則是一種瘋狂行為，因為你可能會讓自己承受更大的痛苦和折磨。有趣的是，在藥物的幫助下，你反而可能更快地恢復正常。

✦迷思7：但是，如果我吃抗憂鬱藥的話，別人一定會看不起我。他們會認為我低人一等。

這是一種不切實際的恐懼。別人不會知道你在吃抗憂鬱藥，除非你告訴他們。如果你真的告訴一些人，他們很可能感到如釋重負。如果他們關心你，可能會更尊重你，因為你在努力做些事情，幫助自己擺脫令人痛苦的情緒疾患。當然，也會有人質疑你服用藥物是否可取，甚至有人會批評你的決定。這反而給了你一個很好的機會，學習本書第六章所述的那些技巧，去應付不贊同你的意見和批評。你遲早都必須下定決心相信自己，而不再屈服於這個癱瘓你的行動力的恐懼，即別人可能贊同也可能不贊同你所做的事情。

✦迷思8：必須吃藥是丟人現眼的事，我應該可以靠自己的力量擺脫憂鬱症。

來自世界各地所做的情緒疾患研究已經清楚表明，如果人們願意投入本書所概述的那種主動的、條理分明的自助計畫的話，許多人都能不靠藥物而康復。

但是，心理治療不是對每個人都有效，而且有些患者在抗憂鬱藥的協助下，康復得更快，也是無庸置疑的。此外，在許多情況下，抗憂鬱藥能夠讓你的自助努力事半功倍。

執意不要靠藥物而要「自己來」，而讓自己陷入無止盡的愁苦和痛苦中，這樣做真的合理嗎？顯然，無論有沒有藥物助你一把，你都必須幫助自己。抗憂鬱藥也許能給予你所需的那一點優勢，使你能以一種更有成效的方式開始處理憂鬱症，進而加速自然治癒的過程。

✦迷思9：我的憂鬱嚴重到讓我無法承受，只有藥物能幫助我。

治療重度憂鬱症需要藥物和心理治療兩者並用。我認為，一種只靠藥物的消極態度，對你而言並非明智之舉。我自己的研究就顯示，無論你是否在服用抗憂鬱藥，「願意做些事情幫助自己」可以產生強大的抗憂鬱效果。患者在前後療程的間隔期所採取的自助行動，似乎也能加速病情康復。因此，如果你能把抗憂鬱藥和良好的心理治療方式兩相結合，會有更多工具可以使用。

我有許多只用藥物治療的患者未能完全康復，但是當我加入了認知療法，其中許多人的病情都獲得了改善。我相信，藥物結合心理治療的方式，會比只接受藥物治療更有效，也能更快改善病情，並獲致更好的長期效果。這不僅適用於輕度憂鬱症，也適用於重度憂鬱症。

例如，我們在史丹佛大學附設醫院採用團體認知治療技巧，治療了許多住院患者。這些技巧與你在本書所學到的類似。我們發現，團體治療對患者的幫助特別大，許多患者在參加這類治療團體期間，病情有了顯著改善，尤其是在團體諮商治療當中。當患者了解如何以一種令人信服的方式反駁自己的負面想法時，往往會對他們的情緒和看法產生強大的提振效果。請記住，這些住院患者也接受精神科主治醫師所開給的抗憂鬱藥。因此，他們幾乎都接受了藥物結合心理治療的綜合療程。我們不是只堅持一種方法的純粹主義者。

有個患有重度憂鬱症的女士，每當她想要開口說話時，幾乎都會淚流滿面。甚至你只是看著她，似乎都足以觸發她突然啜泣。我問她，當她啜泣的時候，都在想什麼。她說，她在想精神科醫師告訴她的一些事情。那位醫師說，她的憂鬱症是「生物性」的，是遺傳造成的。因此，她推斷這表示她一定會遺傳給孩子和孫子們。事實上，她有個兒子過得很辛苦。她把這一點歸因於他的「憂鬱症基因」，而怪罪自己毀了他的生活。她甚至責備自己當初為什麼要結婚生子，並確信她的兒孫一輩子都要忍受可怕的痛苦生活。她說著說著，又開始啜泣起來。

現在，從你的角度來看，她的自責也許離譜得令人難以置信。她堅持認為，她的所有兒孫都會過著永無止盡且無法逆轉的受苦生活，似乎也一樣離譜。但從她的角度來看，她的所有自責似乎完全合理，她的負面預測似乎完全站得住腳。她極度厭惡自己，並陷入極大的痛苦中。

在她停止哭泣後，我問她，她會怎麼告訴另一個一樣有孩子的憂鬱症女人。她也會如此嚴厲對待那個女人嗎？但這種做法沒有發揮作用。看起來，她甚至不理解我說的話。她不但沒有回答我的問題，反而不可抑制地抽泣起來，當淚水從她的臉頰滑落時，她全身都在顫抖。

過了一會兒，她停止哭泣。我徵詢另外兩名患者是否自願做角色扮演，幫助她脫離困境。我把這個練習稱為「聲音的外化」，因為你把內心的負面想法用言語表達出來，並學習反駁回去。我要這兩名患者示範她可能會如何反駁自己的負面想法，而她只要在一旁觀看就好。我告訴她，這兩位女士的處境和她非常類似，都患有憂鬱症，也有兒孫。

第一個自願者扮演她內心負面的那一方，把這個憂鬱沮喪的女人心中長期以來的負面想法大聲說出來：「如果我的憂鬱症有部分是遺傳所造成的，這表示都是我害了兒子得憂鬱症。」第二個自願者則扮演她心中那個較正向、務實、愛自己的一方。這個自願者這樣反駁這種負面想法：「我當然不會因為她的兒子有憂鬱症，就責怪那個女人，所以我也沒道理怪罪自己。如果我與兒子發生衝突，還是他正在面臨一些問題，我可以設法幫助他，這是任何一個慈愛的母親都會做的事。」然後，他們繼續這場對話，向她示範如何反擊其他自我批評想法。這兩名自願者輪流扮演正面和負面想法的角色。

角色扮演結束後，我問這個含淚的患者，哪個聲音贏了，哪個聲音輸了。是負面的聲音還是正面的聲音？哪個聲音更切合實際、更可信？她說，負面的聲音是不切實際的，而正面的聲音是贏家。我指出，兩名自願者其實是把她的自我批評用言語表達出來。

雖然她的憂鬱症在那次角色扮演團體結束時，並未出現顯著改善，但烏雲似乎稍稍散去了一點。當我下次在一個治療團體中見到她時，她看起來心情開朗多了。她相當有人緣，這是她住院以來第一次不會邊講邊哭，她說，她想要在團體裡練習角色扮演，讓她可以學習如何應用這個技巧。她說，她也打算取得醫師的轉診同意，讓她出院後能夠在家附近一個認知治療師那裡就醫，以利她繼續運用這個大有助益的技巧。

幫助這名患者的方法也被稱為「雙標技巧」，其靈感來自這個想法：有許多人採用雙重標準，我們可能用一種嚴厲、批評、苛求的方式評斷自己，卻用一種更寬容也更合理的方式評斷別人。這個技巧是放棄雙重標準，改以對所有人（包括我們自己）一視同仁，採用一套建立在事實和寬容上的標準，而不是用另一套扭曲苛刻的標準來評斷自己。

✦ 迷思10：接受心理治療很丟臉，這意謂我是脆弱或神經質的人。反之，接受藥物治療比較容易讓人接受，因為這意謂我罹患的是內科疾病，像是糖尿病。

其實，無論憂鬱症患者是接受藥物或心理治療，羞恥感在他們身上都很常見。上述的雙標技巧通常對憂鬱症患者會有幫助。例如，想像你剛剛發現了一個摯友在接受心理治療，醫治他的憂鬱症，你發覺那對他的病情有幫助。問問你自己，你會對朋友說什麼。你會說：「喔，心理治療證明你是個多麼脆弱、有嚴重缺陷的神經質。你應該改吃藥就好。你真是太丟臉了。」如果你不會對朋友說這種話，那麼為什麼要這樣告訴自己呢？這就是雙標技巧的精髓。

✦迷思11：我碰到的是實際的現實問題，所以心理治療不可能幫到我。

其實，認知治療似乎對面臨現實生活問題的憂鬱症患者成效最好，包括癌末這類致死疾病，或是截肢、破產或嚴重的個人關係問題等。我看到許多有這類問題的患者，在接受了幾次認知治療療程後，病情獲得改善。反之，那些看不出有任何明顯問題觸發了憂鬱症的長期性憂鬱症患者，往往更難醫治。雖然這類患者的預後結果極佳，但他們可能需要接受更多密集的長期治療。

✦迷思12：我的問題無藥可醫，所以沒有任何心理治療或藥物可以幫助我。

這是你的憂鬱症在說話，是脫離現實的言論。「無望感」是憂鬱症一個普遍但棘手的症狀，就和其他症狀一樣，都是扭曲想法所致。其中一個認知扭曲是所謂的「情緒化推理」。憂鬱症患者可能推斷：我感到絕望，因此我肯定是沒希望了。另一種導致無望感的認知扭曲是「算命師錯誤」：你在做一個負面預測，認為你的情況絕不可能獲得改善，而且認為這個預測確實是事實。其他認知扭曲也可以造成無望感，包含了：

(a)**全有或全無的思考方式**：你認為自己要麼是完全快樂的，要麼是完全憂鬱的，灰色地帶不算數，因此，如果你沒有感到完全快樂或完全康復，就認為自己是徹底憂鬱和無望的。

(b)**以偏概全**：你把目前的憂鬱感覺看成是一種永無盡頭的挫敗和受苦模式。

(c)**心理過濾**：你選擇性地想起那些憂鬱時光，最終認為你這一生都會過著痛苦的生活。

(d) **輕視正面事物：**你堅持認為那些無憂無慮的時光不算數。

(e) **「應該」陳述句：**你拚了命告訴自己，你「不應該」感到憂鬱（或是你「不應該」又感到憂鬱），而不是按部就班採取行動來克服這種感覺。

(f) **貼標籤：**你告訴自己，你的問題無望改善、改變不了，斷定你永遠不可能覺得自己是一個完整的人、是快樂的、有價值的。

其他認知扭曲，像是誇大化或個人化，也會導致無望感。雖然這些感覺不符現實，但可以發揮自我實現預言的作用。也就是說，如果你放棄了，什麼都不會改變，所以你就斷定自己的狀況確實無望。

感到無望的患者通常看不出他們是在欺騙自己，總是確信這些感覺是完全合理的。如果我能說服他們挑戰這些無望感並設法讓自己好起來，即使他們覺得這是不可能的事，也會開始有了改善，起初進步很慢，然後愈來愈快，直到他們感覺好多了。

任何一個治療師最重要的任務之一，是協助憂鬱症患者找到勇氣和決心，去抵制並對抗這些無望感。這經常是一場艱困的激烈戰役，但長期來看，幾乎總能得到回報。

19

常見抗憂鬱症處方藥的22項須知

接下來，你將會學到哪些人最有可能從抗憂鬱藥中受益，以及哪些人最不可能受益；如何判斷抗憂鬱藥是否真的有效，可以期待多大程度的情緒改善，應該服用多久，以及如果抗憂鬱藥沒有效果，你可以怎麼做。你還將了解如何監測和減少副作用，以及如何避免抗憂鬱藥與你可能服用的其他藥物，包括處方藥以及從藥局取得的任何非處方藥，產生危險的交互作用。

在閱讀這一章時，請記住抗憂鬱藥的使用仍然是一門結合了藝術和科學的學問。每位從業者都有自己稍有不同的理念，你的醫師可能會採取與我不同的方法。我會在本章開始時就先表明個人偏好。

我的抗憂鬱藥使用偏好

首先，我對抗憂鬱藥的期望相當嚴苛。我認為，任何一種抗憂鬱藥都應該產生深刻而顯著的效果，才能證明其持續使用的必要性。此外，我堅信每個用藥的患者都應該進行像第二章所提供的那種憂鬱檢測表見35頁，每週至少做一次。你在這項測驗（或是其他任何優質的憂鬱症測驗工具）上的總得分，是一種高度可靠的工具，可以用來評量所服用的抗憂鬱藥有多大的成效。我並不鼓勵患者繼續服用效果相當有限、無法顯著改善心情或效果令人疑慮的抗憂鬱藥。當測驗分數只下降一點（例如，只少了30%或40%），我通常會稱此現象為安慰劑效應，而不是真正的藥物效應。這種改善可以歸因於時間的流逝、心理治療，或是堅信「藥物將會發揮作用」的信念。如果患者的心情只有微幅改善，假定他已經服用了一段相當充分的時間和劑量，那麼我可能會讓患者停藥，而改採其他治療方式，也許改用另一種藥物，或是結合藥物和心理治療，抑或只採用心理治療。

也許有些讀者心裡在想：「但是，我的心情能有40%的改善，這聽起來相當好，確實獲得了改善。我幾乎好了一半。」只要有改善都是好的，但有研究指出，**不具藥效的安慰劑也具有強大的抗憂鬱效應。40%的改善已被證實是一種典型的安慰劑效應。**服用任何一種抗憂鬱藥的唯一合理依據是：這個藥物是否發揮了它應有的作用？在我看來，治療的目標是從憂鬱症中康復。大多數患者想要完全康復，而不只是取得些微或適中的心情改善。如果一種抗憂鬱藥經過一段合理的試用後，沒有達成完全康復的目標，我會建議換藥或改採其他治療方式。

第二點，我從未只用藥物治療患者。如果我開了一種抗憂鬱藥給患者，總是會再結合心理治療。雖然我在職業生涯初期，曾嘗試對大量患者只用藥物治療，但我從不覺得這種方法令人滿意。

舉例來說，我在費城大學接受住院醫師訓練後，成了博士後研究員，這段期間，我在費城退伍軍人醫院負責鋰鹽門診。我用鋰鹽搭配其他抗憂鬱藥的組合療法，治療許多罹患躁鬱症的憂鬱退伍軍人。雖然這些藥物看起來好像有效，但結果並不令人振奮。這些可憐的退伍軍人大多總是不斷進出醫院，只有寥寥無幾的人能夠擁有充實、幸福、安穩的生活。在職涯後期，當我學會認知療法，開始使用藥物結合心理治療的方式，治療所有躁鬱症患者之後，整體結果改善很多。我記得，從那時候起，我只有一位躁鬱症患者因為躁症復發，必須接受住院治療。

憂鬱症患者的治療結果也雷同。我在職涯初期，只採取藥物治療或者再結合傳統的支持性心理療法。我在每次的治療中，都會給患者進行像第二章的憂鬱症檢測表見35頁。我可以很清楚地看出，雖然有些患者從藥物治療中獲得極大的幫助，但有許多患者並非如此。他們只有輕微改善，有些完全沒有改善。到了職涯後期，我開始將抗憂鬱藥結合當時正在學習的新興認知療法技巧來醫治患者後，看到了大有進展的治療結果。最後，我捨棄了只用藥物治療患者的方式。

第三點，我通常一次只用一種藥，而不是把許多不同的藥物摻雜在一起使用，雖然原則總有一些例外情況。多重用藥背後的理念是，如果一種藥可以產生良好效用，那麼使用二種、三種或更多藥，效果會更好。有些醫師還添加其他藥物以設法抑制患者服用的其他藥物的副作用。多重用藥有許多潛在害處，包括了更多副作用和更多可能的藥物不良反應。

最後，我通常不會讓患者在康復後無限期地繼續使用抗憂鬱藥。反之，我會在患者感覺大幅好轉幾個月後，逐步減少抗憂鬱藥劑量。我發現，在大多數情況下，康復的患者都能夠持續不用藥也不會感到憂鬱。請記住，我的所有患者無論有沒有接受抗憂鬱藥治療，全都接受了認知治療。認知治療可能是獲致長期良好結果的原因，因為患者學到了在往後的人生裡，每當他們感到憂慮煩躁的時候，可以使用的工具。

許多醫師採取迥異的治療方式，告訴患者，他們必須無限期地繼續服用抗憂鬱藥，以矯正大腦內失衡的化學物質，以及防止憂鬱症復發。雖然復發是個重要議題，但我發現，訓練患者在他們隨時有需要時，能夠使用手上的認知治療工具，似乎可以在他們康復後繼續保持改善。事實上，一些控制良好的長期性後續研究已經證實，這種方式對預防復發優於藥物。

你必須思考的22個用藥問題

雖然這是我本身奉行的治療原則精要，但務必記住世上不存在一種「正確的」療法，而你的醫師秉持的原則可能與我的不同。此外，任何原則都有許多例外，醫師對你的病情診斷或個人病史，都有可能需要採取一個與我所述不同的治療方式。如果你對你的治療有疑慮，請與你的醫師討論這份憂慮。在我的經驗裡，任何取得成功的治療中，醫病之間的團隊合作與相互尊重意識，仍然是最重要的因素。

1 如果我患有憂鬱症，是否意謂我的大腦出現某種「化學物質失衡」？

有一種幾近是迷信的信念是：憂鬱症是大腦裡某種化學物質或荷爾蒙失衡所造成的。但這是一個未經證實的理論，而不是事實。我們到今天依舊不知道憂鬱症的成因，也不知道抗憂鬱藥是如何作用的或是為何有效。有關憂鬱症源自某種化學物質失衡的理論，至少已經有兩千年左右的歷史，但至今仍未獲得證實，因此我們確實不知道憂鬱症明確的原因。再者，沒有任何一種測試或臨床症狀，可以證實某個患者或患者團體存在著導致憂鬱症發作的某種化學物質失衡。

2 如果我患有憂鬱症，是否意謂我該服用抗憂鬱藥？

有許多人相信，如果你得了憂鬱症，就該服用抗憂鬱藥。但是，我不會堅持每個憂鬱症患者一定要吃抗憂鬱藥。許多控制嚴謹且已發表在富有聲望期刊上的研究指出，一些新興的心理療法可以和抗憂鬱藥一樣有效，有時候甚至更有效。當然，有許多憂鬱症患者因為服藥而成功治癒，因此深信它們有效。抗憂鬱藥是有用的選項，我也很高興在我的治療工具裡有抗憂鬱藥可用。有時候，抗憂鬱藥是有用的，但它們很少能完全解決問題，而且通常是不必要的。

3 我要如何決定是否服用抗憂鬱藥？

我總是會在和患者進行第一次晤談，針對她（或他）的病情與治療進行初步評估時，詢問他們是否更偏好使用抗憂鬱藥。如果患者強烈表示她（或他）更偏好不吃藥的治療方式，我會只採用認知療法，通常都能取得成功的結果。但是，如果患者經過了六到十週的努力治療，仍不見起色，有時候我會建議患者，試試看用一點藥，就好像在汽油箱裡添加一點「高辛烷燃料」。在某些情況裡，這樣做確實增進了心理治療的效果。

如果患者在初步評估階段，強烈表示她（或他）更偏好接受抗憂鬱藥的治療方式，我會立刻採取抗憂鬱藥搭配認知治療的組合療法。但是，我幾乎不曾只使用抗憂鬱藥治療患者。在我的經驗裡，純藥物治療無法取得令人滿意的結果。就短期和長期結果來看，抗憂鬱藥搭配心理治療的組合療法，似乎都比純藥物治療有更好的療效。

雖然根據患者的偏好來決定用藥，可能並不科學，當然也有例外情況，讓我覺得必須提出不同於患者意願的建議。但多數時候，我發現，當我採取讓患者感到最舒適的治療方式時，有助於他們的病情獲得改善。

因此，如果你患有憂鬱症，強烈覺得服用抗憂鬱藥對你會有幫助，那麼這會增加你從抗憂鬱藥得到幫助的可能性。如果你強烈覺得自己更偏好不吃藥的治療方式，成功的可能性也很高。但我會鼓勵你保持彈性思考。如果你正在接受藥物治療，我強烈相信認知或人際方面的心理治療可以增進康復的速度。如果你正在接受心理治療，而你的進步速度緩慢，那麼接受抗憂鬱藥治療也許可以加速你的復原。

4 任何人都能服用抗憂鬱藥嗎？

大多數人都能服用抗憂鬱藥，但必須在合格醫師的監督下用藥。例如，如果你有癲癇、心臟病、肝病、腎臟病、高血壓或其他特定疾病的病史，特殊的預防措施是絕對必要的。對年幼者和老年人而言，應該要避開某些藥物，並減少劑量。此外，如前所述，如果你除了吃抗憂鬱藥之外，還服用其他藥物，有時候必須採取一些特殊預防措施。透過適當的使用，抗憂鬱藥是安全的，也可能是救命的。但是，你不要自己隨意去調整或使用抗憂鬱藥，必須在醫師的監督下使用。

孕婦可以使用抗憂鬱藥嗎？這個敏感問題通常需要精神科和婦產科醫師之間的商討。由於孕婦使用抗憂鬱藥有可能會導致胎兒畸形，因此醫師必須把使用抗憂鬱藥的可能好處、憂鬱症的嚴重程度、孕期等都列入考慮。通常，其他醫療方法應該優先於抗憂鬱藥，本書描述的積極自助治療計畫也許可以免除對藥物的需求，為發育中的胎兒提供最佳保護。另一方面，如果孕婦的憂鬱症非常嚴重，使用抗憂鬱藥也許是明智作法。

5 哪些人是使用抗憂鬱藥的最大與最少受益者？

以下情況，有可能增進你對抗憂鬱藥的反應：

- ✦如果憂鬱症造成你無法正常繼續日常活動。
- ✦如果你的憂鬱症表現出許多生理症狀，像是失眠、躁動、思考遲緩、早上症狀惡化，或是正面事件（能夠帶來快樂、滿足或愉悅感的事件）無法讓你感到振奮。
- ✦如果你的憂鬱症很嚴重。
- ✦如果你能明確指出引發憂鬱症的原因。
- ✦如果你的症狀與平常的感覺大不相同。

✦如果你有憂鬱症的家族病史。

✦如果你過去對抗憂鬱藥有良好反應。

✦如果你強烈覺得想要使用抗憂鬱藥。

✦如果你有想要康復的強烈動力。

✦如果你已婚。

以下情況可能會減弱你對適當藥物的反應：

✦當你感到非常憤怒的時候。

✦如果你容易抱怨和怪罪自己。

✦如果你有對藥物副作用過度敏感的病史。

✦如果你有病因不明的多種身體不適病史，像是疲倦、胃痛、頭痛或胸部、手臂、腿部的疼痛，而醫師無法確定你患了什麼病。

✦如果你在憂鬱症發病之前，還有其他長期的精神疾病或幻覺病史。

✦如果你強烈覺得不想服用抗憂鬱藥。

✦如果你有濫用藥物或酗酒的情況，又不願實行戒斷計畫。

✦如果你因為罹患憂鬱症而正在領取或期望得到補償金。例如，如果你因為憂鬱症而領取殘障給付，或是捲入一場官司訴訟，希望藉此得到憂鬱症的賠償，那麼任何形式的治療都會變得困難。這是因為，如果你康復了，就會失去補償金。這涉及到利益衝突。

✦如果你對開立的其他抗憂鬱藥沒有反應。
✦無論你的理由是什麼，如果你對病情好轉有五味雜陳的心情的話。

上述準則只是一般指南，我們無意提供一種面面俱到或精確無誤的判斷依據。我們在預測哪些人對藥物或心理治療有最佳反應的能力上，仍然非常有限。有許多具備上述所有正向指標的患者，也許對抗憂鬱藥沒有任何反應，反而是許多具有上述所有負向指標的患者，對醫師開給他們的首次用藥有很好的反應。

如果你符合許多負向指標，是否表示不好？我不這麼認為。具備所有負向指標的患者，大多可以取得相當成功的治療結果，只是可能需要花稍微長一點的時間治療。此外，正如我再三強調的，採取本書描述的那種藥物搭配良好心理治療的組合療法，有時候會比只接受藥物治療更有效。

6 抗憂鬱藥多快產生效用？有多好的療效？

大多數研究指出，大約有60％到70％的憂鬱症患者，會對抗憂鬱藥產生反應。此外，有大約30％到50％的憂鬱症患者也會對糖藥丸（一種安慰劑）產生反應，因此這些研究表明了，使用抗憂鬱藥會增加你的康復機率。

不過，要記住「反應」不同於「復原」，使用抗憂鬱藥往往只能讓病情獲得部分改善。換言之，你的心情測驗見35頁總分可能不會進步到被認為是真正感到快樂的區間（低於5分）。這也是為什麼我總是採取抗憂鬱藥搭配一些認知和行為技巧的組合療法，來醫治患者。大多數患者不滿足於病情只能獲得部分改善。他們要真正的改善，要完全康復。他們渴望早晨起床時，說：「嘿，活著真好！」

我所醫治的憂鬱症和焦慮症患者，絕大多數都在生活中面臨了婚姻衝突或事業困境等問題，也都被自己的負面思維模式所吞噬。根據我的經驗，藥物治療若能與心理治療結合，通常可以取得更好的治療效果，也更令人滿意。許多醫師的確只開藥給患者而不提供心理治療，但我不認為這種治療方式令人滿意。

7 哪種抗憂鬱藥最有效？

所有現行的抗憂鬱處方藥對大多數患者而言，無論是在藥效或多快發揮療效方面，大致一樣。截至目前為止，還沒有任何一種抗憂鬱新藥被證實比已經使用數十年的舊藥更有效，或更快發揮藥效。但是，不同種類的抗憂鬱藥在成本和副作用上，差異很大。基本上，因為新藥仍在專利期間，售價要貴得多。但由於它們的副作用通常比更廉價的舊藥更少，因而獲得更廣泛的使用。如果你患有某些類型的疾病，使用某些特定的抗憂鬱藥會比使用其他抗憂鬱藥更安全。

有時候，患者會對某個或某類抗憂鬱藥的反應特別好，可惜我們通常無法事先預測患者的反應，因此大多數醫師都採取試誤法，但關於哪些種類的抗憂鬱藥最適合治療哪些類別的情緒問題，已經歸納出一些通則。例如，對大腦血清素系統發揮顯著療效的藥物，被公認為對強迫症患者有效。強迫症患者會反覆出現不合邏輯的想法（像是擔心爐子起火把房子燒了），而一再做出強迫性行為（例如不斷檢查確認爐火是否已經關閉）。治療強迫症的常見處方藥包含了幾種三環類抗憂鬱藥，如氯米帕明（Anafranil），還有選擇性血清素再回收抑制劑（SSRIs），如百憂解（Prozac）或無鬱寧（Luvox），以及單胺氧化酶抑制劑（MAOIs），如反苯環丙胺（Parnate）。

如果憂鬱症患者也出現焦慮症狀，像是恐慌發作或社交焦慮，醫師可能也會選擇選擇性血清素再回收抑制劑或單胺氧化酶抑制劑，因為這些抗憂鬱藥通常很有效。醫師也可能認為放鬆有助減緩焦慮，選擇一種鎮定作用較強的抗憂鬱藥，像是美舒鬱（曲唑酮，trazodone〔Desyrel〕）或多慮平（神寧健，doxepin〔Sinequan〕）。

在我的實務經驗裡，我治療了許多罹患「邊緣型人格障礙」（BPD）的患者，這是一種特別棘手、難以醫治的慢性重度憂鬱症。這類患者的負面情緒（像是憂鬱、焦慮和憤怒）起伏劇烈，也經歷了許多人際關係上的混亂不安。根據我的經驗，許多邊緣型人格障礙的患者對單胺氧化酶抑制劑反應較強烈，所以我可能更傾向選擇用這種藥物來治療有這些特徵的患者。

當然，有些邊緣型人格障礙的患者克制衝動的能力很差，使用更新也更安全的抗憂鬱藥可能會有更好的療效，這是因為單胺氧化酶抑制劑與某些不該吃的禁忌食物和藥品混合使用的話，會變得相當危險。

還有其他一些準則，但不要太拘泥於字面意思，因為還是有許多例外情況。重點在於：只要醫師所開的抗憂鬱藥劑量是適當的，那麼任何一個憂鬱症患者在服用一段合理的時間後，都很可能對大部分的抗憂鬱藥有正向反應。你可以詢問醫師為什麼會推薦某種特定的抗憂鬱藥。不過，大多數醫師都是開他們熟悉的抗憂鬱藥，這樣做很合理。由於現行的抗憂鬱處方藥種類繁多，細節複雜，很少醫師能夠全部掌握，所以大多數醫師都是專注於最常使用的一、兩種藥劑，這樣他們就能對推薦給你的藥物有最專業的知識。

8 我要怎麼分辨我的抗憂鬱藥是否有效？

我在這方面所秉持的原則，是使用第二章提供的那種憂鬱症檢測表 見35頁 做為參考。在治療期間，每週測試一或兩次。這真的很重要。這類測驗會顯示你的病情是否有改善，以及改善的程度如何。如果你沒有好轉，甚至更加惡化，你的分數也不會進步。如果你的分數在穩定進步中，表示你所吃的藥可能有效。可惜的是，大多數醫師並沒有要求患者在兩次療程的間隔期，完成這類憂鬱症測驗。反之，他們仰賴自己的臨床判斷，評估治療的成效。這令人遺憾，因為已經有一些研究表明，醫師經常無法準確判斷患者內心真實的感受。

9 我可以預期自己的心情會提振多少？

你的目標應該是降低第二章的憂鬱檢測表得分，直到你的分數落在被認為是正常和快樂的區間裡。無論你是否在接受抗憂鬱藥或心理治療，還是這兩者的組合療法，這個目標依舊不變。如果你的分數保持在憂鬱區間，治療就不算完全成功。

10 如果服用一種抗憂鬱藥有點效用，那麼同時使用兩種或更多抗憂鬱藥是否會更好？

一般而言，同時使用兩種以上不同的抗憂鬱藥，是沒必要的（甚至沒有益處）。這兩種藥物可能會以出人意料的方式交互作用，導致副作用大增。當然，凡事都有例外。如果你感到煩躁不安難以入睡，醫師有時候會增加小劑量、有鎮定作用的第二種抗憂鬱藥，讓你在夜晚服用，幫助你整晚好眠。或者，醫師會添加小劑量的第二種抗憂鬱藥，設法增強第一種抗憂鬱藥的效果。這被稱為一種「增強」策略。不過，一次只使用一種藥通常效果最好。

11 我要多久才會感到好轉？

通常，至少需要使用二到三週之後，抗憂鬱藥才會開始改善心情。有些藥物甚至需要花上更長的時間。例如，百憂解可能要服用五到八週後，才會出現效果。我們還不了解抗憂鬱藥延遲作用的成因（能夠找到原因的人，可能成為諾貝爾獎候選人）。許多患者在用藥的頭三週會有停藥的衝動，因為他們感到無望，深信自己所吃的藥沒有效果。但這種想法並不合邏輯，因為抗憂鬱藥馬上見效的情況實屬罕見。

12如果我的抗憂鬱藥沒有效果，怎麼辦？

我看過許多患者無法從一種或多種抗憂鬱藥得到充分的療效。事實上，在我的費城診所裡，患者大多是在接受各種抗憂鬱藥和治療方法卻未獲得改善後，才轉診給我的。通常，我透過認知療法搭配患者還未試過的抗憂鬱藥進行治療，最後都能取得絕佳的抗憂鬱效果。重要的是，患者要努力不輟直到完全康復。有時候，這需要極大的決心和信心。患者常常想要放棄，但堅持到底幾乎總能得到回報。

我在前幾章提及，絕望感可能是憂鬱症最棘手的一種狀況。這些感受有時會導致患者企圖自殺，因為他們深信情況永遠不會好轉。他們認為事情總是一成不變，那種一無是處的感覺和絕望感將會永遠持續下去。而且，患者還有一種憂鬱症本領。他們很有說服力，可以讓別人相信他們的絕望感，甚至連醫師和家人在一段時間後也開始相信他們。在我事業生涯的早期，曾經很努力要克服這種狀況，而且常常想要放棄某個特別難應付的患者。但一個值得信賴的同事敦促我，永遠都不要放棄任何一個患者，或者認為他們無藥可治。在我的整個職涯期間，這項原則得到了回報。無論你在接受什麼樣的治療，信心和堅持不懈都是成功的關鍵。我再怎麼強調這一點都不夠。

13如果我服用的抗憂鬱藥好像沒有效果，該吃多久的藥？

當然，你在改變用藥前，一定要諮詢醫師，但一般而言，四到五週的試用期應該足夠了。如果你的心情沒有出現顯著改善，那麼有需要換另一種藥。但有一點很重要，這段期間的劑量也必須做適當的調整，因為太多或太少都可能沒有效果。你的醫師有時候會要求做血液檢測，以確定你服用的劑量是適宜的。

你的醫師會犯下的一個最常見錯誤，是在沒有明確證據顯示你的病情獲得改善的情況下，仍然讓你繼續服用某種抗憂鬱藥好幾個月（甚至數年）。在我看來，這完全沒有道理！但是，我看過許多重度憂鬱症患者表示，他們持續接受同一種藥物的治療已經好多年了，但感覺不到有任何改善。他們所做的第二章憂鬱檢測分數，通常顯示他們依舊處於重度憂鬱。當我詢問他們為什麼還要吃這麼長一段時間時，他們的回答通常是因為醫師說「他們需要吃」，也有說因為他們的大腦「化學物質失衡」，所以一定要吃。如果你的心情不見改善，顯然你吃的藥沒有效，為什麼還要繼續吃呢？如果你吃的藥沒有發揮顯著效果，憂鬱檢測得分沒有顯示持續的明顯改善，那麼換藥通常是恰當的作法。

14 如果我服用的抗憂鬱藥確實有效，還要繼續吃多久？

你必須和醫師一起決定。如果這是你第一次發作，也許可以再繼續服用半年到一年，而且持續脫離憂鬱狀態之後就能停止用藥。在某些情況下，我只會讓患者再服用三個月就停藥，而且取得良好結果，我很少發現有必要再繼續服用超過半年。但不同的醫師對此有不同的看法。

研究顯示，預測患者是否會再復發的一個最強大指標，是根據患者在整個療程結束時的改善程度而定。換言之，如果你感到快樂、完全不覺得鬱悶不樂，而且所做的憂鬱症檢測分數見35頁低於5分，那麼長時間脫離憂鬱症的可能性很高。

反之，如果你的病情雖然得到部分改善，但你的憂鬱檢測分數依舊很高，那麼你的憂鬱症在未來惡化或復發的可能性就大多了，無論你是否持續在服藥。

這是我喜歡採用抗憂鬱藥結合認知行為治療的組合療法的另一個原因，患者的病情通常都會因此改善許多，在我的私人診所裡，只有極少數患者在康復後必須回來接受額外的治療。

15 如果醫師告訴我，我必須無限期使用抗憂鬱藥，怎麼辦？

罹患某些憂鬱症的患者，幾乎必須長期用藥。例如，無法控制自己的情緒時而亢奮、時而低落的躁鬱症患者，可能必須長期使用鋰鹽、帝拔癲或癲通（Carbamazepine）這類情緒穩定劑。

如果你有久治不癒的憂鬱症頑疾或是容易復發，可能有必要考慮接受長期維持療法。隨著醫界對情緒疾患復發的性質愈來愈了解，長期用藥或預防復發而使用抗憂鬱藥，也愈發得到醫師的認可。

有些醫師會建議患者無限期地使用抗憂鬱藥，就像堅持糖尿病患者每天都必須打胰島素控制血糖一樣。有些研究指出，這類維持療法可以降低憂鬱症復發的機率。但是，有些研究表明了應用認知治療技巧，也能降低憂鬱症的復發，而且，認知療法的預防效果可能優於抗憂鬱藥。認知行為療法的一大優點，是你可以學到一些新的因應技巧，來大幅降低或預防憂鬱症的發生。例如，當你面對壓力時，寫下負面思維並反駁它的簡單動作就很有用。

我醫治的憂鬱症患者在康復後大多不用無限期吃藥。日後他們又感到憂慮不安時，也不必服藥，只要應用所學到的認知治療技巧，就能得到很大的改善。這表明你可以採取認知治療技巧來治療憂鬱症，未來出現重度和長期持續的憂鬱症的機率也會降到最低。如果你正在服用抗憂鬱藥，那麼研究和實踐本書的方法對你大有助益。

當你學會如何使用這些技巧來改變負面思維模式時，可能會覺得，你不必服用任何藥物，就得以繼續擺脫憂鬱症。但是，除非你先諮詢醫師，否則停藥或改變劑量，絕非明智之舉。

16 如果我在停藥後變得更加憂鬱，怎麼辦？

這種情況的確很常見，我在醫療實務中的因應之道是：首先，儘管患者在停藥中，我仍要求患者要繼續做第二章的憂鬱檢測，至少每週做一、兩次。然後，我會制訂一個逐步減藥計畫。我告訴患者，萬一他們在停藥期間憂鬱的感覺又湧現，這會反映在憂鬱檢測得分增加上，那麼他們應該暫時稍微增加用藥劑量一到兩週，這有助於他們的心情又好轉起來。然後，他們可以再次緩慢地減少用藥劑量。這種作法讓患者感到安心，因為他們對自己的治療過程有控制權。大多數停藥的患者在嘗試這樣做了幾次後，就能成功停止服用抗憂鬱藥，不會再次陷入憂鬱。

17 如果我的憂鬱症復發，怎麼辦？

如果你的憂鬱症復發，那麼在第一次發作時對你有用的抗憂鬱藥，很可能依舊對你有效。換言之，這種藥物可能是適合你的生理條件的生物學「鑰匙」。因此，也許你可以使用這種抗憂鬱藥，來因應日後每一次的憂鬱症發作。如果你有任何血親出現憂鬱症，這種藥可能也是用來醫治他們的好選擇，因為一個人對抗憂鬱藥的反應，就像憂鬱症本身一樣，似乎是受到遺傳因素的影響。

相同的邏輯也適用於心理治療技巧。對大多數人而言，相同類型的事件（例如，被權威人物批評）往往會引發憂鬱情緒，而相同類型的認知治療技巧通常能夠改善特定患者的心情。在大多數情況下，患者不必再靠藥物，就能迅速的克服新一次的憂鬱症發作。我會鼓勵患者，如果日後他們再次感到憂鬱，可以回診進行一次小「調整」。這些「調整」通常只包含一、兩次的療程，因為我們能夠重新應用第一次治療時對他們大有幫助的相同技巧。

18 憂鬱症用藥有哪些最常見的副作用？

所有治療憂鬱症、焦慮症和其他精神問題的處方藥，都可能造成不同類型的副作用。舉例而言，許多較舊的抗憂鬱藥（像是安米替林〔amitriptyline〕，商品名稱：Elavil）會造成口乾、睏倦、頭暈和體重增加等這類明顯副作用。許多較新的抗憂鬱藥（像是氟西汀〔fluoxetine〕，商品名稱：百憂解）則可能會造成緊張、流汗、胃部不適，或失去性慾和難以達到性高潮。

下頁所附的副作用檢查表，可以提供你和醫師相當準確的資訊，顯示你在服用抗憂鬱藥期間所經歷到的任何副作用。如果你每週都會做幾次這份檢查表，將會顯示你服用的抗憂鬱藥的副作用如何隨著時間而改變。

不過，要記住了，即使你沒有使用任何藥物，這些所謂的副作用也會發生，因為其中有許多副作用也是憂鬱症的症狀，像是感到疲累、晚上難以入睡，或是失去性慾等就是很好的例子。所以，你在開始服用任何藥物前，至少先做一、兩次這份副作用檢查表，才能看出某個副作用究竟是在用藥前或後出現的。如果你在開始用藥前就出現相同的副作用，可能就不是這個藥的問題了。此外，在研究測試期間只吃安慰劑（糖藥丸）的受測患者，也經常表示他們有許多副作用，這是因為他們以為自己吃的是真正的藥。因此，沒有證據證明某些特定副作用一定是你吃的藥引起的。如果你有任何疑慮，請跟醫師討論。

我要給你一個非常生動的例子，說明我們的想法可以如何捉弄我們。

我曾治療一個有憂鬱症的高中老師。她對心理治療的反應不佳，我有預感她會對一種被稱為「反苯環丙胺」（Tranylcypromine，原商品名Parnate，一種單胺氧化酶抑制劑）的特定抗憂鬱藥產生反應。但她有點頑固，而且對服用任何藥物都有強烈的恐懼感。她抱怨，她無法忍受副作用。我向她解釋，我打算開一個低劑量的抗憂鬱處方藥給她，根據我的經驗，大多數患者使用這種藥物不會出現什麼副作用，尤其是在低劑量的情況下。但我的努力白費了，她堅持自己沒辦法忍受藥物的副作用，因此拒絕接受任何處方藥。

副作用檢查表*

說明：請根據你在過去幾天內服用藥物的情況，在每種副作用後面勾選最符合的欄位。請回答所有題目。

	副作用	完全沒有	稍微	中等	嚴重	極度嚴重
嘴和胃	1 口乾					
	2 經常口渴					
	3 食慾減退					
	4 噁心或嘔吐					
	5 胃痙攣或胃部不適					
	6 食慾增加或吃太多					
	7 體重增加或減少					
	8 便祕					
	9 腹瀉					
眼睛和耳朵	10 視力模糊					
	11 對光過度敏感					
	12 視力變化，例如物體周圍出現光暈。					
	13 耳鳴					
皮膚	14 多汗					
	15 皮疹					
	16 曝露在陽光下，造成皮膚過度曬傷。					
	17 皮膚顏色出現變化					
	18 容易流血或瘀青					

	副作用	完全沒有	稍微	中等	嚴重	極度嚴重
性	19 失去性慾					
	20 難以產生性興奮的感覺					
	21 難以勃起（男性）					
	22 性高潮困難					
	23 月經失調（女性）					
刺激和緊張	24 興奮					
	25 煩躁不安					
	26 焦慮、擔憂或緊張不安					
	27 感覺奇怪或「心不在焉」					
	28 精力過剩					
睡眠問題	29 感到疲累					
	30 失去活力					
	31 嗜睡或睡眠過多					
	32 難以入睡或失眠					
	33 睡不安穩或睡眠品質差					
	34 早上太早醒來或早醒					
	35 做惡夢或奇怪的夢					
肌肉和協調度	36 肌肉抽搐					
	37 口齒不清					
	38 顫抖					
	39 行走不穩或失去平衡					

	副作用	完全沒有	稍微	中等	嚴重	極度嚴重
肌肉和協調度（續）	40 行動變遲緩					
	41 手臂、腿或舌頭僵硬					
	42 感到煩躁或坐立難安，彷彿你必須持續移動雙臂或雙腿。					
	43 扭絞雙手					
	44 持續的、有規律的、有節奏的抖動雙腿					
	45 臉部、嘴唇或舌頭出現異常肌肉動作					
	46 身體其他部位出現異常肌肉動作，像是手指或肩膀。					
	47 舌頭、下巴或脖子的肌肉抽筋。					
其他	48 記不住事情					
	49 覺得頭暈、頭重腳輕或昏厥					
	50 感到心跳加速或心悸					
	51 手臂或腿部腫脹					
	52 排尿困難					
	53 頭痛					
	54 乳房腫脹或增大					
	55 泌乳					

請描述其他任何副作用：________________

我問她是否願意做個小實驗，來驗證她的這個想法。我告訴她，我會給她兩週的藥丸劑量，分裝在十四個信封袋裡。每個信封袋都標有她要吃裡面藥丸的日期。我跟她解釋，有些信封裝的是不會產生任何副作用的安慰劑藥丸。其中有一半是黃色藥丸，另外一半是紅色藥丸，但是她不會知道當天所吃的究竟是真正的藥，還是安慰劑。第一天的信封裡裝的是一顆黃色藥丸，第二天是一顆紅色藥丸。第三天和第四天的信封裡分別裝有兩顆黃色藥丸，第五天和第六天分別裝有兩顆紅色藥丸。最後，在第二週，每個信封袋裡分別裝了三顆黃色藥丸或三顆紅色藥丸。

我要求她每天都要填寫副作用檢查表，並且標註日期。我也跟她說明，這個實驗會幫助我們判斷她在某一天所覺察到的副作用，究竟是真的藥還是安慰劑所導致的。她勉強同意，但堅持認為她的身體對藥物非常敏感，還預言這個實驗只會證明我錯得有多離譜。

她開始服藥後沒多久，就開始打電話給我，幾乎每天都打，跟我報告她出現令人擔憂的嚴重副作用，特別是吃黃色藥丸的那幾天。她說，這些反應也影響到她吃紅色藥丸的那幾天。我跟她解釋，這些副作用通常會隨著時間逐漸消退，並鼓勵她繼續下去。

星期日晚上，她請電話代接服務打緊急電話到我家。她提到，她的副作用不但沒有消失，還變得更加嚴重。事實上，這些副作用嚴重到她根本沒辦法正常行動。她頭暈目眩、思緒混亂、疲累不堪，她的嘴巴乾燥得像棉花一樣。當她嘗試走動時，腳步踉蹌，幾乎無法下床。她還出現嚴重頭痛。她說，她一顆藥都不會再吃了，她想要知道為什麼我要這樣折磨她，讓她吃足苦頭。

我跟她道歉，要她立刻停藥，並跟她預約好星期一過來看診，我會把這次的看診當作星期一上午的第一要務，進行緊急治療。我要她放寬心，她的症狀聽起來沒有一個會危及性命，雖然她明顯處於巨大的痛苦中。我告訴她，請她攜帶每日副作用檢查表來看診，我也答應她，我們隔天上午會一起破解密碼，找出她哪些天吃了安慰劑，哪些天吃的是真正的藥。

隔天早上，我跟她解釋說，她吃的藥丸全部都是安慰劑，是我從醫院藥局取得的。它們就只是紅色與黃色安慰劑而已，信封裡沒有一顆是反苯環丙胺藥丸。

這個消息讓她驚訝不已，淚水順著她的臉頰滾落。她承認，她本來絕不會相信，她的思想會對身體產生如此強大的影響。她一直深信這些副作用是真的。後來，她繼續少量服用反苯環丙胺，經過一、兩個月後，她的心情有了大幅改善。她也開始趁兩次療程的間隔期，努力做心理治療家庭作業。她繼續每週一次填寫憂鬱檢測表與副作用檢查表，但她報告說自己沒有出現什麼副作用。

我並不是在暗示，所有副作用都出自你的想法。這樣的情況偶爾會發生，但多數時候，副作用都是相當真實的，我的患者大多能正確表述他們的副作用。如果你每天都使用副作用檢查表，將有助於你和醫師評估你所感受到的任何症狀的確切類型與嚴重性。如果這些副作用太過嚴重或危險，醫師就能在用藥上做出適當的調整。

19 為什麼抗憂鬱藥會產生副作用？

抗憂鬱藥會刺激或阻斷神經元彼此用來傳送信息的神經傳導物質（一種化學物質）的受體。其中，「血清素」這種神經傳導物質，被認為與心情的調控有關。過去二十年裡，一個最重要也最有幫助的發現是，抗憂鬱藥也能與大腦裡其他幾種化學神經傳導物質的受體交互作用。這些交互作用似乎是造成抗憂鬱藥產生副作用的主因。

其中三種被研究得最透徹的大腦受體，分別是組織胺受體、α腎上腺素受體和蕈毒鹼（muscarine）受體，位於那些使用組織胺、正腎上腺素（又稱甲基腎上腺素）和乙醯膽鹼做為其化學傳導物質的神經元上。阻斷組織胺受體的藥物被稱為「抗組織胺藥」，這可能是你相當熟悉的一個專門術語。阻斷α腎上腺素受體的藥物被稱為「甲型阻斷劑」，阻斷蕈毒鹼類受體的藥物被稱為「抗膽鹼劑」。

每一種受體分別會導致某些特定類型的副作用。如果你了解任何一種藥物對這三種大腦系統的作用有多強，就能預測每一種藥物的副作用。抗憂鬱藥產生了許多副作用，是因為這些藥物阻斷了組織胺受體、α腎上腺素受體和乙醯膽鹼受體（即「蕈毒鹼」受體），這些受體位於大腦和全身各處的神經元表面。所謂的「受體」，是神經元表面的一個區域，可以開／關神經元。組織胺受體位於使用組織胺為其化學傳導物質的神經元表面，α腎上腺素受體位於使用正腎上腺素為其化學傳導物質的神經元表面，乙醯膽鹼受體位於使用乙醯膽鹼為其化學傳導物質的神經元表面。因此，只要阻斷任一種（三種受體之一）受體，就會關閉它所在的神經元。不同的抗憂鬱藥對這三種受體的影響，有助於說明這些藥物產生的許多副作用發生的原因。

舉例而言，安米替林（商品名：Elavil）這種藥物會產生許多副作用，較常見的包括睏倦、體重增加、暈眩、口乾、視力模糊和健忘。這些副作用大多沒有危險，但會造成身體不適。接下來，我們透過檢視安米替林對上述三種神經元受體的影響，來進一步了解這些副作用。

科學家已經得知安米替林可以阻斷大腦中的乙醯膽鹼、組織胺、α腎上腺素受體。首先，我們先來檢視這種藥物的抗乙醯膽鹼效應。這些乙醯膽鹼神經元的功用之一，是控制我們口中的濕潤度。只要刺激乙醯膽鹼神經元，就會有更多唾液從臉頰裡的唾液腺分泌至口中。如果你關閉這些平時管控口中濕潤度的神經元，就會覺得嘴巴很乾。當你極度緊張不安（口腔內像棉花一樣乾燥），或者你在陽光下運動一段很長時間而沒有喝水時，都會感到口乾舌燥。乙醯膽鹼神經元會讓心跳變慢，因此像安替米林這類抗乙醯膽鹼藥，會加速心跳。抗乙醯膽鹼藥也會引起健忘、思緒混亂、視力模糊、便祕和解尿困難等副作用。

安替米林也會阻斷α腎上腺素受體。如果你刺激這些α腎上腺素受體，血壓通常會上升；反之，當你阻斷這些受體時，血壓通常會下降。這也是為什麼安替米林會導致某些人血壓下降的原因。這個問題在你突然站立時尤其明顯，因為血壓下降造成你感到頭暈目眩。站立時感到暈眩，是安替米林和其他抗憂鬱藥常見的副作用。

安替米林也會阻斷大腦中的組織胺受體。阻斷這類受體的藥物被稱為「抗組織胺」。如果你有過敏或鼻塞，可能會服用抗組織胺藥。這類藥物會讓你昏昏欲睡和飢餓。這也是為什麼安替米林和其他同類抗憂鬱藥，會引起疲累和體重增加這些副作用。

許多較早期的抗憂鬱藥被歸類為「三環」抗憂鬱藥，對這三種大腦受體的作用相對更強烈，因此往往會引起許多副作用。

相比之下，許多較近期推出的抗憂鬱藥（例如百憂解和其他選擇性血清素再回收抑制劑）對大腦中的組織胺、α腎上腺素和乙醯膽鹼受體，只會產生微弱的作用。因此，這些新藥通常會比安替米林這類老藥產生更少的副作用。例如，選擇性血清素再回收抑制劑比較不會引起睏倦、食慾過盛、暈眩、口乾、便祕等副作用。

但是，現在我們發現，像百憂解這類選擇性血清素再回收抑制劑，有其本身新的不同副作用。例如，至少有30％到40％服用這類藥物的患者出現性功能障礙，像是失去性慾或是難以達到性高潮。這類藥物也會導致胃部不適、沒有食慾、體重增加、緊張不安、難以入睡、疲勞、顫抖和多汗等副作用。

20 有哪些方法可以預防或減少這些副作用？

抗憂鬱藥出現副作用的可能性與嚴重性，通常取決於你服用的劑量。一般來說，從小劑量開始，再逐漸增加，可以把副作用最小化。而且，許多副作用通常會隨著時間消退。有時候，減少劑量可以將副作用最小化，卻不會減少藥效，有時候則有必要換一種藥。如果你和醫師一起合作，通常能找到一種有助於改善你的心情的抗憂鬱藥，而不會引起過多的副作用。你的醫師可能還會再增加第二種藥，來幫助你抑制抗憂鬱藥或情緒穩定劑所產生的副作用。這種措施有時候是必要的，也是合理的，有時候則沒必要這樣做。

讓我們假設你正在服用鋰鹽治療躁鬱症。鋰鹽的一個常見副作用是雙手顫抖，你可能發現自己很難把名字寫清楚，或是當你試圖握著一杯咖啡時手一直在抖。我的一個患者手抖得很厲害，甚至把杯中的咖啡都灑了出來。這種嚴重的副作用顯然是不被接受的。你的醫師可能會再開一種名為「乙型阻斷劑」（beta-blockers）的藥物，來幫助你抑制顫抖。普萘洛爾（心得安，propranolol〔Inderal〕）這種藥就經常被用來治療這種症狀。但是乙型阻斷劑對心臟有強效作用，本身也有一些副作用。再者，鋰鹽與乙型阻斷劑可能會與你的精神科醫師或家庭醫師所開的其他藥物，產生不良交互作用，而這會讓情況迅速變得相當複雜。

我的看法是，這個問題變成了：這種顫抖副作用是否嚴重到令人深感無能為力，而足以構成正當的理由讓醫師再增加一種強效的心臟藥物？是否有其他方法可以在不增加其他藥物的情況下，消除這種副作用？是否有必要減少劑量？增加乙型阻斷劑有時候可能是正當的醫療措施，有時候則是沒必要的。

相同的推理也適用於抗憂鬱藥。有時候，為了抑制副作用而必須使用第二種藥物，但這不是最好的醫療選擇。讓我們假設你正在使用氟西汀（百憂解）醫治你的憂鬱症。百憂解有三種最常見的副作用：失眠、焦慮和性方面的問題。

讓我們來檢視你的醫師可能會怎麼處理每一種副作用：

✦ 如果你受到百憂解的過度刺激而難以入睡，醫師可能會在夜晚增加較具鎮定作用、微小劑量的第二種抗憂鬱藥。例如，使用五十到一百毫克的曲唑酮（Trazodone，氯哌三唑酮）就很常見。這是一種很好的方法，因為曲唑酮與大部分安眠藥不同，它不會讓人成癮。但是，你也可以改成在當天稍早服用小劑量的百憂解，以抑制過度的刺激作用，可能不需要額外的第二種藥物。有一點也要牢記在心，就是當你第一次開始服用百憂解時，經常會引起這種過度的刺激作用，但經過一、兩週後，症狀可能就會消失。

✦百憂解可以引起焦慮或煩躁，尤其是第一次服用的人。你的醫師可能會再增加克癇平錠（clonazepan）或贊安諾（alprazolam）這類苯二氮平類（benzodiazepines）輕鎮定劑來緩解焦慮。但是，一個人要是連續每日服用苯二氮平類藥物超過三週，就會對它成癮，而且通常不必增加這類藥物就能控制焦慮。只要減少百憂解的劑量，通常會有幫助。像百憂解這一類選擇性血清素再回收抑制劑的有效性，似乎不是取決於劑量，因此沒道理讓患者服用到會造成身體過度不適的劑量。經過一段時間，焦慮的情況也會減緩，因為使用百憂解而產生的焦慮，似乎在幾週後就會消退或消失。

✦有些患者會在服用百憂解幾週或幾個月後，出現第二波的緊張不安和焦躁。這類躁動有時候被稱為「靜坐不能（akathisia）」，是一種症狀，你的雙臂、雙腳靜不下來，以致根本坐不住。這種強烈的不適副作用，在用於治療思覺失調症的抗精神病藥物中相當普遍，但發生的頻率遠低於大部分的抗憂鬱藥。但是，百憂解會讓血液的流動變得非常緩慢，因此在你服用的頭五週，百憂解在血液中的濃度會逐漸增加。即使是特定的劑量，例如每天服用二十到四十毫克，起初你的感覺可能還好，但大約一個月後，相同的劑量對你而言可能就超量了。若是把劑量大幅減少，可能有助於大幅降低副作用，卻一點都不會減少百憂解的抗憂鬱效果。不過，許多靜坐不能患者因為症狀嚴重而感到極度不適，不得不停用百憂解，改用其他藥物。你的醫師也許會暫時增加其他藥物來緩解靜坐不能，但在出現靜坐不能症狀時，減少百憂解的劑量或完全停掉，似乎是審慎的作法。

✦如上所述，有40%使用百憂解（以及其他選擇性血清素再回收抑制劑）的男男女女，出現了性行為困擾，包括了失去性慾和難以達到性高潮。你的醫師可能會額外從幾種目前被用於抑制這些性副作用的藥物中（安非他酮、丁螺環酮、育亨賓或金剛烷胺），選擇一種來緩解這方面的副作用。針對使用這些藥物的潛在好處，仍該與其危害兩相權衡，而且還可以考慮其他因應策略。

我很少讓患者一直持續使用選擇性血清素再回收抑制劑，他們知道這不會成為一個長期問題，大多選擇忍受這種副作用。如果選擇性血清素再回收抑制劑可以大幅改善心情又沒有任何副作用，那麼有幾個月失去性慾，也許是個可以接受的交易。但這些問題都取決於你自己怎麼想，你必須與醫師討論選項後，做出自己的選擇。

如果你一次服用一種以上的藥物，會增加有害的藥物交互作用發生的機會。另外，第二種藥物可能會引起其他新的副作用。在大多數情況下，如果你和醫師密切合作，而且只要運用一點常識，就會發現其實沒必要再增加藥物來治療抗憂鬱藥的副作用。

21 我該如何預防抗憂鬱藥和其他藥物（包括非處方藥）所產生的潛在有害交互作用？

近年來，醫師愈來愈意識到某些類型的藥物可能會交互作用，造成危險。如果你分別服用兩種藥物，它們可能是相當安全的，而且幾乎沒有或完全沒有副作用；但如果你同時服用兩種藥物，就可能因為它們之間的交互作用而引發嚴重的後果。

藥物交互作用的問題在最近幾年變得日益重要，有兩個原因。首先，精神科醫師愈來愈傾向於一次開一種以上的藥物給患者。雖然我對此有疑慮，但這在目前是相當普遍的現象。每一種新藥都可能與其他藥物交互作用，而不同的精神科藥物之間也可能引起有害的交互作用。

此外，現在的醫師讓愈來愈多的患者開始長期服用抗憂鬱藥（以及其他種類的精神科藥物），甚至無限期使用。我也對這種作法深感疑慮；我發現，對大多數的患者而言，長期服用抗憂鬱藥是沒必要的。但許多精神科醫師的確開長期藥物給患者服用，這是目前廣為盛行的作法。

如果你長期服用一種精神科藥物，可能還會從其他醫師那裡取得一種或多種其他疾病的處方藥。例如，你的醫師可能開了針對過敏、高血壓、疼痛或感染的藥物。此外，你自己可能還買了治療感冒、咳嗽、頭痛或胃痛的非處方藥。碰到這樣的情況，你勢必要考慮藥物交互作用的可能性，因為這些藥物可能會與你在服用的精神科藥物交互作用。

當然，精神科藥物也會與菸草和酒精，還有古柯鹼和安非他命這類毒品產生交互作用。在某些情況下，這類交互作用也可能相當危險，甚至是致命的。有些抗憂鬱藥與一些常用藥物（包括非處方藥）也會產生極度危險的交互作用。

我無意在此危言聳聽。只要你有一些相關知識，並與醫師保持良好合作，就可以安心服用抗憂鬱藥。請記住，有關這些藥物交互作用的知識不斷演變，幾乎每天都有新的資訊出現。請確認你看診的每位醫師都有你服用的完整且準確的藥物清單，包含你服用的任何非處方藥。務必詢問你的醫師，是否有任何藥物交互作用對你而言是很重要的。也要詢問你的藥師同樣的問題。如果他們不確定，請他們替你查一下。你根本不可能記住所有潛在的藥物交互作用，因為不斷有新的資訊湧現。因此，你可以隨時借助那些匯集並條列出危險的藥物交互作用的參考資料和電腦程式，進行查詢確認。如果你有適當的自信，也稍具這方面的知識，就能與醫師對你服用的藥物做更明智的討論。

也許你認為自己沒必要研究藥物的交互作用，因為醫師應該知道所有危險的藥物交互作用，並確保不會讓壞事發生在你身上。這種推論有幾個問題。首先，雖然你的醫師可能很博學，但無論她（或他）有多聰明，畢竟也是人，不可能跟得上所有的新資訊。再來，即使醫師告訴了你所有想得到的每一種藥物交互作用，你也無法全都記住！第三點，在現今這個管理式醫療護理時代，醫師要看診的患者愈來愈多，而且你可能在久久才回診一次的看診過程裡，只有短短幾分鐘與醫師檢視你的症狀和藥物劑量。這根本沒有足夠的時間可以討論你需要知道的所有可能藥物交互作用。

22這些藥物交互作用是怎麼發生的，又為什麼會發生？

兩種藥物之間有四種基本的交互作用方式。首先，一種藥物可能會讓另一種藥物在你血液裡的濃度升高，有時候會升到令人驚訝的程度，即使你只是按照正常的劑量服用兩種藥物。藥物在你血液裡的濃度突然增加，會帶來什麼後果呢？首先，你可能會感受到更多的副作用，因為它們通常和劑量有關。其次，許多精神科藥物在劑量太高或太低時會失去效果。第三，當任何一種藥物在血液中的濃度過高時，可能會造成毒性反應，甚至危及生命。

第二種藥物交互作用恰好相反。其中一種藥物可能導致另一種藥物在血液裡的濃度降低。這可能會導致第二種藥物無法發揮作用，即使你服用的是正常劑量。你和醫師可能會錯誤地認為這種藥物對你沒有幫助，其實真正的問題出在你的血液中這種藥物的濃度太低。

第三種交互作用是當兩種藥物有相似的作用或副作用時，它們會相互增強彼此的影響。例如，假設你正在治療高血壓，然後開始服用一種副作用為降低血壓的精神科藥物。結果可能是你會出現血壓急降的情況，甚至在突然站起來時暈厥。

第四種更危險的藥物交互作用和血液中的濃度變化無關，而是某些藥物組合所產生的毒性效應。也就是說，兩種分別服用時安全無虞的藥物，當你同時服用它們時，可能會引發極端危險的交互作用。

現在，讓我們更詳細地探討前兩種藥物交互作用。為什麼一種藥物有時會讓另一種藥物在血液中的濃度驟升或驟降呢？一個有助於理解這個問題的簡單比喻是，想像你要把浴缸裝滿水。如果沒有塞住排水孔，水流出的速度就會跟進水的速度一樣快。結果，不管你讓水龍頭開多久，浴缸裡的水位都不會高到可以洗澡的程度。相反的，如果塞住排水孔且不關水龍頭，浴缸的水就會溢出。

現在，把你的身體想像成浴缸（我不是在說你的身材走樣），你每天服用的藥物就像注入浴缸的水，肝臟裡的某些酶系統可以比喻為浴缸底部的排水孔。這些肝臟裡的酶會透過某種化學作用，把你吃的藥轉化成其他物質（稱為「代謝物」），讓你的腎臟更容易排出它們。這個過程被稱為「代謝作用」。你服用的藥物的代謝物，最後通常會排到尿液裡。

當你加入第二種藥物時，肝臟可能會減緩對第一種藥物的代謝速度，這就像是用塞子堵住浴缸底部的排水孔一樣。所以，當你持續服用第一種藥物，它在你血液中的濃度就會過高，就像浴缸裡的水位升得過高而溢出邊緣一樣。或者你服用的第二種藥物可能會產生相反的效果，讓浴缸底部的排水孔變得更大。在這種情況下，肝臟的代謝作用會加快，讓身體更快地清除第一種藥物。這樣的話，雖然你每天持續服用相同劑量的第一種藥物，但它在你血液中的濃度仍然太低，無法產生預期的抗憂鬱效果。在這種情況下，浴缸裡流出的水和流入的水速度一樣快。

這基本上就是藥物交互作用的原理。容易發生交互作用的藥物，是那些由肝臟裡的「細胞色素P450」酶系統代謝的藥物。這類酶系統有很多種，不同種類的藥物由不同酶系統代謝。只有某些特定的藥物或藥物組合，才會刺激或抑制這些酶系統。精神科藥物可以和其他精神科或非精神科藥物發生交互作用，例如抗生素、抗組織胺藥或止痛藥。換句話說，精神科藥物可以影響醫師開的其他藥物（例如高血壓藥），就像其他藥物也會對你服用的任何一種精神科藥物產生影響一樣。重點是，如果你同時服用其他藥物，服用的任何一種藥物在血液中的濃度都可能會變得太高或太低。

現在，我要給你一些具體例子來說明這些藥物的交互作用。假設你在服用一種被稱為克憂果或帕羅西汀（商品名：Paxil）的選擇性血清素再回收抑制劑。這種藥與百憂解很類似。現在，假設克憂果沒有發揮良好的藥效，你仍然感到鬱悶不樂。醫師可能會決定加開第二種抗憂鬱藥。如果你的醫師選擇了三環抗憂鬱藥（商品名：Norpramin），那麼你所服用的克憂果將會出現「塞住浴缸」的效應，讓身體無法很好地代謝這個新的藥物（三環抗憂鬱藥）。結果，你血中的三環抗憂鬱藥濃度，可能會比預期高出三到四倍。由於大多數精神科醫師都知道這種藥物交互作用，所以如果患者正在服用克憂果這類選擇性血清素再回收抑制劑，他們在開三環抗憂鬱藥時，都會特別小心，只給患者微小劑量。但是，如果你的精神科醫師不知道這種特殊的藥物交互作用，而決定開「正常的」三環抗憂鬱藥劑量給你服用，你的血液可能會產生具有毒性的三環抗憂鬱藥濃度。

這很嚴重嗎？是的，有三種可能的問題。

1 三環抗憂鬱藥在血液中的濃度過高時，會失去效果。
2 高濃度會帶來更多副作用。
3 罕見情況下，過高的三環抗憂鬱藥濃度會引發心律不整，甚至偶爾會致命。

這種藥物交互作用很罕見嗎？並非如此。當你不假思索的把抗憂鬱藥與一些常見的處方藥或非處方藥混合服用時，抗憂鬱藥在血液中的濃度有時候會出現相當劇烈的升高或降低。

最後，一些具有毒性和危險的藥物交互作用，不一定取決於劑量或血液中的濃度。舉例而言，許多抗憂鬱藥，例如百憂解，對大腦中的血清素系統具強大作用。單胺氧化酶抑制劑也會作用於大腦中的血清素系統，但作用機制不同。如果你同時服用百憂解和反苯環丙胺這種單胺氧化酶抑制劑，可能會引發一種極度危險的反應，即著名的「血清素症候群」。它的症狀包含了發燒、肌肉僵硬和血壓的迅速變化，還有躁動、譫妄、癲癇發作、昏迷和死亡。顯然，這種藥物組合不應該開給患者服用！

如果你正在服用單胺氧化酶抑制劑，有很多藥物可能是危險的。這方面的禁用藥物清單，包含了許多抗憂鬱藥、一些去充血劑（尤其是含有右美沙芬〔DXM〕成分者，這是一種常見的感冒藥成分）、抗組織胺藥、局部麻醉藥、某些抗癲癇藥、配西汀（商品名：Demerol）這類止痛藥，以及瑪舒可（商品名：Flexeril）和減肥藥等解痙藥。其中有些藥物會引起前文提到的血清素症候群，有些則會引發另一種著名的有害反應「高血壓危象」。在極端情況下，高血壓危象包含了腦出血、中風、昏迷和死亡。如果你正在服用一種單胺氧化酶抑制劑，某些常見的食物，像是起司，也列在禁用清單裡，因為它們也會引起高血壓危象。

許多醫師因為擔心這些產生毒性的交互作用，不會開單胺氧化酶抑制劑給患者使用。你可能也在想：「好吧，我只會服用那些我不必擔心的更安全藥物。」這是合理的想法，因為還有許多更安全的藥物可以使用。但是，許多常見的抗憂鬱症處方藥可能會引起危險的交互作用。例如，兩種常見的抗憂鬱藥，nefazodone（商品名：Serzone）和氟伏沙明（fluvoxamine；商品名：Luvox）就不該與一些常見的處方藥合併使用，因為這類組合可能會引發心律不整而猝死。這些常見處方藥包含了特非那定（terfenadine；商品名：Seldane，用於治療過敏）、息斯敏（astemizole；商品名：Hismanal，用於治療過敏），或是西沙必利（cisapride；商品名：Propulsid，一種促進腸胃道蠕動的藥物）。

我不是要「製造服用抗憂鬱藥很危險」的印象。恰好相反，它們通常是相當安全和有效的藥物，而我提及的這些後果嚴重的藥物交互作用極為罕見。此外，大多數精神科醫師都努力讓自己跟得上有關副作用和藥物交互作用的最新資訊。

但是，在現實世界裡，沒有一個醫師是完美的，也沒有一個醫師對所有可能的藥物交互作用擁有全面的知識。舉例而言，你的主治醫師可能對你的精神科醫師所開的一些抗憂鬱新藥不是很熟悉。面對這樣的情況，如果你願意自己做點相關研究將會大有助益。你可以閱讀一些現成的參考資料，像是《美國藥典》，以設法了解你所服用的抗憂鬱藥。你也可以查閱藥物所附的相關說明書。查閱這些資訊，頂多花五到十分鐘的時間。這樣做會有助於你詢問醫師更詳盡的問題，讓他充分了解你的狀況，而能提供最佳的治療方案，獲致最佳治療結果。醫病之間的合作，可以提供你更安全也更好的抗憂鬱藥使用經驗，充分體現所謂預防勝於治療的道理。

健康 Smile

99

健康 Smile

99